U0239721

# 毒理病理学图谱

原著〔英〕Chirukandath Gopinath
Vasanthi Mowat

主译 胡春燕 刘克剑 王和枚
吕建军

译者 刘煜敏 王晓雅 陈 珂
邱 爽 崔庆飞

北京科学技术出版社

Translation from English language edition:

Atlas of Toxicological Pathology

by Chirukandath Gopinath and Vasanthi Mowat

Copyright© Springer Science+Business Media New York 2014

Humana Press is a brand of Springer

Springer is a part of Springer Science+Business Media

All Rights Reserved

著作权合同登记号　图字：01-2016-6446

图书在版编目（CIP）数据

毒理病理学图谱 /（英）基鲁坎达丝·戈皮奈特
（Chirukandath Gopinath），（英）瓦桑特·莫厄特（Vasanthi
Mowat）著；胡春燕等译. — 北京：北京科学技术出版
社，2017.1

　　ISBN 978-7-5304-8700-6

　　Ⅰ.①毒… Ⅱ.①基… ②瓦… ③胡… Ⅲ.①毒理学 –
病理学 – 图谱 Ⅳ.①R99-64 ②R36-64

　　中国版本图书馆CIP数据核字（2016）第251736号

**毒理病理学图谱**

| | | | |
|---|---|---|---|
| 作　　者：〔英〕戈皮奈特　〔英〕莫厄特 | | 主　　译：胡春燕　刘克剑　王和枚　吕建军 | |
| 责任编辑：于庆兰 | | 责任校对：贾　荣 | |
| 责任印制：李　茗 | | 出 版 人：曾庆宇 | |
| 图文制作：北京永诚天地艺术设计有限公司 | | | |
| 出版发行：北京科学技术出版社 | | | |
| 社　　址：北京西直门南大街16号 | | | |
| 邮政编码：100035 | | | |
| 电话传真：0086-10-66135495（总编室） | | | |
| 　　　　　0086-10-66113227（发行部） | | 0086-10-66161952（发行部传真） | |
| 电子信箱：bjkj@bjkjpress.com | | | |
| 网　　址：www.bkydw.cn | | | |
| 经　　销：新华书店 | | | |
| 印　　刷：北京捷迅佳彩印刷有限公司 | | | |
| 开　　本：889mm×1194mm　1/16 | | | |
| 字　　数：488千字 | | | |
| 印　　张：17 | | | |
| 版　　次：2017年1月第1版 | | | |
| 印　　次：2017年1月第1次印刷 | | | |
| ISBN 978-7-5304-8700-6/R·2192 | | | |

定　　价：280.00元

# 中文版前言

This Chinese version of the *Atlas of Toxicological Pathology* is produced for use by Chinese toxicological pathologists. During our visits to China we have recognised the enthusiasm and deep interest of scientists working in the field of toxicological pathology. We were approached by senior members of the profession who suggested producing a translation of the atlas, and we thought such an exercise would be valuable. This colour atlas mainly follows in the footsteps of an earlier edition: *Atlas of Experimental Toxicological Pathology*, edited by Gopinath, Prentice and Lewis and published in1987 by MTP Press Ltd, Lancaster, United Kingdom. Then and now, the atlas was written to be used as a practical bench reference book for practicing pathologists at all levels. This atlas contains a large number of illustrations, mainly from the collections of the authors, along with descriptions of the lesions and updated references. Illustrations mainly include strains of rats and mice, beagle dogs and nonhuman primates. A small proportion of the photomicrographs are from rabbits, guinea pigs, minipigs and chickens.

Toxicological pathology in China is a young but growing profession, servicing the life sciences industry and dealing mainly with pathology of laboratory animals used in toxicity studies. Toxicity studies are generally done to meet the requirements of regulatory bodies on a worldwide basis (Europe, USA and Asia), and are performed on substances from pharmaceutical, agrochemical and chemical industries, including biologicals. Their purpose is to provide data on toxicity , identify potential risks and extrapolate to human use, thus providing information on potential side effects during administration to man. Studies also provide data on human hazard during exposure, as exposure through food, water and environment are also of high concern. Pathology forms a major endpoint of toxicity studies, and the role of the toxicological pathologist in this context cannot be overstressed.

The atlas is organised into different chapters, based on systemic pathology. Each chapter contains a large number of photomicrographs, mainly of induced nonneoplastic lesions, although a few neoplastic examples are included. The illustrations are explained in the text with references where available. Some of the lesions included are rare and unique examples. It is hoped that this translation will be useful as a practical bench reference book for practising professionals in China and also for experts in related fields.

**Chirukandath Gopinath**

# 中文版前言译文

　　这本《毒理病理学图谱》中文版的面世旨在为中国毒理病理学工作者提供方便。我多次到访中国，意识到从业于毒理病理学领域的中国科学家对本专业持有高度的热情和浓厚的兴趣。当时有资深同行建议将本图谱翻译成中文，我们认为这个工作是非常有价值的。早期的版本，*Atlas of Experimental Toxicological Pathology*，作者是Gopinath、Prentice和 Lewis，1987年由英国兰开斯特的MTP Press Ltd. 出版。此《毒理病理学图谱》延续自该书。无论从前还是现今，本图谱均不失为各级毒理病理学工作者日常诊断的实用参考书。本图谱包含大量插图，并附有对病变的描述及更新的参考文献，其中插图主要源自作者本人收集。主要涵盖的种属有大鼠、小鼠、比格犬和非人灵长类动物。少部分图片采集自兔、豚鼠、小型猪和鸡。

　　在中国，毒理病理学是一个正在成长的年轻行业，服务于生命科学产业，主要涉及毒理学研究中的实验动物病理。毒理学研究一般都需要遵从诸如欧洲、亚洲和美国等全球范围内监管机构的规范，受试物涉及制药、农药、化工产品，包括生物制剂。毒理学研究的目的是提供毒理学数据，识别潜在风险并外推至人类，从而提供关于受试物对人类的潜在毒副作用信息。毒物通过食物、水和环境因素暴露而导致的人体危害也属于本学科高度关注的研究范畴。病理是毒理学研究的主要终结点，毒理病理学家在生命安全领域的作用非常重要。

　　本图谱基于系统病理学分章节讲述。每章都有大量图片，主要包括药物相关性非增生性病变，也有少量增生性病变。每幅图都有文字说明并附有可供查阅的参考文献。有些病变实属罕见而独特之例。希望本书中文版能成为中国从业者的实用参考书并对相关领域的专家也有帮助。

基鲁坎达丝·戈皮奈特

# 致　谢

我们在Huntingdon Life Sciences工作期间获得了非常宝贵的工作经验，为此表示感谢！我们也为有这次机会出版本图谱表示感谢！

本书的编写遵循了上一本书编写的一般原则，我们在此对D.E. Prentice 和 D.J. Lewis（*Atlas of Experimental Toxicological Pathology*的编者/作者）对本书的贡献表示感谢！

我们也对所有对本图谱做出帮助的人表示感谢，尤其是Huntingdon Life Sciences的病理工作人员！对David Bell、Dianne Creasy、James Cartwright和Andrew Pilling特别表示感谢！他们对照片的采集和校验做出了重要贡献。

最后，对我们各自的伴侣和孩子们表示感谢！他们对我们的工作一直表示理解和支持。没有他们的支持，本书的成功出版将不可想象。

# 目　录

# 1 心血管系统

本章对诱发性心肌变性/坏死、出血与纤维化做了图示并进行说明，对心肌损伤机制进行探讨，由药理作用放大及直接毒性导致的病理改变也囊括其中，也讨论了其他病理变化如心肌肥厚、冠心病、心肌血管病变及瓣膜和心包病变。同时还描述了影响外周血管的病变。对药物引起的血管损伤、影响血管壁的炎症和退行性病变、血栓形成、矿化、动脉粥样硬化等均有图例进行阐释。

## 1.1　心脏

### 引言

自发性心血管损伤在常规毒性研究中比较少见。在毒性研究中作用于心脏的药物其毒性常以心脏为靶标。有几篇很好的关于药物引起的心脏损伤的综述文章可供参考[1-4]。许多作用于心脏的药物和某些化学物质及金属都能导致心肌损伤。细胞毒性药物诱导的心肌毒性通常会表现为弥漫性及多灶性病变。大部分因药理作用诱发的心脏病变与特定的解剖学位置相关，呈灶性分布，大部分心肌则不受影响[1,5]。常规筛查时由于取材的局限性有时会导致病变心肌的漏检。为避免丢失关键信息/病变，准确详细的解剖和取材是必要的[6]。少数情况下心肌病变也可继发于肾衰竭、应激或某些中枢神经系统病变。功能测试的结果并不一定与心肌的毒性病理变化一致。生物标志物尤其是肌钙蛋白对于监测心肌病变很有价值[7,8]。对多种心血管参数进行评价可有助于检测心血管的早期轻微变化[9]。

诱发的心肌病变摘要如下：
- 心肌变性/坏死
- 心肌空泡化
- 心肌出血
- 心肌色素沉着
- 心肌钙化
- 心肌肥厚
- 瓣膜病变

- 心肌血管病变
- 心包炎

儿茶酚胺等少数作用于心脏的物质通过药理作用的放大诱发心肌损伤。心肌纤维受过度刺激导致能量和氧气需求增加。功能性（电）刺激引起的跨膜钙离子内流，增强了肌肉活动。血管扩张导致冠状动脉血压下降、灌注时间减少、跨壁血流扰动，导致内皮盗血现象并引发反射性心动过速。所有这些现象导致灶性缺血，继而引发敏感部位（如乳头肌内膜下和左心室）的心肌变性和坏死。值得注意的是，由于使用大

剂量化学物质（作者个人意见）、心脏刺激性（指导致心动过速）和心脏抑制性（指导致极端心动过缓）药物均可诱发由灶性心肌缺血导致的相似病变。目前看来，犬比啮齿类动物对心脏毒性更敏感。

组织学上，心肌病变表现为少数肌纤维或小灶性肌浆肿胀、嗜酸性增强及横纹消失（图1.1和1.2）。常伴随有心肌纤维颗粒化增强、碎裂和横带的产生。受累的肌纤维显现出收缩的致密横带（图1.3）。人工假象也能导致心肌出现灶性嗜酸性增强（图1.4）。变性肌纤维内偶可见胞浆内颗粒样嗜碱性钙质沉积，（图

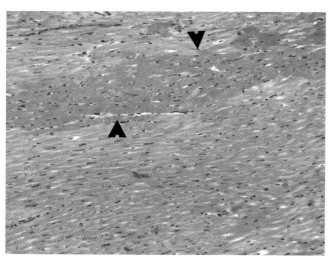

图1.1　心肌变性，左心室，犬，给予作用于心脏的药物。受累肌纤维（箭头）嗜酸性增强，横纹消失。苏木精–伊红染色（H&E）

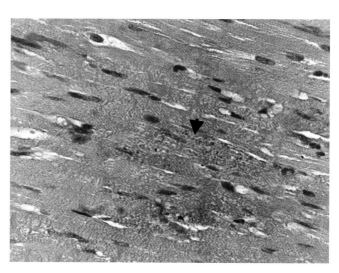

图1.2　心肌变性和钙化，左心室，犬，给予作用于心脏的药物。受累肌纤维嗜酸性增强，横带出现。少量肌纤维胞浆嗜碱性颗粒沉积（箭头）说明钙化存在。H&E

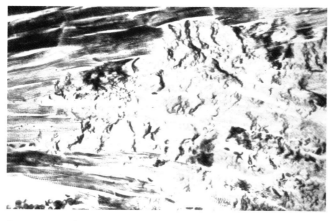

图1.3　心肌坏死，左心室，犬，给予异丙肾上腺素。受累肌纤维染色显示（横纹）消失，但出现多个横带。磷钨酸苏木染色（PTAH）

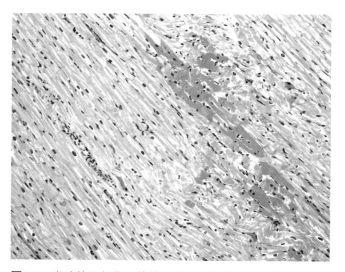

图1.4　嗜酸性肌纤维，皱缩，犬，对照组。标本制备时的人工现象。H&E

1.5和1.6）。受累肌纤维可见空泡化、溶解和细胞核的改变，也可见肌纤维缺失（图1.7）。最初，炎症反应轻微（无嗜中性粒细胞浸润），之后是明显的组织细胞浸润，再之后是成纤维细胞反应（图1.8和1.9）。磷钨酸苏木素染色（PTAH）对于鉴别心肌变性/坏死很有用（图1.10）。在早期阶段（急性期），心脏特异性酶如转氨酶、乳酸脱氢酶、肌酸磷酸激酶和其他心脏生物标志物如肌钙蛋白的血清水平会升高，伴随缺血期的出现，心电图（ECG）也会发生变化。由于这些指标的血清含量在急性损伤后不久即下降至基础水

平，因此在损伤的后期阶段对动物实验的参考价值有限[10, 11]。除了心肌坏死，一些β肾上腺素能受体激动剂和扩血管降压药物可导致心内膜下和心肌出血（图1.11和1.12）。出血区域常伴有含色素的巨噬细胞、炎症和纤维化（图1.13）。心肌坏死的常见结局是纤维化（图1.14）。作用于心脏的药物可能会导致犬心内膜出血、炎症和成纤维细胞的增殖（图1.15和1.16）。某种逆转录酶抑制剂可以导致雄性小鼠出现继发于诱导性维生素K缺乏的出血性心肌病[12]。

地高辛和可可碱及降压药如米诺地尔均可导致

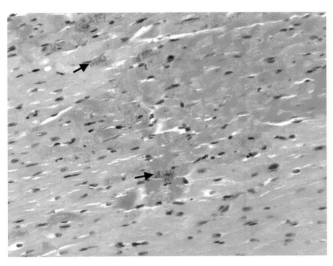

图1.5　心肌钙化，左心室，犬，给予作用于心脏的药物。胞浆内嗜碱性物质沉积（箭头所示）表明变性（嗜酸性）肌纤维内的钙盐沉积。H＆E

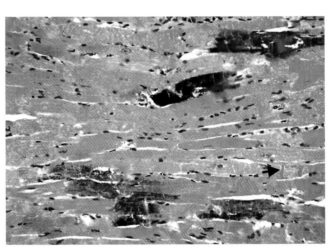

图1.6　心肌变性和钙化，左心室，犬，给予作用于心脏的药物。深嗜碱性染色表明变性肌纤维内钙盐沉积，也偶见横带（箭头所示）。H＆E

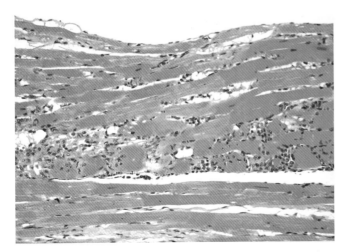

图1.7　心内膜下心肌坏死及空泡化，左心室，犬，给予作用于心脏的药物。空泡化及轻微的炎症反应，肌纤维缺损。H＆E

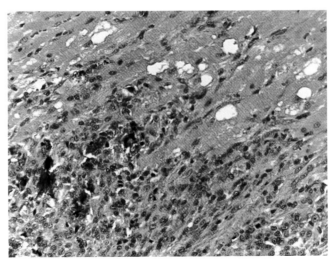

图1.8　心肌坏死，左心室，犬，给予作用于心脏的药物。可见丰富的纤维组织细胞反应。相邻肌纤维空泡化和灶性钙化。H＆E

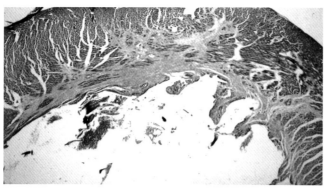

图1.9 心肌纤维化，左心室，犬，给予作用于心脏的药物。增殖的成纤维细胞取代受损的心肌纤维。三色染色

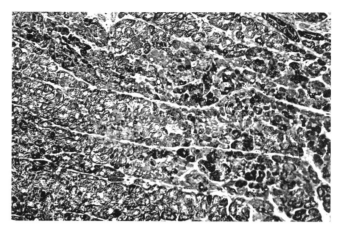

图1.10 早期心肌变性/坏死，左心室，犬，给予异丙肾上腺素。染色未着色的胞浆明确指示了病变部位。PTAH

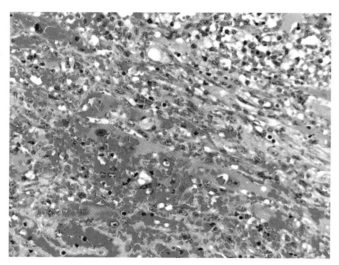

图1.11 心肌坏死和出血，室间隔，猴，给予作用于心脏的药物。心肌坏死、间质出血，成纤维细胞和炎症可见。H&E

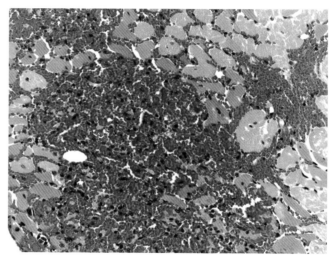

图1.12 心肌出血，左心室，猴，给予某种抗血栓药。广泛出血及邻近出血区肌纤维坏死。H&E

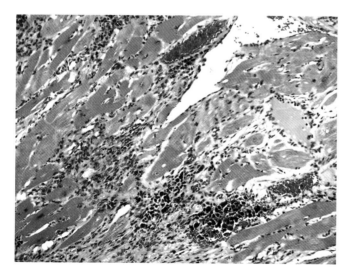

图1.13 心肌纤维化及色素沉着，室间隔，猴，给予某种抗血栓药，表现为纤维化、出血及暗棕色色素沉着。H&E

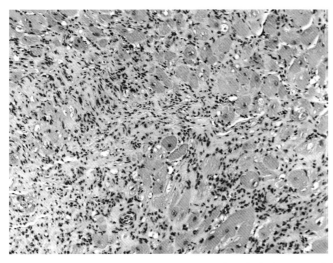

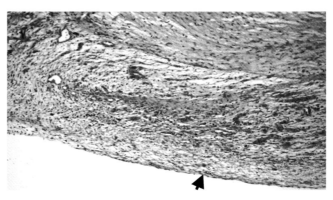

图1.15 心内膜炎，左心室，犬，给予作用于心脏的药物。心内膜增厚（箭头所示），可见炎症和早期成纤维细胞增殖。H&E

图1.14 心肌纤维化，左心室，大鼠，给予某种作用于心脏的药物。心肌被纤维化组织取代。H&E

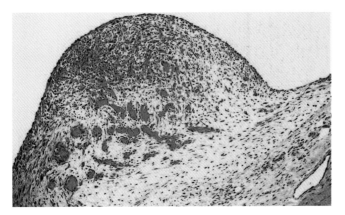

图1.16 心内膜炎，左心室，犬，给予作用于心脏的药物，可见炎症、新生血管形成和成纤维细胞增生。H&E

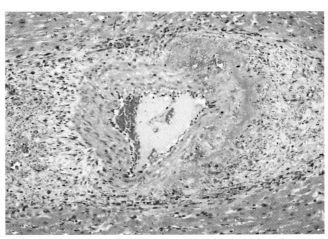

图1.17 血管损伤，心肌内动脉，左心室，犬，给予作用于心脏的药物。动脉壁坏死、出血和血管周围炎、出血及纤维化。H&E

血管病变、出血和心肌坏死（图1.17）。这些药物诱导的左、右心室的病变与壁内动脉炎有关[13]。受累动脉表现为中膜出血、纤维素样坏死及中膜和外膜的炎症[14]。病变可进一步发展为中膜增厚、纤维化及外膜炎症（图1.18和1.19）。给予大鼠酪氨酸激酶受体抑制剂后可发生心室壁、心尖和室间隔的心肌变性（图1.20和1.21）[15]。酪氨酸激酶抑制剂伊马替尼所导致的心脏毒性程度受动脉血压的影响[16]。某种磷酸二酯酶-4（PDE-4）抑制剂可诱导小鼠心底、大血管和瓣膜的慢性炎症[17]。

延长给予大鼠β受体激动剂和其他一些作用于心脏的药物的时间，可以导致老龄大鼠自发性慢性心肌病的发病率和严重程度的增加，主要累及左心室（图1.22和1.23）。因此，在这些研究中记录病变程度很重要。晚期病例可见明显的纤维化和心肌扩张。有时腱索和瓣膜可见软骨化生（图1.24和1.25）。

组胺可引起兔右心室多灶性心肌坏死。钴盐可诱发仔猪心肌坏死和钙化，主要累及心房。蛋白质缺乏能使金属钴的心肌损伤效应放大；受累心肌可见巨噬细胞浸润、纤维化和水肿。棉酚可诱发包括猴在内的多种实验动物心肌多灶性空泡化及坏死（图1.26和1.27）[1,18]。棉酚可导致猪心室扩张和充血性心

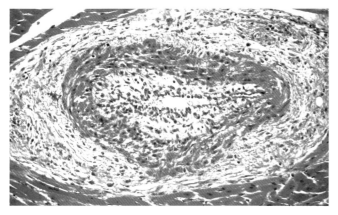

**图1.18** 动脉肥大，心肌内动脉，左心室，犬，给予作用于心脏的药物。可见中膜增厚、炎症和动脉周围炎。H&E（经Springer Science +Business Media B.V许可使用[1]）

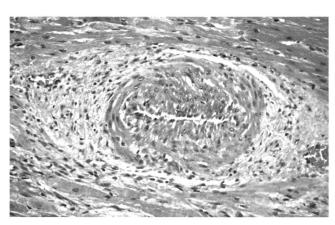

**图1.19** 动脉肥大，心肌内动脉，左心室，犬，给予作用于心脏的药物。可见中膜平滑肌增生和动脉周围纤维化。H&E（经Springer Science +Business Media B.V许可使用[1]）

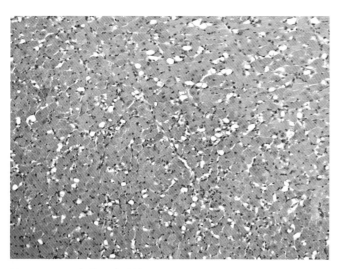

**图1.20** 心肌变性，多灶性，室间隔，大鼠，病变广泛。H&E

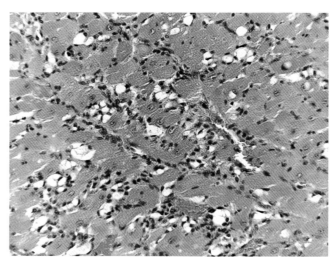

**图1.21** 心肌变性，病变广泛，心肌的不同区域受累提示心脏毒性。H&E

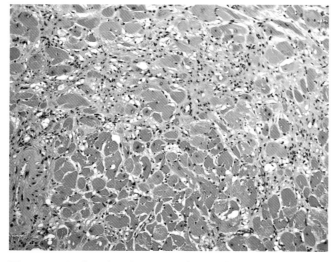

**图1.22** 心肌病，左心室，大鼠，慢性毒性研究，给予作用于心脏的药物。心肌变性、肌纤维缺损和纤维化均可见。H&E

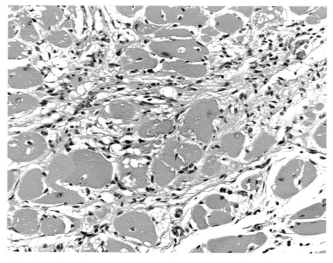

**图1.23** 心肌病，左心室，大鼠。注意活跃的变性/坏死及纤维化。H&E

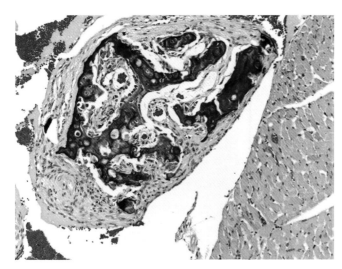

图1.24 广泛软骨化生，乳头肌，左心室，大鼠，给予作用于心脏的药物，慢性毒性试验。H&E

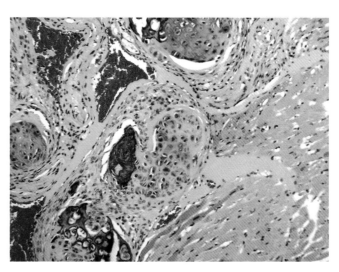

图1.25 心肌纤维化和软骨化生，左心室，大鼠，晚期心肌病。H&E

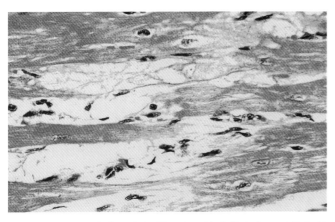

图1.26 心肌空泡化，室间隔，犬，给予抗癌药。可见肌纤维肿胀、空泡化，也可见轻微的炎症灶。H&E

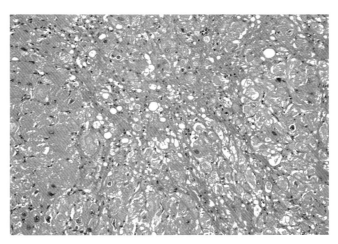

图1.27 心肌空泡化和纤维化，室间隔，食蟹猴。对照组猴也可见类似病变但发病率低。H&E

力衰竭。环磷酰胺可诱发猴及犬出血性心肌坏死。离子载体如莫能菌素与实验动物心肌空泡化和坏死相关（图1.28和1.29）。灭鼠药、氟醋酸盐类和5-氟尿嘧啶可诱导心肌的多灶性坏死[19]。

蒽环类抗生素如阿霉素、柔红霉素、多柔比星可诱导心肌多灶性空泡化、玻璃化和肌纤维缺损[19, 20]。该空泡化是由于内质网和T管扩张所致。病变常可见纤维化、水肿和心肌扩张。阿霉素对多种实验动物和人都有心脏毒性[21]。啮齿类动物对阿霉素诱导的心脏毒性表现迟钝。

给予大鼠大剂量的溴化蔬菜油可导致脂肪变性及肌细胞溶解[1]。给予大鼠糖皮质激素可导致脂质的

蓄积和心肌变性。当暴露于氯喹后，心肌可以出现磷脂沉积，表现为空泡（通过电子显微镜确认为磷脂）。给大鼠使用食品色素，如布朗FK，可导致伴发于局灶性心肌坏死的脂褐素样色素沉积。维生素D过多可引起心肌和心肌动脉及主动脉的转移性钙化（图1.30和1.31）。甲状腺功能减退症和糖尿病可引起心肌脂肪蓄积。烯丙基胺也可导致脂肪变性及心肌坏死[22]。

米诺地尔和肼屈嗪引起的右心房损害有纤维化、出血和炎症[1,19]。地高辛可导致右心房灶性出血（图1.32）。犬在肾衰竭及尿毒症时可见心内膜下出血。

由于心脏可对机械性压力、血流动力学、激素和

生理学因素产生反应而发生心肌肥厚。全身性高血压可导致左心室肥厚。心肌肥厚也可以是生理性的，可见于运动量很大的运动员和赛马，也可见于孕期雌性动物。长期受儿茶酚胺或甲状腺素、生长激素、睾丸激素及合成类固醇影响可引起心肌肥厚。羟苯甘氨酸可诱发犬及大鼠心脏重量增加[23]。曲格列酮会导致啮齿类动物心肌肥厚，猴则不会[24]。其他一些相关治疗糖尿病药物可导致猴心肌肥厚。心肌肥厚可以是灶性的，只影响邻近慢性心肌病变区域的少数肌纤维，也可以影响一个或多个心腔。给予犬某些钙离子通道阻滞剂可引起心肌肥厚。受累肌纤维更宽大，泡状核也更大（图1.33）。生长激素类似物导致大鼠心脏出现肉眼可见的增大（肥大），而不产生任何明显的显微镜下心肌变化（图1.34）。当饮水中掺入砷后可导致小鼠高血压，左心室向心性心肌肥厚[25]。

内皮素拮抗剂可诱发冠状动脉炎及血栓形成。某些免疫调节剂可诱发犬心包炎、血管炎和心肌炎。胞壁酰二肽可诱发犬心包炎和心肌炎（图1.35）。某种甜味剂可诱发犬心包炎。某些免疫增强剂可诱发犬血管炎、内皮细胞增殖及血栓形成并出现心肌

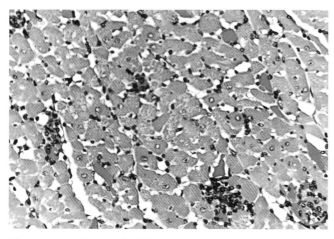

图1.28　心肌坏死，多灶性，右心室，大鼠，给予某种工业化学品。肌纤维坏死与相关炎症均可见。H&E

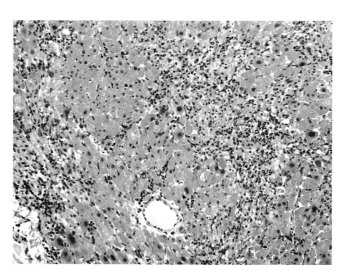

图1.29　心肌坏死，多灶性，室间隔，猴，给予某种新型药物。注意坏死和炎症区域。H&E

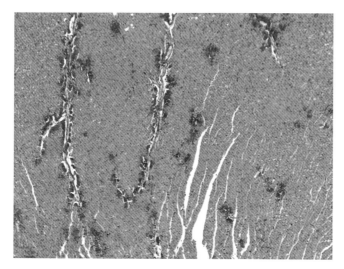

图1.30　心肌钙化，多灶性，右心室，大鼠，给予维生素D类似物。多发性钙盐沉积，主要见于血管旁。H&E

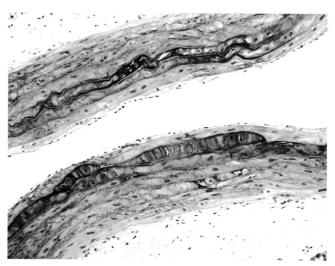

图1.31　钙化和软骨化生，主动脉，大鼠，给予维生素D类似物，慢性毒性试验。主动脉壁弹性纤维出现矿化与软骨化生。H&E

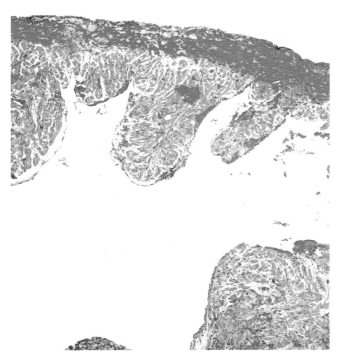

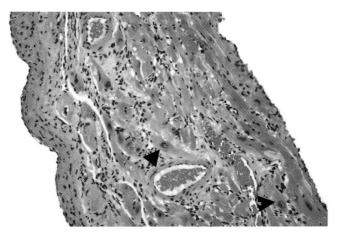

图1.33 心肌肥厚，灶性，右心室，猴。受累肌纤维（箭头所示）增大，细胞核大呈泡状。可见间质纤维化。H&E

图1.32 心肌出血，右心房，猴，给予某种新型药物。H&E

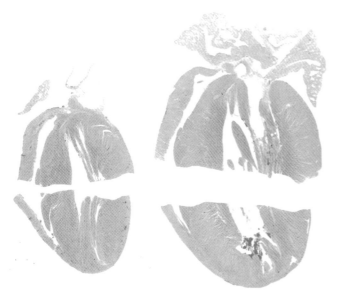

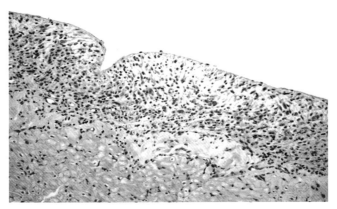

图1.35 心外膜炎，左心室，犬，给予免疫调节剂。炎症和心外膜水肿均可见。H&E

图1.34 心肌肥厚，左心室，大鼠。单个肌纤维的组织学外观无明显改变。H&E

坏死（图1.36）。后期，血栓可引起闭塞并出现再通（图1.37~1.39）[1]。

　　某些免疫调节剂能造成犬动脉炎和壁外冠状动脉周围炎。某些免疫调节剂也能造成小鼠冠状动脉炎症（图1.40）。犬的这些诱发性病变有时很难与实验用比格犬的类似自发性病变相区分。许多物质包括免疫调节剂、生物制品和某些作用于心脏的药物能诱发犬的房室瓣瓣膜炎症和基质增生（图1.41和1.42）[26-28]。某种新型糖皮质激素能导致犬心外膜脂肪组织出现脂肪坏死（图1.43）[1]。有时啮齿类动物心肌病可迁延持续，形成相关的动脉血栓（图1.44）。注射研究中的并发症有时会导致心脏瓣膜发生内膜炎（图1.45）。

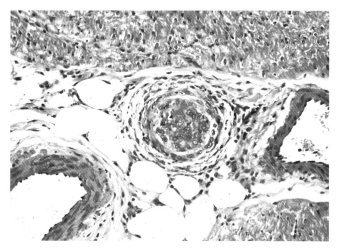

图1.36 脉管炎,心肌,犬和兔,给予免疫刺激剂。注意内膜增生和血栓形成。H&E

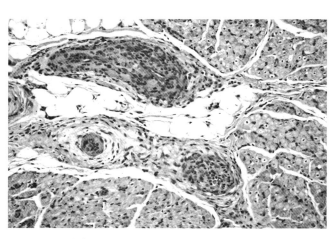

图1.37 血管炎和内膜增生,冠心病,犬,给予免疫刺激剂。可见管腔闭塞。H&E(经Springer Science + Business Media B.V[1]许可使用)

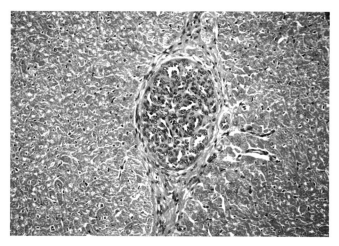

图1.38 心肌动脉血管闭塞与再通,左心室,犬,给予免疫刺激剂。H&E

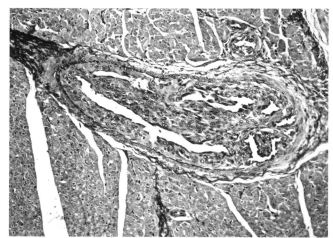

图1.39 心肌动脉闭塞,犬,给予免疫刺激剂。注意明显的再通。弹性纤维Van Gieson染色(经Springer Science + Business Media B.V[1]许可使用)

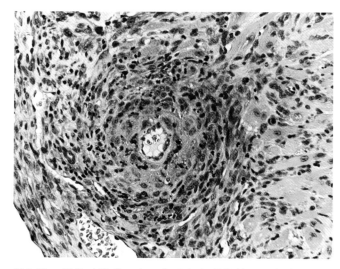

图1.40 冠状动脉炎,犬,给予免疫调节剂。注意动脉壁的炎症、坏死,动脉周围炎和纤维化。H&E

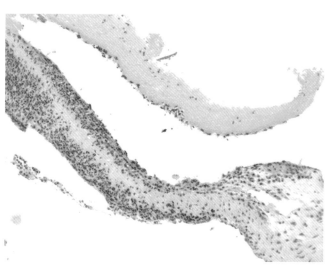

图1.41 犬瓣膜炎症,给予免疫调节剂。注意瓣膜增厚和炎症细胞浸润。H&E

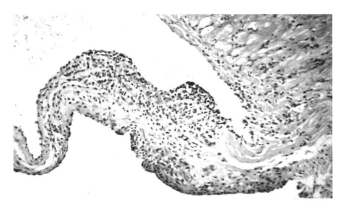

图1.42 犬瓣膜炎症，给予免疫调节剂。基质增多及炎性细胞浸润导致瓣膜厚度增加。H&E

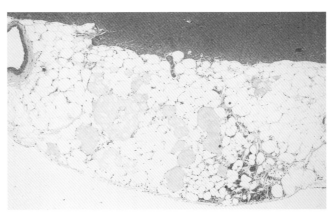

图1.43 脂肪坏死，心外膜脂肪，犬，给予糖皮质激素。H&E（经Springer Science + Business Media B.V [1] 许可使用）

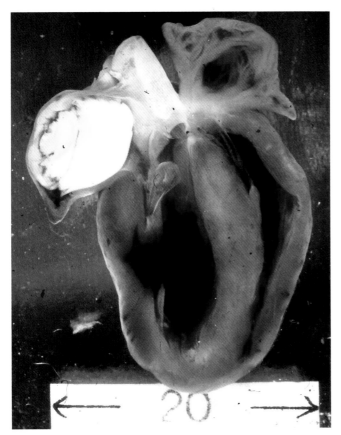

图1.44 大鼠心房血栓，慢性毒性研究

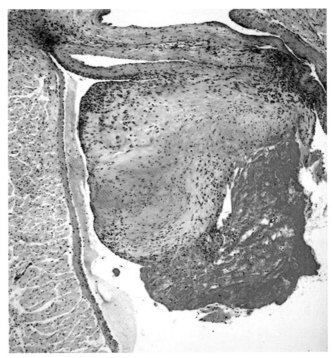

图1.45 瓣膜内膜炎，主动脉瓣，犬，注射试验。瓣膜增厚、炎症及血栓形成。H&E

## 1.2 血管病变

除了心脏血管，外周血管也是毒性研究的目标。汞盐可诱发猪的血管病变，导致脑膜、食管和胃血管变性[29]。受累动脉表现为所有动脉层增厚、中膜纤维素样变性、管腔变窄。野百合，一种吡咯烷类生物碱，可诱发猴和大鼠闭塞性动脉炎并伴发血栓形成。某些免疫刺激剂可引起犬坏死性动脉炎伴发动脉周围结缔组织的广泛炎症（图1.46）。该血管炎也可自发于犬和啮齿类动物。

β–氨基丙腈可造成大鼠壁内动脉损伤，可见出血，并可进一步发展为动脉瘤[30]。麦角胺的毒性是影响外周动脉造成中膜变性和内膜增生。毒理学研究中有几种药物引起的血管损伤（DIVI）是常见问题，但人们对其机制及外推至人类安全评价的意义知之甚少。扩血管降压药和PDE抑制剂可引发中膜变性，伴有坏死、炎症和出血，累及实验动物的小至中型动脉（图1.47和1.48）[31–36]。DIVI的确切位置有时难以预测，但它常累及肠系膜血管。记录受累血管的位置很重要。亲离子型血管扩张剂可导致肠系膜血管出现丛状血管病变（图1.49和1.50）[34]。受累血管形成壁间血管通路。在重复静脉内注射给药研究中静脉血栓形成的发生率更高，往往是局部直接作用的结果（图1.51和1.52）。慢性血管注射研究中，常见不同程度的内膜和血管壁损伤及反应（图1.53）。在作者的实验室有一种新型的生物技术产品可导致巨噬细胞黏附于大鼠肺血管内皮。

维生素D过多会导致动脉和动脉中膜普遍而广泛

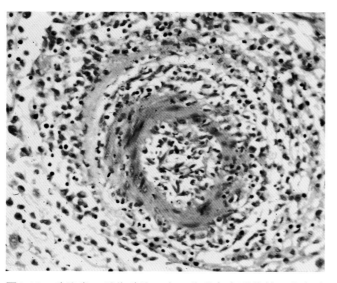

图1.46 动脉炎，冠状动脉，犬，给予免疫调节剂。注意动脉壁和动脉周围结缔组织的炎症细胞浸润。H&E

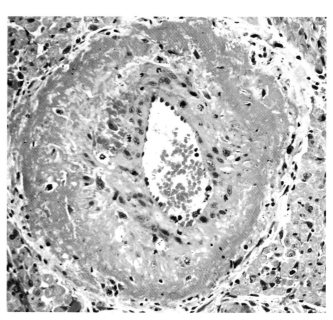

图1.47 血管损伤，动脉，犬，给予磷酸二酯酶（PDE）抑制剂。中膜坏死、出血。H&E

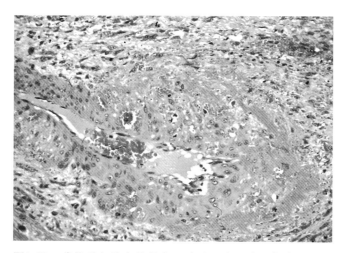

图1.48 药物引起的血管损伤，动脉，犬，给予抗高血压药物。动脉壁坏死、出血，动脉周围炎症、出血，成纤维细胞增生。H&E

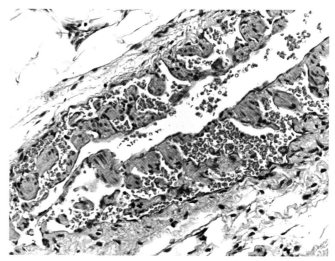

图1.49 丛状血管病变，肠系膜血管，大鼠，给予离子型药物。血管壁间血管通道形成。H&E

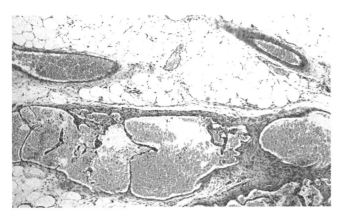

图1.50 丛状血管病变，大鼠。注意肠系膜血管壁内的大通道。H&E

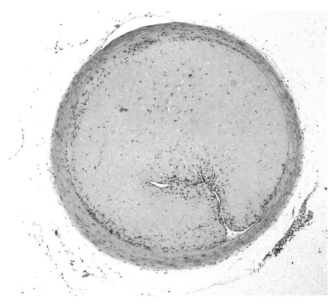

图1.51 注射部位皮下的静脉闭塞性血栓。H&E

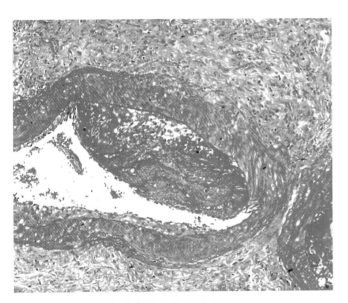

图1.52 犬注射部位的血栓形成。H&E

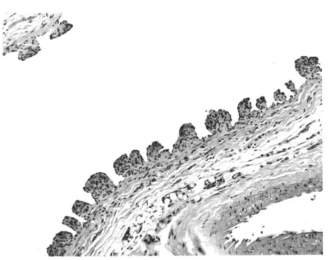

图1.53 内膜增生，灶性，皮下血管，犬，注射试验。H&E

的矿化，有时导致软骨化生（图1.54）。

　　有几个物种可实验性诱导出动脉粥样硬化。高脂饮食、同型半胱氨酸、二硫化碳和一氧化碳暴露可通过损伤实验动物的内皮从而影响动脉粥样硬化的发展[1, 37]。在作者实验室中，仅富含胆固醇饮食这一个因素即可诱导猴冠状动脉、主动脉和外周血管的动脉粥样硬化（图1.55）[1]。受累动脉增厚，呈不透明的乳白色，盘曲于心脏表面（图1.56）。受累动脉的斑块含类脂、黏液和组织成分如肌纤维、成纤维细胞和巨噬细胞混杂在一起。斑块常常位于内膜下并凸出于管腔，导致不同程度的狭窄（图1.57和1.58）。

该受累区域为含脂质、胆固醇裂隙、黏糖蛋白、钙盐、胶原、成纤维细胞、平滑肌细胞和巨噬细胞等混合在一起的无定形基质。病变可扩展至动脉中膜。在极端情况下，病变可累及所有动脉层。外膜可偶见淋巴灶。所有冠状动脉粥样硬化的猴均未见溃疡及血栓形成。

　　用某些PDE-4抑制剂或其他试剂可诱发动物血管炎，主要累及不同器官和组织的中型动脉至小动脉（图1.59和1.60）。用某种工业化学品可诱发大鼠肺部动脉的灶性肥大（图1.61）。

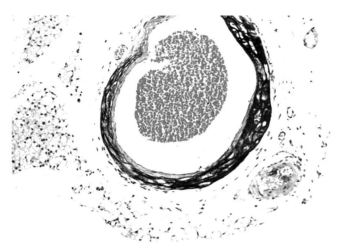

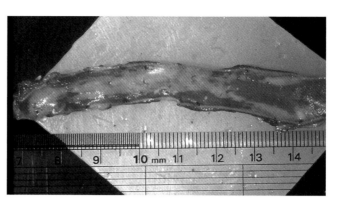

图1.55 脂纹，腹主动脉，猴。内膜表面可见许多凸起的红斑块。油红O染色（ORO）

图1.54 矿化和软骨化生，内脏动脉，大鼠，给予维生素D类似物，慢性毒性研究。H&E

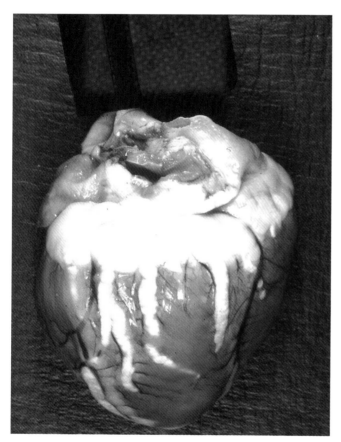

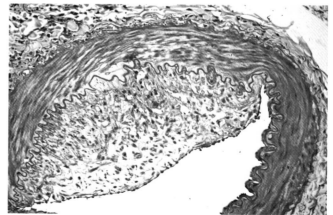

图1.56 动脉粥样硬化，冠状动脉，猴。乳白色冠状动脉出现结节并增厚

图1.57 内膜斑块，肾动脉，猴。内弹性膜可见内膜增厚。H&E（经Springer Science + Business Media B.V [1]许可使用）

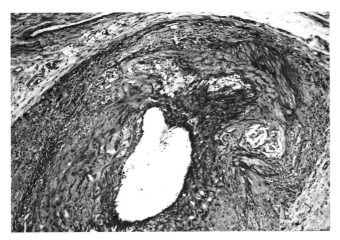

图1.58 粥样硬化斑块，冠状动脉，猴。基质中黏多糖蓄积形成斑块引起管腔变窄。PAS/阿新蓝染色（经Springer Science + Business Media B.V [1]许可使用）

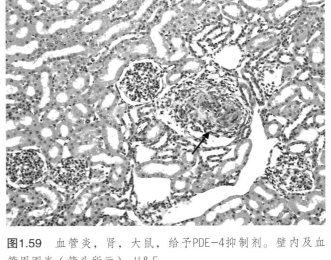

图1.59 血管炎，肾，大鼠，给予PDE-4抑制剂。壁内及血管周围炎（箭头所示）。H&E

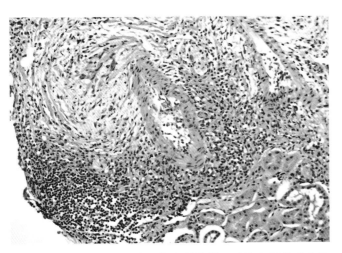

图1.60 血管炎，猴，给予免疫调节剂。可见血管壁炎症及广泛的动脉周围炎及成纤维细胞增生。H&E

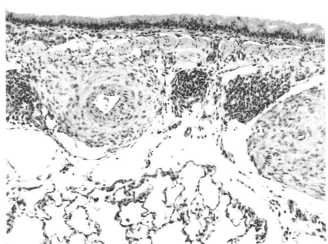

图1.61 动脉肥厚，肺，大鼠，给予工业化学品。受累动脉的动脉壁增厚、管腔变窄。H&E

（刘克剑 译）

# 参考文献

1. Gopinath C, Prentice DE, Lewis DJ. The cardiovascular system. In: Atlas of experimental toxicological pathology. Boston: MTP Press Limited; 1987. p. 11–22.
2. Greaves P. Patterns of drug-induced cardiovascular pathology in the beagle dog: relevance for humans. Exp Toxicol Pathol. 1998;50:283–93.
3. Greaves P. Patterns of cardiovascular pathology induced by diverse cardioactive drugs. Toxicol Lett. 2000;112–113: 547–52.
4. Jokinen MP, Lieuallen WG, Boyle MC, Johnson CL, Malarkey DE, Nyska A. Morphologic aspects of rodent cardiotoxicity in a retrospective evaluation of national toxicology program studies. Toxicol Pathol. 2011;39:850–60.
5. Glaister JR. Cardiovascular system. In: Glaister JR, editor. Principles of toxicological pathology. London: Taylor & Francis; 1986. p. 116.
6. Keenan CM, Vidal JD. Standard morphologic evaluation of the heart in the laboratory dog and monkey. Toxicol Pathol. 2006;34:67–74.
7. Herman E, Knapton A, Rosen E, Zhang J, Estis J, Agee SJ, et al. Baseline serum cardiac troponin I concentrations in Sprague–Dawley, spontaneous hypertensive, Wistar, Wistar-Kyoto, and Fisher rats as determined with an ultrasensitive immunoassay 2. Toxicol Pathol. 2011;39:653–63.
8. Walker DB. Serum chemical biomarkers of cardiac injury for nonclinical safety testing. Toxicol Pathol. 2006;34:94–104.
9. Casartelli A, Lanzoni A, Comelli R, Crivellente F, Defazio R, Dorigatti R, et al. A novel and integrated approach for the identification and characterization of drug-induced cardiac toxicity in the dog. Toxicol

Pathol. 2011;39:361–71.

10. Balazs T, Earl FL, Bierbower GW, Weinberger MA. The cardiotoxic effects of pressurized aerosol isoproterenol in the dog. Toxicol Appl Pharmacol. 1973;26:407–17.

11. Gopinath C, Thuring J, Zayed I. Isoprenaline-induced myocardial necrosis in dogs. Br J Exp Pathol. 1978;59:148–57.

12. De JS, Verbeeck J, Vinken P, Lammens L, Starckx S, Lachau-Durand S, et al. Hemorrhagic cardiomyopathy in male mice treated with an NNRTI: the role of vitamin K. Toxicol Pathol. 2008;36:321–9.

13. Teske RH, Bishop SP, Righter HF, Detweiler DK. Subacute digoxin toxicosis in the beagle dog. Toxicol Appl Pharmacol. 1976;35:283–301.

14. Gans JH, Korson R, Cater MR, Ackerly CC. Effects of short-term and long-term theobromine administration to male dogs. Toxicol Appl Pharmacol. 1980;53:481–96.

15. Aguirre SA, Heyen JR, Collette III W, Bobrowski W, Blasi ER. Cardiovascular effects in rats following exposure to a receptor tyrosine kinase inhibitor. Toxicol Pathol. 2010;38:416–28.

16. Herman EH, Knapton A, Rosen E, Thompson K, Rosenzweig B, Estis J, et al. A multifaceted evaluation of imatinib-induced cardiotoxicity in the rat. Toxicol Pathol. 2011;39:1091–106.

17. Losco PE, Poulet FM, Kaminska-McNamara GZ, Klein MF. Myocardial and reproductive system toxicity of SCH 351591, a selective phosphodiesterase-4 inhibitor, in CD-1 mice. Toxicol Pathol. 2010;38:568–82.

18. Smith HA. The pathology of gossypol poisoning. Am J Pathol. 1957;33:353–65.

19. Van Vleet JF, Ferrans VJ. Myocardial diseases of animals. Am J Pathol. 1986;124:98–178.

20. Jaenke RS. An anthracycline antibiotic-induced cardiomyopathy in rabbits. Lab Invest. 1974;30:292–304.

21. Billingham ME, Mason JW, Bristow MR, Daniels JR. Anthracycline cardiomyopathy monitored by morphologic changes. Cancer Treat Rep. 1978;62:865–72.

22. Boor PJ, Moslen MT, Reynolds ES. Allylamine cardiotoxicity: I. Sequence of pathologic events. Toxicol Appl Pharmacol. 1979;50:581–92.

23. Greaves P, Martin J, Michel MC, Mompon P. Cardiac hypertrophy in the dog and rat induced by oxfenicine, an agent which modifi es muscle metabolism. Arch Toxicol. 1984;7: 488–93.

24. Breider MA, Gough AW, Haskins JR, Sobocinski G, de la Iglesia FA. Troglitazone-induced heart and adipose tissue cell proliferation in

mice. Toxicol Pathol. 1999;27:545–52.

25. Sanchez-Soria P, Broka D, Monks SL, Camenisch TD. Chronic low-level arsenite exposure through drinking water increases blood pressure and promotes concentric left ventricular hypertrophy in female mice. Toxicol Pathol. 2012;40:504–12.

26. Donnelly KB. Cardiac valvular pathology: comparative pathology and animal models of acquired cardiac valvular diseases. Toxicol Pathol. 2008;36:204–17.

27. Anderton MJ, Mellor HR, Bell A, Sadler C, Pass M, Powell S, et al. Induction of heart valve lesions by small-molecule ALK5 inhibitors. Toxicol Pathol. 2011;39:916–24.

28. Elangbam CS. Drug-induced valvulopathy: an update. Toxicol Pathol. 2010;38:837–48.

29. Tryphonas L, Nielsen NO. Pathology of chronic alkylmercurial poisoning in swine. Am J Vet Res. 1973;34:379–92.

30. Balazs T, Hanig JP, Herman EH. Toxic responses of the cardiovascular system. In: Klaassen CD, Amdur MO, Doull J, editors. Toxicology. New York: Macmillan; 1986. p. 387.

31. Joseph EC, Rees JA, Dayan AD. Mesenteric arteriopathy in the rat induced by phosphodiesterase III inhibitors: an investigation of morphological, ultrastructural, and hemodynamic changes. Toxicol Pathol. 1996;24:436–50.

32. Joseph EC, Jones HB, Kerns WD. Characterization of coronary arterial lesions in the dog following administration of SK&F 95654, a phosphodiesterase III inhibitor. Toxicol Pathol. 1996;24: 429–35.

33. Joseph EC. Arterial lesions induced by phosphodiesterase III (PDE III) inhibitors and DA(1) agonists. Toxicol Lett. 2000;112–13: 537–46.

34. Westwood FR, Iswaran TJ, Greaves P. Pathologic changes in blood vessels following administration of an inotropic vasodilator (ICI 153,110) to the rat. Fundam Appl Toxicol. 1990;14: 797–809.

35. Weaver JL, Zhang J, Knapton A, Miller T, Espandiari P, Smith R, et al. Early events in vascular injury in the rat induced by the phosphodiesterase IV inhibitor SCH 351591. Toxicol Pathol. 2010;38:738–44.

36. Zhang J, Snyder RD, Herman EH, Knapton A, Honchel R, Miller T, et al. Histopathology of vascular injury in Sprague–Dawley rats treated with phosphodiesterase IV inhibitor SCH 351591 or SCH 534385. Toxicol Pathol. 2008;36:827–39.

37. Wronska-Nofer T, Szendzikowski S, Laurman W. The effect of carbon disulphide and atherogenic diet on the development of atherosclerotic changes in rabbits. Atherosclerosis. 1978; 31:33–9.

# 2 呼吸系统

本章对呼吸道各脏器损伤的基本变化进行了描述，同时附图说明，其涵盖范围包括非肿瘤性和肿瘤性病变，并且提供了受试物引起不同损伤的案例。对吸入试验的安全性研究中的上呼吸道损伤及其特定的参考意义进行了详细描述。对呼吸道不同部位的毒性机制及它们之间的关系和发病机制进行了简要讨论。这些损伤的发病机制和形态学特点之间的关联性在本章也同样被提及。

## 2.1 引言

几十年前，呼吸道被公认为空气污染的主要毒性靶点。呼吸道的肿瘤性和非肿瘤性病变成为一个主要研究领域及药物的主要靶标。

吸入毒理学最初研究环境空气污染物对呼吸道的影响，尤其是肺脏改变的重要技术。受试物包括香烟烟雾、二氧化硫等有毒气体，化学物质、颗粒、溶剂、染料和粒子如碳、硅和石棉。使用日益广泛的家庭气溶胶产品，如抛光剂、清洁剂、发胶和除臭剂，同样要求进行安全性评价来评估其潜在的呼吸道损害。

近年来，呼吸系统疾病的治疗方法得到大力发展，包括吸入生物制剂治疗呼吸道疾病，尤其是平喘药，治疗慢性阻塞性肺疾病和囊性纤维化及抗过敏的药。

毒性损伤的分布和严重程度受不同区域呼吸道的结构和代谢功能的影响[1,2]。一些物理因素也可引起或影响毒性研究[3-5]。粒子的大小、形状、密度和相对分子质量等因素决定呼吸道可能受影响的区域以及其毒性的性质和范围[6]。鼻腔的形态学和生理学方面对这些因素进行了广泛研究。吸入毒理学安全性评价领域中，不同类型的药品和化学物质在动物模型引起的肿瘤和非肿瘤性变化方面已经得到了深入的研究并有广泛的文献报道[7]。

系统性给予化学品或药物，如百草枯、博来霉素和环磷酰胺，可引起呼吸系统的损伤。外源性代谢物质可能引起整个呼吸道，如鼻和气道产生毒性代谢物。不同部位的酶的类型和浓度不同，部分区域对损伤具有敏感性或耐受性。呼吸道的酶包括细胞色素P450（cyp）、单氧酶、脱氢酶、前列腺素合成酶及促进分泌的二相酶如葡萄糖醛酸、谷胱甘肽转移酶。嗅黏膜和支气管的克拉拉细胞中酶的活性和代谢最强，因为它们的cyp含量高。Ⅰ型和Ⅱ型肺泡上皮细胞中酶的活性较低。

许多药物可以间接导致呼吸道毒性，如免疫抑制剂可能会导致肺炎。清除机制受损，如磷脂质沉积症时导致巨噬细胞功能受损，从而使气管和肺易受细菌和真菌感染。Ⅰ型或Ⅲ型超敏反应的出现也可能发生免疫介导的病理损伤。

吸入性研究中，确保检查呼吸道所有敏感区，其标准操作规程为选样、取材和组织学检查。啮齿类动物呼吸道病理变化的术语指南近期已发表[8]。

## 2.2 鼻甲

设计试验方案时，需注意检查鼻腔解剖结构的3~4个截面，包括鳞状上皮、移行上皮、呼吸上皮和嗅上皮。解剖结构还应包括鼻甲和犁鼻器的不同部位[9,10]。鼻甲损伤的分布取决于各种因素，包括剂量、局部易感性、局部新陈代谢、种系和性别[7,11-13]。受影响区域也可能取决于受试物的物理和化学性质[14]。

鼻甲的损伤包括：

• 嗜酸性包涵体（球状）

• 炎症

• 结构破坏/变性/萎缩

• 糜烂/溃疡

• 再生/增生

• 化生，呼吸或鳞状上皮

• 犁鼻器——变性/坏死

• 肿瘤——乳头状瘤/腺瘤/腺癌/鳞状细胞癌/嗅上皮癌

• 神经内分泌细胞肿瘤

长期吸入某些物质可引起局部鼻甲损伤，这是由于此处为第一个暴露点且受试物浓度高。损伤可能是由受试物的化学性质或物理性质直接刺激导致，也可能是由受试物的毒性或其代谢产物引起。引起病变最常见的原因是直接刺激，多种化学物质如甲醛、草不绿、β-受体激动剂和Toll样受体激动剂及毒蕈碱拮抗剂可引起该损伤。

鼻腔的大部分区域被覆鳞状上皮，其耐受性较强。刺激物可能引起炎症、增生和角质化，强刺激物导致糜烂和溃疡（图2.1）。啮齿类动物的鼻黏膜常见的病变部位为由移行上皮、呼吸上皮和嗅上皮细胞覆盖的鼻腔尾部的1/3和上颌骨鼻甲[8]。轻微刺激常可引起轻微改变，如呼吸道上皮细胞嗜酸性包涵体、嗅上皮细胞和呼吸道上皮的杯状细胞增生（图2.2和2.3）。嗜酸性包涵体也见于黏膜下腺体及其导管（图2.4）。它们可位于任何部位的细胞内，常较大，核被替代。超微结构表现为膜结合的椭球体中含同质化电子致密度高的基质。这些小滴碘酸雪夫反应染色（PAS）、阿尔新蓝和一些其他的染色呈阴性[15]。该病变可在大鼠中经多种化学物质和生物代谢酶诱导[16]。

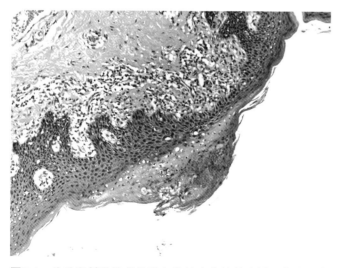

图2.1 给予猴刺激性药物引起鼻甲上皮灶性糜烂。鳞状上皮变薄伴黏膜下淋巴细胞浸润和角化不全，可见核碎片和嗜酸性物质。H&E

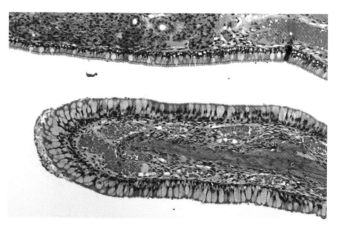

图2.2 给予大鼠β肾上腺素类药物，大鼠鼻甲杯状细胞增生。鼻甲呼吸上皮可见大量肥大的杯状细胞。H&E

程度较强的或长时间刺激可能会导致炎症、上皮紊乱、变性、糜烂、溃疡，进一步可出现再生、增生或化生，这些变化在4周或更长时间的试验中通常被认为是自发性改变（图2.5和2.6）。受损的呼吸上皮或变移上皮若基底膜仍存在则修复迅速，由一层薄的扁平的再生细胞部分或全部覆盖损伤区域（图2.7）。修复的上皮细胞逐渐发展为原来的上皮细胞类型或发展为更耐受的上皮类型，如呼吸上皮变为鳞状上皮。真正的鳞状上皮化

生应与早期再生的薄层扁平上皮细胞相鉴别，其特点为化生的细胞排列为多层鳞状上皮细胞，浅表出现"伞"样细胞。由于导管出现炎症或阻塞，黏膜下腺也可发生炎症、萎缩和（或）鳞状上皮化生（图2.8）。

某些因素也可导致底层软组织的溃疡伴随坏死，有时见于鼻甲骨。修复可进一步发展为粘连，常伴随鼻甲融合和变形。工业化学物可导致严重的纤维化伴随软骨的化生，且可进行性向下沿导管背侧、膈肌横

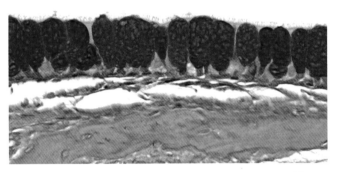

图2.3　给予大鼠β肾上腺素类药物，大鼠鼻甲杯状细胞增生。鼻咽黏液细胞肥大，中性黏多糖染色强阳性。PAS-苏木素染色

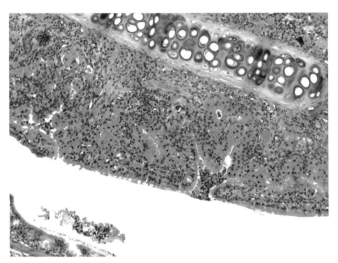

图2.4　给予小鼠β肾上腺素类药物引起鼻甲嗜酸性小滴。呼吸上皮细胞内可见嗜酸性小滴。同时可见鼻中隔黏膜下腺由于腺泡的膨胀和导管细胞内嗜酸性小滴导致重度弥漫性肥大，轻微的间质炎症和腺腔、气道的炎细胞碎片。H&E

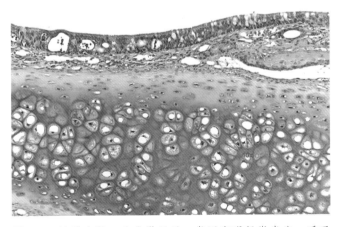

图 2.5　给予大鼠工业化学品后，鼻甲出现轻微炎症。呼吸上皮轻微增厚，形成微脓肿，排列紊乱，轻微细胞脱落，纤毛消失。H&E

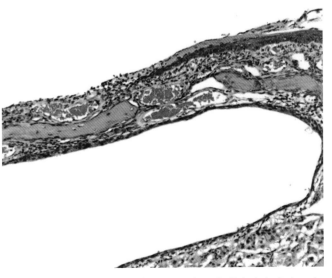

图2.6　给予大鼠毒蕈碱拮抗剂后，鼻甲出现溃疡和炎症。上皮细胞出现变性、炎症、溃疡，局部可见角质化鳞状上皮化生。刺激性化合物常引起这类多重病变。H&E

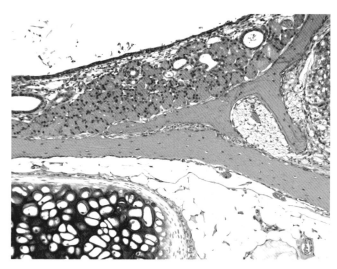

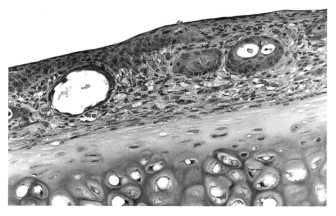

图2.8　给予大鼠M型胆碱受体拮抗剂后，鼻甲鳞状上皮化生。成熟的鳞状上皮完全代替了鼻中隔正常呼吸上皮。黏膜下腺和导管也可见鳞状上皮化生。H&E

图2.7　给予大鼠M型胆碱受体拮抗剂可引起鼻甲上皮的再生。一层再生的嗜碱性的立方上皮覆盖于鼻中隔，表明其为正常呼吸上皮的再生。固有层可见炎细胞浸润。H&E

向扩展，受累鼻甲及部分鼻腔消失（图2.9和2.10）。

犁鼻器或软骨器位于鼻中隔的基底部，侧面由嗅上皮，中间由呼吸上皮覆盖。它具有动物重要的感官功能，刺激性化合物，比如毒蕈碱，可引起两种上皮的变性和坏死（图2.11），进一步出现上皮的再生或鳞状上皮化生。

根据以前的经验，刺激引起的嗅上皮改变常局限于背侧鼻道头部，有时可沿侧面延伸至背侧筛窦鼻甲，但很少影响鼻中隔。这种分布与其他文献报道的相似[7,17]。筛窦鼻甲常不受较大的影响。

低强度的刺激可能引起啮齿类动物的嗅上皮细胞出现嗜酸性小滴。然而，这也常被视为一种自发性改变，尤其老年动物（图2.12）。许多嗅上皮的重度改变包括炎症、结构破坏、萎缩、凋亡、变性和坏死（图2.13）。嗅上皮萎缩，特别是大鼠，常伴随潜在神经丛萎缩，有时伴随Bowman腺体萎缩（图2.14）。由于基底细胞层的复制再生能力，再生的嗅上皮可能伴随进行性变性而出现增生。如果损伤持续，呼吸或鳞状上皮可能代替嗅上皮（图2.15）。

此外，嗅上皮对吸入的外源性化学物质的代谢，由于其高含量的多功能CYP氧化酶和偶尔出现的与结构（如Bowman腺）相关的代谢，能产生有毒的代谢产物。这可导致弥漫性萎缩、变性和嗅上皮萎缩，最常见的部位是富含嗅上皮的筛鼻甲（图2.16）。随着

暴露的程度加大和持续时间增加，大量的基底细胞可能会持续再生、增生。嗅上皮的变化也可在非吸入研究中观察到，如小鼠口服给药时。吸收的外源性化学物质的系统代谢或局部代谢引起的嗅上皮改变同样见于非吸入性试验，如给予小鼠口服3-甲基吲哚。病变的分布与上皮内局部代谢酶的分布一致。Long-Evans大鼠口服或腹腔给予甲巯咪唑，支持和感觉细胞受损，仅残留基底细胞和基底膜。

啮齿类动物中，鼻甲尾部的损伤也可见于口服灌胃试验误吸导致。鼻甲的表现包括鼻腔内见蛋白液或炎细胞渗出。筛骨甲的嗅上皮急性坏死和脱落最具有代表性，有时可伴随呼吸上皮的炎细胞和再生改变。有时可见鼻咽的改变，这些改变体现了损伤的机制（图2.17和2.18）。

大鼠灌胃反流是多因素的，影响因素包括动物大小、年龄、禁食状态和灌胃体积。受试物会影响胃蠕动或延迟胃排空，例如抗毒蕈碱和β肾上腺素能药物，或理化性质为高黏度的受试物同样也可能造成反流[20]。

系统给予或吸入一些化合物可引起动物鼻甲肿瘤。大鼠皮下给予亚硝胺引起乳头状瘤和鳞状细胞癌（图2.19）。大鼠饮水中加入二噁烷可引起乳头状瘤和癌。大鼠和小鼠吸入甲醛溶液可引起鳞状细胞癌[21]。嗅神经母细胞瘤很少见，但可由遗传性致癌物[22]和磷酸二酯酶（PDE）-4抑制剂引起。

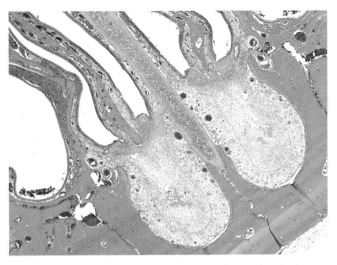

图2.9　给予大鼠吸入工业化合物可导致鼻腔重度纤维化。正常结构和管腔背侧的导管完全被增生的结缔组织替代。纤维化区域的呼吸上皮已修复。H&E

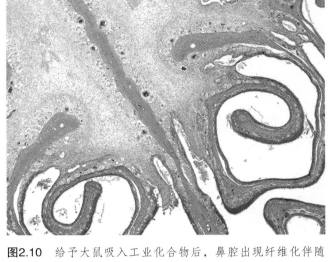

图2.10　给予大鼠吸入工业化合物后，鼻腔出现纤维化伴随早期的软骨化生。纤维化使部分鼻腔堵塞，包括筛骨甲。纤维组织中出现早期的软骨分化。H&E

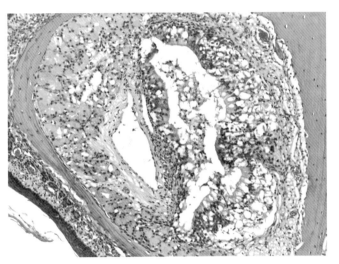

图2.11　给予大鼠毒蕈碱拮抗物出现犁鼻器坏死。嗅上皮和呼吸上皮重度变性、坏死和脱落。固有层可见炎细胞散在分布，管腔内见细胞碎片。H&E

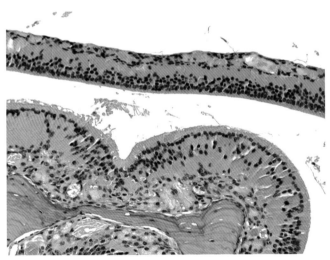

图2.12　长期给予大鼠β肾上腺素受体拮抗剂后，鼻甲出现嗜酸性小滴。筛骨甲的嗅上皮中度肥厚，结构消失。大的嗜酸性颗粒使上皮背侧的核移位。H&E

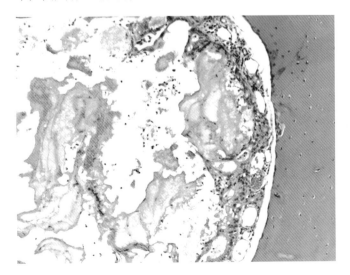

图2.13　给予大鼠生物制剂后鼻甲变性和溃疡形成。嗅上皮背侧鼻道出现重度的变性、糜烂、溃疡和炎症，伴随鼻腔内见大量嗜酸性物质和细胞碎片。H&E

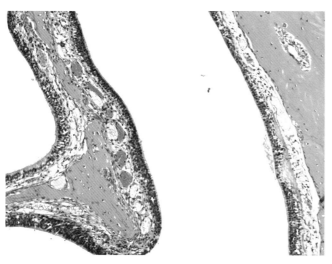

**图2.14** 给予大鼠吸入工业化合物，鼻甲出现萎缩。背侧鼻道的嗅上皮出现中度萎缩，潜在神经丛和Bowman腺几乎完全消失。基底膜出现淀粉样小滴。H&E

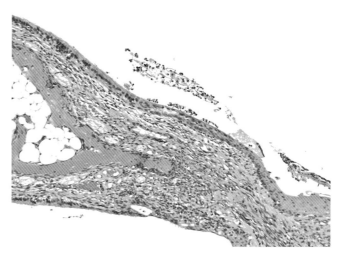

**图2.15** 给予大鼠毒蕈碱受体拮抗剂，鼻甲呼吸和鳞状上皮化生。部分嗅上皮（左）被其邻近的纤毛立方呼吸上皮和右侧的鳞状上皮所取代。鼻腔内可见炎细胞碎片、纤维蛋白和角质。H&E

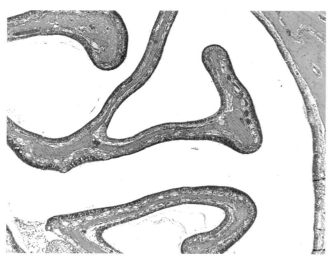

**图2.16** 给予大鼠工业化合物导致鼻甲弥漫性嗅上皮萎缩。背侧鼻道和鼻甲出现不均衡的变薄，细胞消失和（或）许多区域的结构破坏。H&E

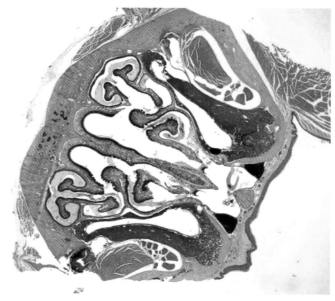

**图2.17** 大鼠灌胃药物反流引起鼻甲相关的改变。筛骨甲之间背外侧的鼻腔中可见含有炎细胞的嗜酸性液体。鼻咽的渗出表明其发病机制。这些部位是常受反流影响的区域。灌胃体积、增加灌胃次数和药物的影响都可能出现这些现象。H&E

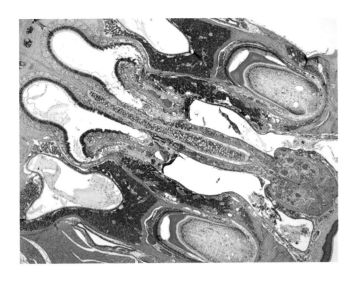

图2.18 大鼠灌胃药物反流引起鼻甲相关改变。鼻腔内可见嗜酸性的液体和炎细胞碎片。纤维蛋白粘连延伸至外侧壁、鼻甲和鼻中隔。H&E

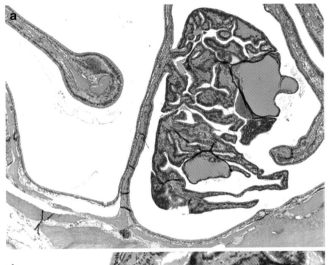

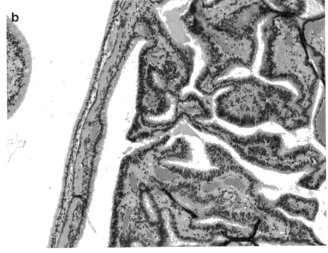

图2.19 （a，b）小鼠鼻甲乳头状瘤。鼻甲间可见乳头状增生，边界清楚，少量腺体扩张，其内含嗜酸性液体。分化好的柱状上皮覆盖于乳头凸起。H&E

## 2.3 咽

常规的吸入试验中，尽管咽和鼻咽的检查是常规的，但引起的改变极少。犬与灵长类动物，咽扁桃体和其他的呼吸相关淋巴组织常反映免疫系统受到刺激或抑制效应。吸入和口服类固醇可引起免疫抑制、淋巴细胞耗竭。由于Toll样受体抑制剂具有免疫刺激作用，其与生发中心的生成有关（图2.20）。

咽呼吸上皮嗜酸性小滴见于刺激性较小的化合物，包括神经激肽受体拮抗剂。β肾上腺素能药物可引起咽上皮变性（图2.21），正常的呼吸上皮被扁平再生的上皮代替。

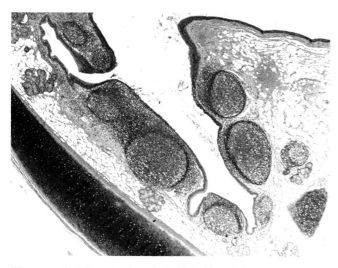

图2.20 给予恒河猴吸入免疫刺激剂可引起咽淋巴细胞增生。扁桃体淋巴滤泡出现生发中心扩大。H&E

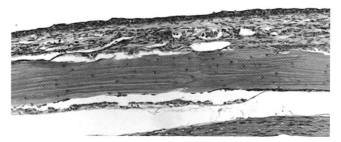

图2.21 给予大鼠吸入刺激性化合物可引起咽上皮再生。正常的纤毛呼吸上皮由缺乏杯状细胞的再生的扁平嗜碱性上平细胞代替。H&E

## 2.4 喉

喉是公认的啮齿类动物吸入性研究试验中毒性作用的部位，它特别容易受影响，甚至对小的刺激都格外敏感。不同实验室对大鼠喉切片和检查的方法不同，一般检查3~11个切面。至关重要的是，由于其为毒性改变的好发部位，病理学家检查评判的框架应一致，并且病理学家应熟悉喉不同部位的不同结构[23-25]。这些区域包括杓状软骨内侧面、喉黏膜喙和腹外侧囊、会厌底部的腹外侧区、鳞状细胞和呼吸道上皮细胞之间的移行区。

喉的损伤与化学品和药品的暴露范围相关。β肾上腺素能药、P38抑制剂、毒蕈碱受体拮抗剂和许多其他类型的化合物都能引起喉的损伤。喉的许多改变都发生在上皮，如下：

- 炎症、变性和坏死
- 糜烂和溃疡
- 鳞状上皮化生
- 软骨坏死
- 增生和肿瘤

喉对损伤的反应有限且没有特异性。大鼠中最常观察到的改变为鳞状上皮化生，通常在会厌底部的腹侧区首次发现[23]。这种改变可能出现在暴露后3天内[24]。常伴随少量或无炎细胞反应。黏膜下腺扩张、变性和萎缩很少见于会厌底部。这是由于呼吸上皮的炎症、糜烂或鳞状上皮化生导致导管开口封闭，腺泡扩张并囊性变，最后萎缩[24]。腺体和导管鳞状上皮化生也可能持续（图2.22）。

如果刺激增强或延长，喉外侧黏膜和杓状软骨也可见鳞状上皮化生或增生，有时可见角化。该改变通常可部分恢复。喉鳞状上皮化生常表现为特征性的无进展，即使在2年试验中也是如此，并且其为啮齿类动物特征性的适应性反应，普遍认为与人无关联性[26, 27]。

喉U形软骨坏死也可见于低度刺激，是腹侧上皮最初形成溃疡后底层软骨随之坏死的结果。紧接着出现上皮再生，喉上皮完整，坏死软骨常由化生的上皮覆盖。软骨坏死最常见的部位是腹囊的入口，可能是因为该处部位比较表浅[24]。软骨出现粉红色均质的团块，无细胞结构，无明显的炎症（图2.23）。更罕见的是，杓状软骨坏死可能发生。

坏死软骨的修复，根据损伤程度，表现为坏死区域周围软骨细胞的再生，而不是在坏死区域内。新的灶性嗜碱性软骨细胞出现于坏死组织的边缘（图2.24）。

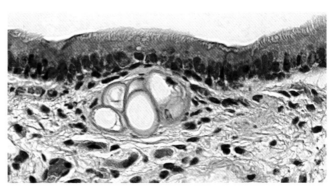

**图2.23** 给予小鼠β肾上腺素能药物后，喉U形软骨坏死。坏死的软骨出现粉红无定形团块，仅剩细胞轮廓。坏死软骨持续很长一段时间。H&E

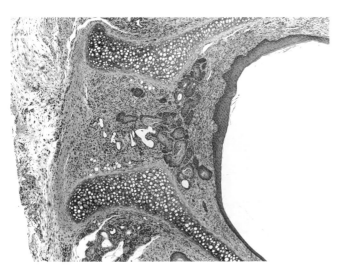

**图2.22** 给予大鼠吸入刺激性药物可引起喉鳞状上皮化生。黏膜下腺和导管也可见鳞状上皮化生。黏膜下层可见轻微的炎症伴导管和腺泡的细胞碎片。该部位是吸入刺激性化合物常见的靶点。H&E

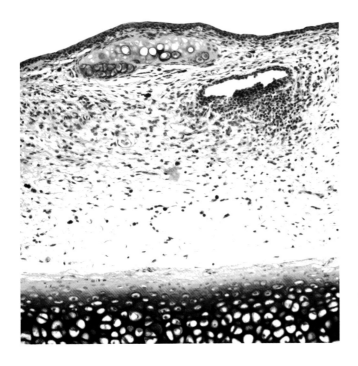

**图2.24** 给予大鼠毒蕈碱拮抗剂可引起喉软骨坏死和再生。大部分软骨变粉红，细胞坏死残留轮廓，周围可见一些嗜碱性的正常软骨，可能为再生的细胞。H&E

## 2.5 气管/气管权

药物相关的上部气管改变如下：

- 上皮变扁平，纤毛消失
- 上皮空泡变性
- 炎症/结构破坏/再生
- 变性和坏死
- 糜烂和溃疡
- 增生和肿瘤
- 鳞状上皮化生

事实上，气管很少受药物的影响。灌胃试验中，一些受试物在给药过程中或反流进入气管可导致糜烂或变性，常伴气管上皮的再生。吸入工业化合物可出现炎症伴随上皮破坏和再生（图2.25）。气管上皮细胞空泡变性也可见于全身性的磷脂质沉积症。

与气管相比，气管隆突是吸入性试验常见的靶点。这是由于上呼吸道吸入的气流动力，导致颗粒在该处聚集。该处呼吸上皮纤毛消失、变性，结构消失和再生，鳞状上皮化生。隆突尖部上皮细胞变扁平，嗜碱性增强，纤毛消失或稀疏（图2.26）。当扁平的上皮细胞由典型的鳞状上皮细胞覆盖，可诊断为鳞状上皮化生（图2.27）。这些改变是非特异性的，其严重程度取决于该化合物的刺激性、暴露时间、化合物的性质和其他因素。毒蕈碱、β肾上腺素能类药物和化合物，包括吸烟，可导致以上这些改变出现。因为隆突很容易出现上皮扁平化或糜烂等人工假象，应与真正的诱导性病变相鉴别。

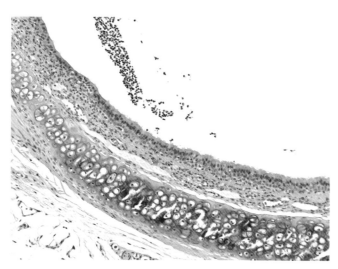

图2.25 给予大鼠吸入工业化合物可引起气管炎症。气管上皮结构破坏，轻微的增生，细胞变性，炎症和灶性纤毛消失。固有层和管腔可见中性粒细胞

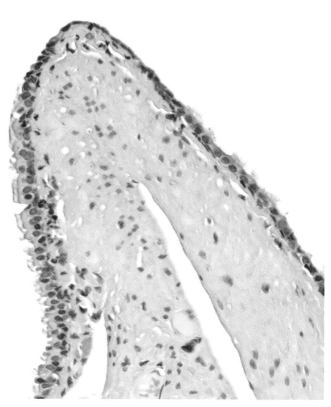

图2.26 给予大鼠吸入刺激性药物可致隆突纤毛消失。隆突顶部上皮扁平，嗜碱性增强，纤毛消失。由于颗粒物常聚集于此处，这是啮齿类动物吸入试验常见的受损部位。H&E

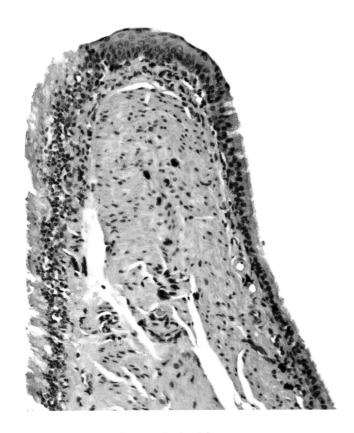

图2.27 给予大鼠毒蕈碱拮抗剂后隆突鳞状上皮化生。顶部隆突呼吸上皮由特征性的鳞状上皮代替。H&E

## 2.6 支气管/细支气管

　　细支气管被覆呼吸上皮。上皮可通过克拉拉细胞再生，细胞数量随着支气管入肺后进一步分支而增加，终末细支气管最多。细支气管的改变包括特有的呼吸上皮病变，并伴随其他更多的改变：

- 克拉拉细胞——嗜酸性包涵体
- 矿化
- 杯状细胞增生
- 变性和坏死
- 糜烂和溃疡
- 增生和肿瘤
- 鳞状上皮化生
- 神经内分泌细胞增生

　　嗜酸性包涵体可能会发生于细支气管的上皮。尽管这可能为背景病变，病变的发生率和严重程度可由于吸入不同的物质而不一样。发病机制不明。吸入类固醇和类固醇受体拮抗剂可引起克拉拉细胞内出现大的球状嗜酸性包涵体（图2.28）。这些克拉拉细胞包涵体分泌蛋白弱阳性，表面活性蛋白D强阳性[28]。

　　大鼠细支气管上皮的矿化可由维生素D类似物引起。细支气管上皮细胞和上皮下的胶原中可见暗紫色的凝固物，伴少量或无炎细胞反应（图2.29）。

　　低水平的刺激，一些气体，如二氧化硫、烟草烟雾和药物如β受体激动剂，可导致黏液分泌细胞体积增大、数量增加，上皮细胞表现为增生象（图2.30）。杯状细胞可能比正常时进一步下移至气道更远端，黏液可能聚集于气道或肺泡。一旦刺激消除，这些改变通常可完全的逆转。系统性注射去甲肾上腺素和匹罗卡品也可引起杯状细胞的数量改变[29]。

　　许多典型药物、化合物和气体如酪氨酸激酶抑制剂和Toll样受体拮抗剂可引起细支气管上皮炎细胞浸润和变性。这些改变包括细支气管周围和细支气管上皮的炎症、克拉拉细胞变性和灶性或弥漫性糜烂，以及细支气管上皮的溃疡（图2.31）。不同程度的炎细胞渗出表现为黏液化、变性、炎细胞浸润和管腔内可见碎片（图2.32）。上皮变性或溃疡可能被再生的细支气管上皮替代或进一步鳞状上皮化生（图2.33）。

　　神经内分泌细胞增生可能为啮齿类动物自发性的背景病变，但生理学的改变，如大鼠慢性组织内氧过多和肺动脉高压可引起神经内分泌小体增加、肺动脉神经内分泌（PNEC）增生或两者皆有。这些小体表现为紧密排列的立方、卵圆、柱状或圆形的细胞，胞浆内含促肾上腺皮质激素、降钙素基因相关肽（CGRP）的嗜银颗粒和神经元特异性烯醇化酶。细胞核呈圆形、嗜碱性，胞浆较少，与淋巴细胞相似，经免疫组织化学染色可证实（图2.34）。电镜下，可见胺前体修饰脱羧酶类型的致密核胞浆颗粒。二氧化硅大鼠的肺泡神经内分泌小体增生，而细支气管肺泡则不会发生[30]。暴露于化学致癌物如亚硝胺的仓鼠常出现明显但可逆的PNEC增生[31]。

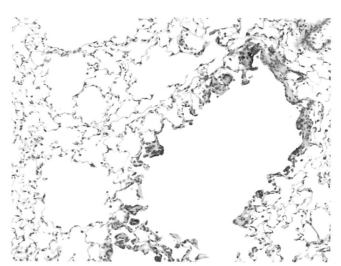

图2.29 给予大鼠维生素D类似物可引起细支气管上皮矿化。细支气管上皮细胞覆以黑紫色的物质，有时其下可见胶原。H&E

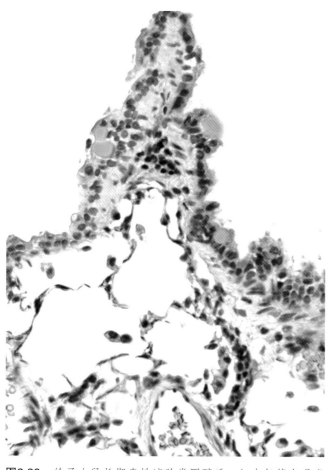

图2.28 给予大鼠长期毒性试验类固醇后，细支气管出现嗜酸性包涵体。大的球形的嗜酸性包涵体可见于一些Clara细胞中。这些包涵体由表面活性物质和分泌蛋白组成

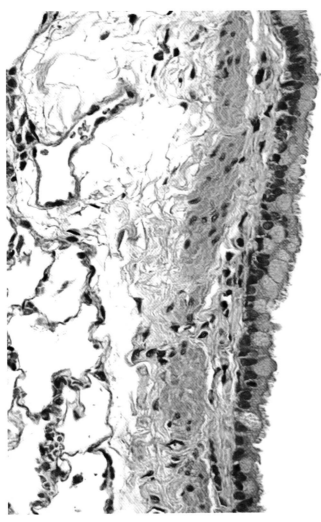

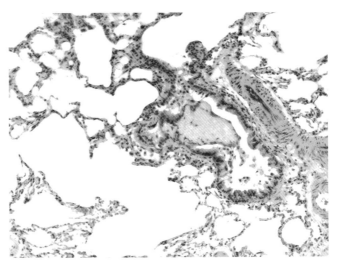

图2.31　感染大鼠终末细支气管灶性炎症。无定形的碎片聚集，使细支气管上皮上突，灶性糜烂。细支气管管腔内可见炎细胞碎片。H&E

图2.30　大鼠终末细支气管杯状细胞肥大/增生。特征性的改变为杯状细胞体积和数量增加。呼吸上皮中可见大量产生黏液的杯状细胞，该细胞代替了正常的多样的上皮细胞。H&E

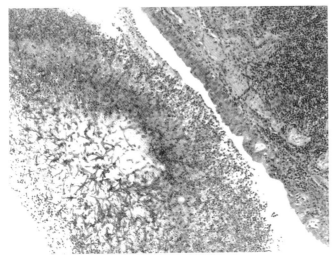

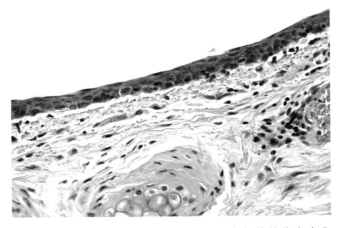

图2.33　给予大鼠刺激性化合物引起细支气管鳞状上皮化生。大鼠正常的细支气管上皮被成熟的复层鳞状上皮代替。鳞状上皮化生区域黏膜下见少量淋巴细胞。H&E

图2.32　感染大鼠细支气管炎症。渗出包括变性的中性粒细胞和气道内的纤维蛋白，伴随大量真菌菌丝。细支气管上皮轻微炎症和增生。H&E

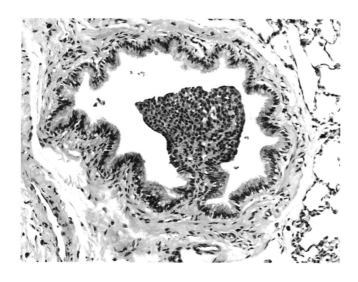

图2.34 大鼠细支气管神经内分泌细胞增生。细胞为圆形，核呈圆形且致密，排列呈息肉样结构，胞浆缺乏，突入管腔。通过免疫组织化学检查可鉴别与其表现相似的淋巴细胞浸润。H&E

## 2.7 终末细支气管/肺泡管

吸入性试验中，供试品沉积的终末细支气管常出现病变。引起变化的性质与许多因素有关，包括颗粒大小、供试品的性质和其药理作用。由于该区域包含呼吸上皮细胞和肺泡上皮细胞，因此该处的毒性改变涉及这两种类型细胞。终末细支气管的改变与前面描述的变化一致。肺泡管的改变包括：

- 肺泡巨噬细胞增加
- 嗜酸性沉积/透明膜
- 上皮再生/细支气管上皮再生/Ⅱ型肺泡上皮增生
- 鳞状上皮化生
- 胶原/纤维组织形成

氧化性气体（一氧化二氮、氧、臭氧）可能导致终末细支气管纤毛细胞严重受损，因为该处的保护性黏液很薄。

肺泡巨噬细胞增加反映对吸入物质的非特异性清除反应增加（图2.35）。许多化合物相关的反应导致可能由巨噬细胞融合而形成多核细胞或肉芽肿[32]。

无定型嗜酸性物质沉积，见于给予Toll样受体拮抗剂和其他引起肺泡损伤的肺泡管（图2.36）。

细支气管肺泡交界，纤毛立方上皮可能增生且向肺泡隔延伸，该病变被称作细支气管再生（图2.37）。该病变为适应性反应。支气管的再生常伴随肺泡隔增厚，炎细胞反应。终末细支气管上皮鳞状上皮化生可能是对惰性颗粒的保护性反应，有时可发展为广泛反应（图2.38）。

交界处血管周围和细支气管周围胶原形成或纤维化与化合物的类型有关，包括工业化合物和药物如PDE-4抑制剂。形态学表现为肺泡管和细支气管壁不同程度的上皮下胶原沉积和（或）纤维化（图2.39）。

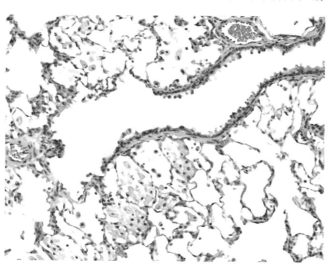

图2.35 大鼠肺泡沫样巨噬细胞浸润。泡沫样巨噬细胞围绕终末细支气管和肺泡管。这是吸入性试验的特征性靶点，证明其清除吸入物质的能力增加。H&E

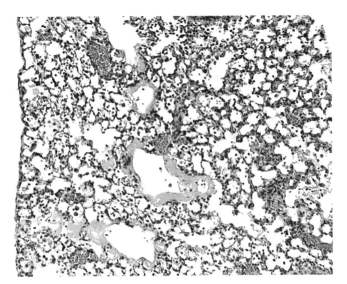

图2.36 给予大鼠生物制剂后透明膜形成。肺导管被覆纤维嗜酸性物质，呈玻璃样的外观。肺泡内可见炎细胞，伴随灶性间质炎症。H&E

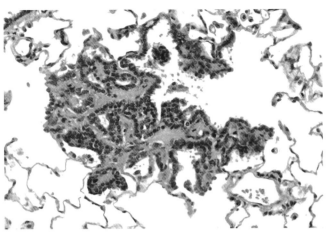

图2.37 大鼠肺纤毛立方上皮化生。细支气管-肺泡交界处灶性肺泡表现为隔增厚、被覆纤毛立方上皮。这个过程也被称为细支气管再生。H&E

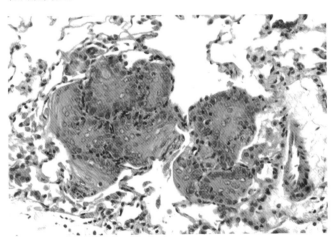

图2.38 给予大鼠颗粒型化合物可引起细支气管肺泡鳞状上皮化生。重度的鳞状上皮增生阻塞部分气道，代替正常的呼吸上皮。这是典型的鳞状上皮化生，一种保护性反应。H&E

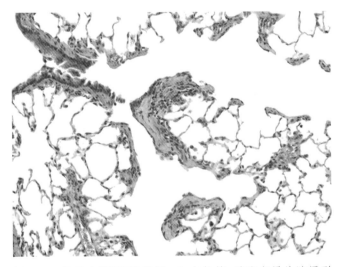

图2.39 给予大鼠PDE抑制剂，细支气管-肺泡交界处胶原形成/纤维化。细支气管和肺泡管壁的上皮下胶原沉积伴随轻微纤维化。H&E

## 2.8 肺

肺的病理学改变通常由代谢超负荷、直接毒性和代谢活性或间接免疫影响引起的间接毒性导致，这些病变包括：

- 肺泡巨噬细胞增加、脂质沉积症、磷脂质沉积症、脂蛋白沉积症
- 上皮再生——Ⅱ型肺泡上皮增生
- 肺泡矿化
- 肺泡炎
- 肺泡损伤——水肿、出血、坏死、纤维化
- 炎症/增厚/肺炎
- 细支气管相关淋巴组织增生/淋巴细胞减少
- 血管/胸膜改变
- 细支气管肺泡增生
- 细支气管肺泡腺瘤/癌
- 鳞状上皮化生/上皮囊肿/角化性上皮瘤、鳞状细胞癌

• 间皮瘤

肺泡巨噬细胞数量增加或性质改变常见于吸入试验，表明对外源性或内源性物质的清除率增加。巨噬细胞可能局限于肺泡管周围或弥漫分布。胞浆内可能包含不同的物质，如受试物、表面活性剂、磷脂质、血液降解产物、色素和其他（图2.40）。

泡沫样巨噬细胞聚集常伴随肺泡炎细胞浸润、肺泡壁增厚、炎细胞、Ⅱ型肺泡上皮细胞增生，轻度网织蛋白和胶原纤维增加（图2.41）。巨噬细胞常聚集或形成肉芽肿，肉芽肿由紧密排列和（或）融合的巨噬细胞组成（图2.42）。吸入不同的外源性化学物如粉剂引起的肉芽肿常伴随胆固醇裂隙，也可能出现系统性脂质沉积症（图2.43）。静脉内注射药物，如不溶性多糖，可出现局部血管中心性肉芽肿伴上皮样细胞和异物巨细胞。

操作相关的异物肉芽肿包括外源性和内源性物质，如纤维碎片和脂肪细胞常见于静脉注射和输注试验（图2.44）。皮下注射载体植物油可引起肺巨噬细胞聚集的脂质沉积和脂肪肉芽肿（图2.45）。

下面来讨论一些情况，组织病理学图片相似，都表现为局灶聚集或弥漫的泡沫样巨噬细胞浸润。细胞破坏导致巨噬细胞超负荷，内容物释放入肺泡，并伴炎细胞反应。

磷脂质沉积症常表现为弥漫或多灶性泡沫样巨噬细胞聚集，另可见肺泡内嗜酸性物质，Ⅱ型肺泡上皮细胞增生和多形核白细胞浸润（图2.46）。电镜下，巨噬细胞包含致密板层小体，同时也可见于Ⅱ型肺泡上皮细胞、Clara细胞和外周淋巴细胞（图

2.47）。这种情况通常是与阳离子两亲性化合物相关（CADs），如胺碘酮和氯苯丁胺。不同的药物组织特异性不同。极少数能引起啮齿类动物磷脂质沉积症的药物也能在人类诱导磷脂质沉积症的发生，如胺碘酮可诱发大鼠和人类的病变。

暴露于尘埃中可能导致脂蛋白沉积症，如石英，其病理表现为肺泡内嗜酸性、PAS阳性物质的聚集，伴大的圆形泡沫样巨噬细胞数量增加，该细胞可能破裂并释放脂蛋白。继发性改变包括Ⅱ型肺泡上皮细胞增生和多核白细胞浸润。电镜显示该物质由板层小体组成，包含由Ⅱ型肺泡上皮细胞来的表面活性剂（图2.48）。

给予大鼠高胆固醇和棉籽油可引起间质性肺炎伴充满脂质的巨噬细胞聚集。最初，巨噬细胞聚集于肺泡内，但后来，它们可能出现在胸膜下、支气管周围和血管区域。引起病变的原因为高脂血症，也可见于垂体切除术和给予降低食欲的药物后，两者均降低食物摄入量，且可能引起高脂血症。

维生素D类似物引起肺泡隔矿化（图2.49）。肺泡隔中可见深紫色凝固物、炎细胞浸润、肺泡隔胶原增多，有时可伴有肺泡巨噬细胞浸润。

根据受累细胞的类型，肺毒性可能发生于一个或多个区域。许多应用于早产婴儿和成年呼吸窘迫的药物可能因氧毒性而产生对Ⅰ型肺泡细胞和内皮细胞的毒性。许多药物直接与靶细胞间的活性分子作用产生呼吸道损伤，导致细胞的损伤。肺毒性也可能通过释放某些蛋白质而部分的介导，例如，臭氧毒性使气道上皮细胞坏死与CGRP升高、CGRP受

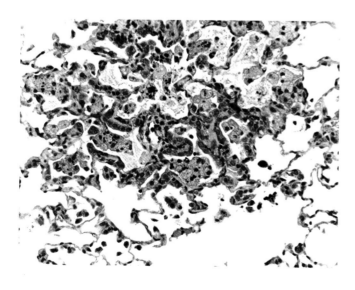

图2.40　给予大鼠黑色颗粒性物质后肺灶性色素性巨噬细胞聚集，其内包含不同大小的黑色色素颗粒。部分巨噬细胞破裂、聚集。肺泡隔表现为Ⅱ型肺泡细胞增生。H&E

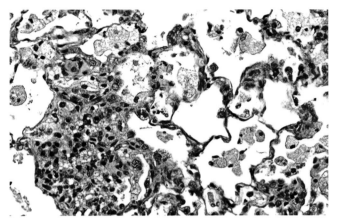

图2.41　大鼠肺泡沫样巨噬细胞伴Ⅱ型肺泡上皮细胞增生。肺泡中可见体积较大的泡沫样巨噬细胞，另可见一些破坏的细胞，其内容物释放入肺泡。部分细胞融合聚集，肺泡隔Ⅱ型上皮细胞增生。H&E

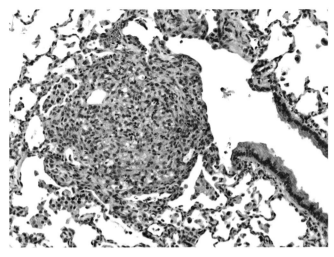

图2.42　大鼠肺细支气管-肺泡交界处较大的肉芽肿。大的泡沫样巨噬细胞排列紧密，伴少量散在的中性粒细胞和淋巴细胞。H&E

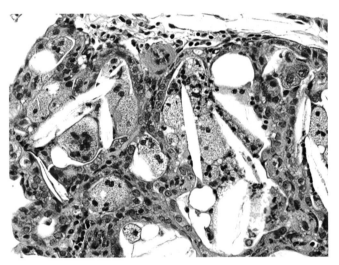

图2.43　大鼠肺胆固醇裂伴脂质沉积。病变特征为较大的泡沫样巨噬细胞凝集，多核巨细胞形成，大量的胆固醇裂和少量淋巴细胞。H&E。

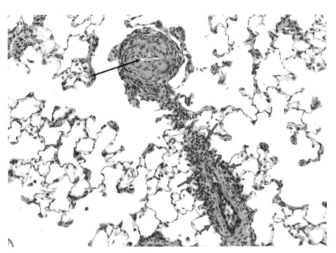

图2.44　大鼠多次静脉注射试验肺异物肉芽肿。肉芽肿中含纤维（黑色箭头所示），血管表现出血管周围炎细胞浸润（绿色箭头所示）。两者为典型的大鼠静脉注射试验操作相关性损伤。H&E

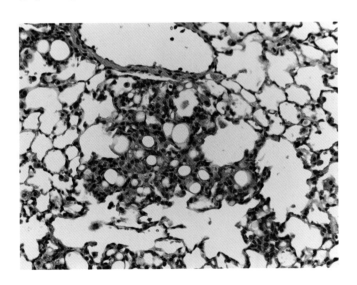

图2.45　大鼠皮下注射载体为油的受试物，血管周围/肺泡灶性的巨噬细胞中含脂质和粉褐色色素。部分细胞中可见大的脂质空泡。H&E

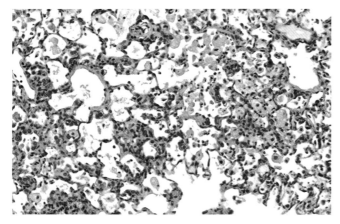

图2.46 给予大鼠CAD药物后肺磷脂质沉积症。肺泡内弥漫大的泡沫样巨噬细胞，该大鼠是典型的磷脂质沉积症。肺泡隔明显增厚伴炎细胞和胶原，Ⅱ型肺泡上皮细胞增生。H&E

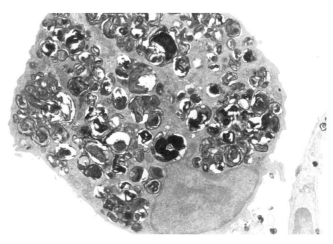

图2.47 大鼠肺巨噬细胞电镜下表现为大量的不同形状和大小的板层小体。这些小体是磷脂质沉积症的特征，可见于多种器官。透射电镜

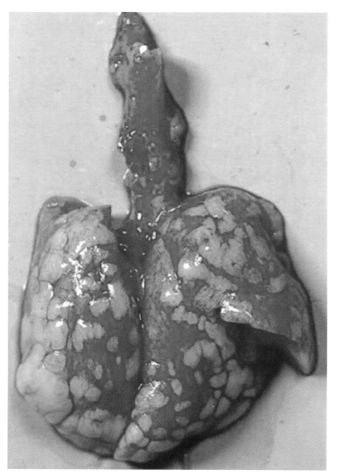

图2.48 小鼠肺脂蛋白沉积症引起肺表面大量苍白色凸起区域。其对应的组织学表现为泡沫样巨噬细胞浸润。H&E

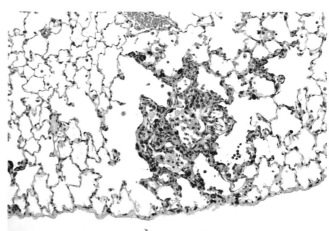

图2.49 维生素D类似物引起大鼠肺矿化。肺泡隔可增厚见多灶性深紫色凝固物，炎细胞浸润和嗜酸性物质沉积。肺泡泡沫样色素巨噬细胞聚集。H&E

体活化与神经激肽1受体激活有关[33, 34]。

代谢活化可能发生在肺或身体其他部位的代谢产物转运至肺。如果发生在肺，可能是由于供试品的吸入或血液的暴露。许多肺毒性物质产生毒性是由于肺代谢活性的激活[35]，它们一般都是在克拉拉细胞代谢，如4-甘薯苦醇、四氯化碳和3-甲基吲哚。

肺水肿可能继发于其他器官的改变，也可能是直接肺毒性所致。肺水肿时，肺泡内含有嗜酸性的蛋白质液体与红细胞和白细胞数量的多少（图2.50）取决于其诱导机制和炎症成分。不同机制引起内皮细胞的损伤不同，如α-安妥和苯基硫脲，损伤毛细血管并出现明显的肺水肿。给予白细胞介素-2可引起血管渗漏综合征，临床表现为肺水肿、肺炎、胸腔积液、腹水等。

这些效应是通过直接介导杀伤细胞和细胞毒性T细胞，继发炎症因子释放，引起血管损伤[36]。许多药物可引起人的肺水肿，它们可直接或间接通过机制不明的免疫代谢导致损伤。

肺泡内嗜酸性晶体，常伴含有红细胞或色素的巨噬细胞，以及中性粒细胞浸润，该病变是局灶性出血的结果（图2.51）。这种类型的肺炎常被认为是背景病变。

一些化合物可引起不常见的肺泡管上皮被覆透明膜，PAS染色强阳性（图2.36）。部分化合物，包括Toll样受体激动剂，可引起明显的炎细胞反应，伴肺泡巨噬细胞聚集和不同数量的淋巴细胞、浆细胞和肺泡壁中性粒细胞浸润，这些细胞导致间质增厚（图2.52）。

百草枯可引起肺泡壁出现明显的出血和坏死，由于其具有多胺吸收系统，为Ⅰ型和Ⅱ型肺泡细胞的选择性靶点。雌性动物对自由基的毒性作用不太敏感，是由于雌二醇具有抗氧化的作用。

纤维渗出及间质和肺泡的炎症导致肺泡壁损伤（图2.53）。如果损伤广泛，肺泡最终会出现纤维化。反义寡核苷酸可引起肺炎，随后出现肺泡纤维化。博来霉素引起的间质性肺炎，最终出现广泛的纤维化。由于其对肺实质的影响，该药物已被用于建造肺纤维化实验的模型（图2.54和2.55）。

防御机制受损导致的免疫抑制可能会继发细菌和真菌感染。吸入糖皮质激素引起气道相关淋巴组织（如鼻相关淋巴组织、细支气管相关淋巴组织）的淋巴细胞耗竭（图2.56），并可能继发局灶性或单叶肺脏的肺泡炎或支气管肺炎。

不同系的动物给予Toll样受体激动剂后，可见独立于炎细胞改变以外的呼吸道相关淋巴组织受刺激（图2.57）。PDE-4抑制剂也可能引起淋巴结免疫刺激，部分可能是炎细胞改变的结果。

过度刺激免疫系统可能导致不良反应。肺最常见的过敏反应是Ⅰ型和Ⅲ型。Ⅰ型过敏反应，暴露后产生IgE，与肥大细胞和嗜碱性粒细胞结合导致嗜酸性粒细胞介导的炎症。Ⅲ型超敏反应，快速暴露导致抗体和抗原沉积形成抗原抗体复合物，导致炎症。铍可引起犬Ⅳ型过敏反应，但仅引起大鼠的异物反应，并且没有致敏T细胞参与损伤。

非免疫介导的肺疾病可能出现与免疫介导疾病相似的表现。某些化学物质可刺激上皮刺激性受体，引起无抗体参与的分泌型炎症，导致假过敏反应，类似Ⅰ型超敏反应，如甲醛和臭氧。

给药失误可能导致不同的改变。大鼠灌胃引起食管穿孔，可能出现胸腔受试物沉积。胸膜炎、心包炎，胸腺旁炎症和脓肿是药物进入胸腔后的常见并发症。如果受试物是刺激性的，胸腔的器官进一步坏死，首先发生于器官表面。

给予大鼠PDE-4抑制剂引起胸膜炎症伴纤维化和肺叶间粘连（图2.58）。大体观察发现各肺叶间出现粘连，胸膜增厚伴纤维化和胶原沉积。

多种药物可引起肺血管炎，包括PDE-4抑制剂。组织学表现为不同程度的血管、血管周围炎症及管壁坏死伴不同类型的炎细胞浸润（图2.59）。

引起心肌变性的化合物，如工业化合物，也可能导致肺内血管出现相似的改变。吸入工业化合物引起血管肌纤维空泡形成、变性和炎细胞浸润，此改变与该化合物所导致的心肌损伤相似（图2.60）。

吸入或口服许多遗传毒性和非遗传毒性药物都可引起啮齿类动物肺的增生性和肿瘤性损伤。对小鼠的研究表明，许多肿瘤肺泡表面活性蛋白呈阳性，证明肿瘤为Ⅱ型肺泡上皮细胞来源[37]。

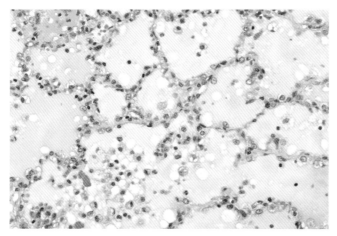

图2.50 大鼠肺水肿。肺泡内充满嗜酸性的蛋白液。红细胞和巨噬细胞散在其中。部分肺泡隔由于微血管炎细胞浸润而增厚。H&E

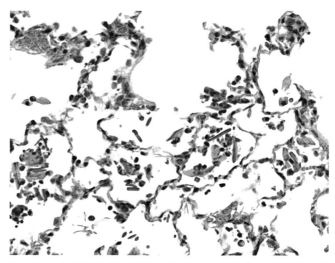

图2.51 大鼠肺泡炎。肺泡内可见一些由类胆红素组成的嗜酸性晶体。含色素或红细胞的巨噬细胞散在分布。H&E

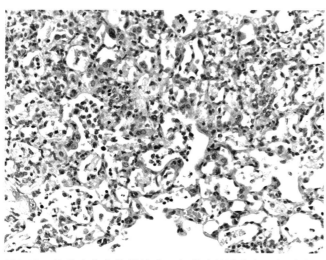

图2.52 给予小鼠生物制剂后可出现肺间质炎症。间质明显增厚，伴随慢性炎细胞和嗜酸性物质沉积，其间可能存在胶原。可见细支气管周围和血管周围淋巴细胞浸润。H&E

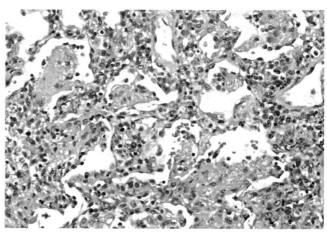

图2.53 大鼠纤维渗出性肺炎。肺泡隔明显增厚，慢性炎细胞浸润。肺泡内含大量纤维炎性渗出物，常与肺泡隔粘连并进一步纤维化。H&E

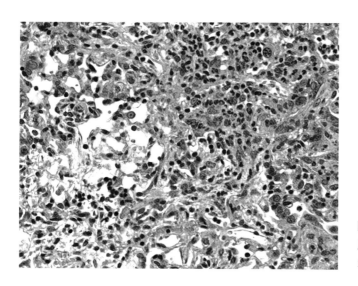

图2.54 给予大鼠博来霉素引起间质性肺炎和纤维化。炎细胞浸润，Ⅱ型肺泡上皮细胞增生，纤维化已掩盖正常的肺泡结构。这是典型的博来霉素肺病。H&E

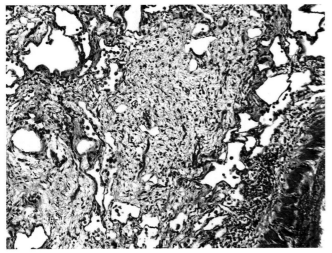

图2.55　给予大鼠博来霉素引起肺纤维化。成纤维细胞和胶原被染成绿色代替了正常的肺泡隔，炎细胞散在分布，核呈暗红色。肌和上皮也被染成暗红色。Masson三色染色

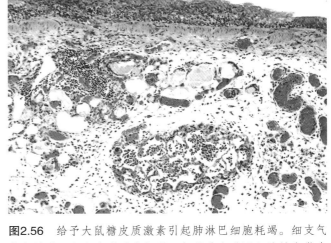

图2.56　给予大鼠糖皮质激素引起肺淋巴细胞耗竭。细支气管相关淋巴组织出现重度耗竭，仅见单个淋巴细胞灶和散在炎细胞残留。H&E

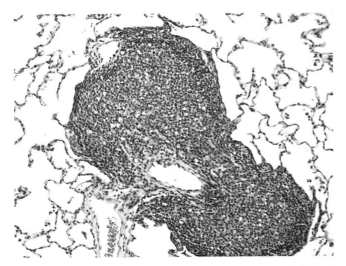

图2.57　给予犬一种免疫刺激剂后，肺出现严重的血管周围淋巴细胞浸润

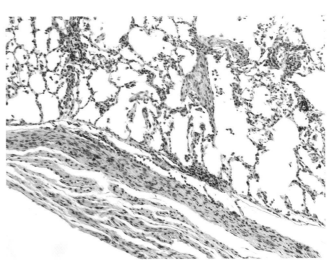

图2.58　给予大鼠PDE-4抑制剂后肺胸膜纤维化。胸膜胶原沉积、纤维化、粘连。胸膜下肺实质出现轻微肺泡炎症和肺泡管纤维化。H&E

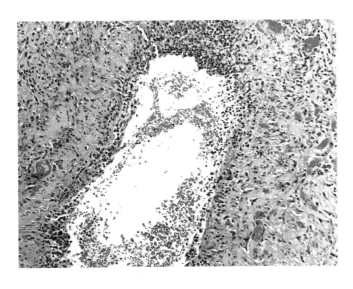

图2.59　给予大鼠PDE-4抑制剂后出现坏死型血管炎。严重的纤维蛋白样血管壁坏死和增厚，伴随重度的炎症和出血。该血管炎是大鼠给予PDE-4抑制剂后的特征性表现。H&E

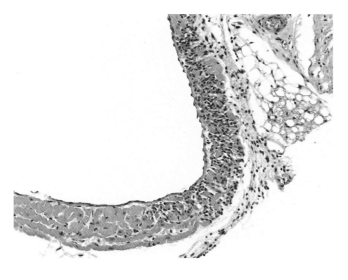

图2.60　给予大鼠工业化合物后肺动脉肌纤维灶性变性。受影响的肌纤维表现出嗜酸性增强和皱缩，正常结构消失。可见相关淋巴组织和巨噬细胞浸润。H&E

细支气管肺泡细胞增生来源于肺泡Ⅱ型细胞和（或）细支气管纤毛呼吸或分泌细胞（图2.61）[8]。这些细胞可能分化为肺泡，细支气管或两者皆有。持续诱导后，增生的细胞形态学和生物学行为进一步改变，形成细支气管肺泡腺瘤和癌。评价它们与供试品的关系和其致癌性时，所有的细支气管肺泡增生性损伤应该一起评价。尽管肿瘤的类型和形态不同，比如实性，乳头状和肺泡型，描述肿瘤很难通过生物学形态来鉴别肿瘤亚型，因为相同的肿瘤可能出现两种甚至更多种的形态学表现（图2.62和2.63）。

许多遗传毒性和非遗传毒性化合物都可引起小鼠肺肿瘤，如亚硝胺、金属、工业化合物和药物，但其中一些非遗传毒性的化合物，如甲硝唑，已被证明在治疗剂量下不会诱发人类肺肿瘤。这可能是因为小鼠含有大量小鼠特异性P450亚型2F2的克拉拉细胞，许多化合物和代谢物可使克拉拉细胞代谢增加[38]。

当气道和肺泡现有类型的细胞增殖而不能提供足够保护时，鳞状上皮化生出现（图2.64）。这通常发生于颗粒物吸入时，如二氧化硅。

长期吸入颗粒物或气溶胶，如滑石、石英、氧化镍和柴油机废气等，可引起大鼠呼吸道鳞状上皮化生，出现肺角化囊肿、囊性角化上皮瘤和鳞状细胞癌等病变。这些变化最初由肺泡或细支气管细胞的鳞状上皮化生演变，随后发生恶性转化和增殖，形成肿瘤。

角化囊肿形态学表现为局限性囊性变内衬一层无过度增生的鳞状上皮（图2.65）。囊性角化上皮瘤向周围生长并浸润肺泡，大量核分裂和囊壁增生。鳞状细胞癌有高侵袭性，伴不同程度的分化和角化珠形成（图2.66）。

间皮瘤在许多物种中包括人类可由多种因素引起。石棉纤维、纤维硅酸盐和二氧化硫与人类的肿瘤相关。除了石棉，许多含有亚硝基脲和丙烯酰胺的化合物可诱导F344大鼠腹膜间皮瘤（图2.67）。

犬安全性评价试验中，灶性肺胸膜下损伤，如肺泡纤维化、巨噬细胞聚集、Ⅱ型肺泡上皮细胞增生和鳞状上皮化生，是常见的自发性病变。这些损伤可能与既往丝状虫属或蛔虫[39]感染有关，无生物学意义。然而，给药组动物出现这些病变的发生率升高可能被不熟悉比格犬实验室背景病变的病理学工作者错误解释（图2.68）。

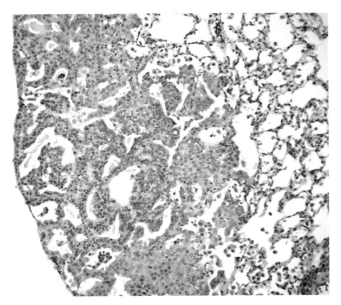

图2.61　小鼠肺细支气管肺泡增生。可见局灶性的大圆细胞增生，肺泡隔增厚。由于病变弥漫，不符合腺瘤的诊断。H&E

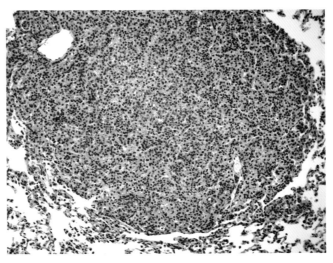

图2.62　小鼠肺细支气管肺泡腺瘤，边界清楚，实性。由分化良好的圆形和立方形细胞排列成巢状、腺泡状结构。H&E

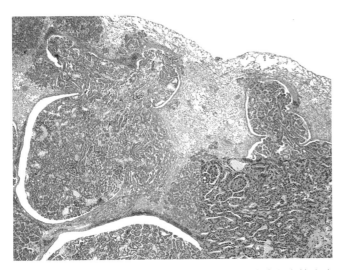

图2.63　小鼠肺细支气管肺泡癌。这个巨大的、高度侵袭性的肿瘤已经侵入气道。肿瘤细胞呈嗜碱性，腺泡排列呈乳头状。H&E

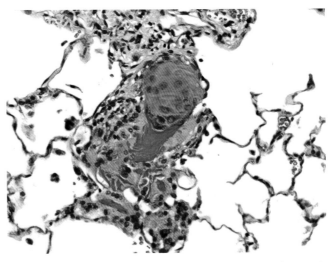

图2.64　肺泡壁灶性鳞状细胞化生伴角化形成。病变周围泡沫样巨噬细胞聚集。H&E

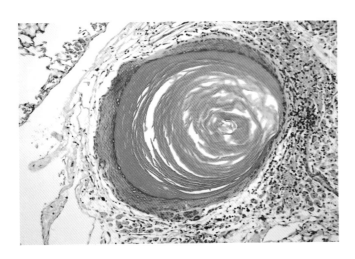

图2.65　大鼠肺角化囊肿伴泡沫样巨噬细胞浸润。囊肿由鳞状上皮围成，壁厚度不一致，其内含中央型板层角化物。这是由吸入颗粒物质引起。H&E

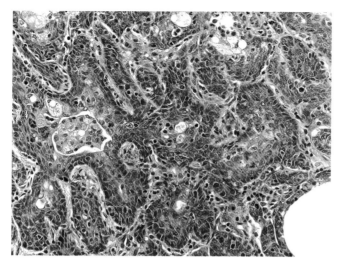

图2.66 大鼠肺鳞状细胞癌。大的中等分化上皮样细胞形成巢，含有泡沫状巨噬细胞。肿瘤细胞有大的核沟，核分裂象明显

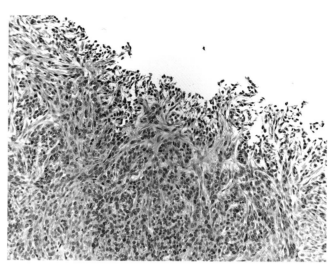

图2.67 小鼠恶性间皮瘤，已侵袭胸腔。肿瘤是由呈叶状和片状的圆形和卵圆形肿瘤细胞组成，细胞核大，胞浆少。这些肿瘤的发展与纤维组织有关。H&E

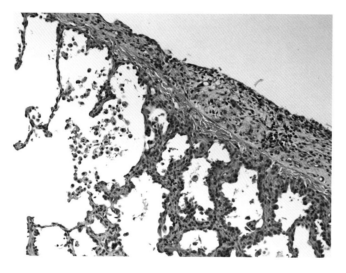

图2.68 犬纤维性肺泡炎。胸膜炎症，增厚伴胸膜下肺泡纤维化。此处所见的是典型病变。肺泡内散在泡沫样巨噬细胞。

（邱 爽 译）

# 参考文献

1. Kimbell JS, Gross EA, Richardson RB, Conolly RB, Morgan KT. Correlation of regional formaldehyde flux predictions with the distribution of formaldehyde-induced squamous metaplasia in F344 rat nasal passages. Mutat Res. 1997;380:143–54.
2. Kimbell JS. Nasal dosimetry of inhaled gases and particles: where do inhaled agents go in the nose? Toxicol Pathol. 2006;34:270–3.
3. Kimbell JS, Gross EA, Joyner DR, Godo MN, Morgan KT. Application of computational fl uid dynamics to regional dosimetry of inhaled chemicals in the upper respiratory tract of the rat. Toxicol Appl Pharmacol. 1993;121:253–63.
4. Kimbell JS, Godo MN, Gross EA, Joyner DR, Richardson RB, Morgan KT. Computer simulation of inspiratory air flow in all regions of the F344 rat nasal passages. Toxicol Appl Pharmacol. 1997;145:388–98.
5. Kimbell JS, Subramaniam RP, Gross EA, Schlosser PM, Morgan KT. Dosimetry modeling of inhaled formaldehyde: comparisons of local fl

ux predictions in the rat, monkey, and human nasal passages. Toxicol Sci. 2001;64:100–10.
6. Kaewamatawong T, Kawamura N, Okajima M, Sawada M, Morita T, Shimada A. Acute pulmonary toxicity caused by exposure to colloidal silica: particle size dependent pathological changes in mice. Toxicol Pathol. 2005;33:743–9.
7. Harkema JR, Carey SA, Wagner JG. The nose revisited: a brief review of the comparative structure, function, and toxicologic pathology of the nasal epithelium. Toxicol Pathol. 2006;34:252–69.
8. Renne R, Brix A, Harkema J, Herbert R, Kittel B, Lewis D, et al. Proliferative and nonproliferative lesions of the rat and mouse respiratory tract. Toxicol Pathol. 2009;37:5S–73.
9. Young JT. Histopathologic examination of the rat nasal cavity. Fundam Appl Toxicol. 1981;1:309–12.
10. Morgan KT. Approaches to the identifi cation and recording of nasal

lesions in toxicology studies. Toxicol Pathol. 1991;19:337–51.

11. Kai K, Sahto H, Yoshida M, Suzuki T, Shikanai Y, Kajimura T, Furuhama K. Species and sex differences in susceptibility to olfactory lesions among the mouse, rat and monkey following an intravenous injection of vincristine sulphate. Toxicol Pathol. 2006;34:223–31.

12. Harkema JR. Comparative aspects of nasal airway anatomy: relevance to inhalation toxicology. Toxicol Pathol. 1991;19:321–36.

13. Harkema JR. Comparative pathology of the nasal mucosa in laboratory animals exposed to inhaled irritants. Environ Health Perspect. 1990;85:231–8.

14. Buckley LA, Jiang XZ, James RA, Morgan KT, Barrow CS. Respiratory tract lesions induced by sensory irritants at the RD50 concentration. Toxicol Appl Pharmacol. 1984;74:417–29.

15. Monticello TM, Morgan KT, Uraih L. Nonneoplastic nasal lesions in rats and mice. Environ Health Perspect. 1990;85:249–74.

16. Lewis JL, Nikula KJ, Sachetti LA. Induced xenobiotic- metabolizing enzymes localized to eosinophilic globules in olfactory epithelium of toxicant-exposed F344 rats. Inhal Toxicol. 1994;6:422–5.

17. Renne RA, Gideon KM, Harbo SJ, Staska LM, Grumbein SL. Upper respiratory tract lesions in inhalation toxicology. Toxicol Pathol. 2007;35:163–9.

18. Genter MB, Owens DM, Deamer NJ. Distribution of microsomal epoxide hydrolase and glutathione S-transferase in the rat olfactory mucosa: relevance to distribution of lesions caused by systemically-administered olfactory toxicants. Chem Senses. 1995;20:385–92.

19. Genter MB, Deamer NJ, Blake BL, Wesley DS, Levi PE. Olfactory toxicity of methimazole: dose-response and structure-activity studies and characterization of flavin-containing monooxygenase activity in the Long-Evans rat olfactory mucosa. Toxicol Pathol. 1995;23:477–86.

20. Dejonghe S, Lammens L, Raoof A, Steemans K, Broeckaert F, Verbeeck J, et al. Lethal rhinitis/sinusitis in rodents by aspiration of formulation in gavage studies: importance of evaluation of the nose. Exp Toxicol Pathol. 2008;61:410.

21. Maronpot RR, Miller RA, Clarke WJ, Westerberg RB, Decker JR, Moss OR. Toxicity of formaldehyde vapor in B6C3F1 mice exposed for 13 weeks. Toxicology. 1986;41:253–6.

22. Takagi M, Shiraiwa K, Kusuoka O, Tamura K. A case of olfactory neuroblastoma induced in a rat by N-nitrosobis(2- hydroxypropyl) amine. J Toxicol Pathol. 2010;23:111–4.

23. Renne RA, Gideon KM. Types and patterns of response in the larynx following inhalation. Toxicol Pathol. 2006;34:281–5.

24. Lewis DJ. Morphological assessment of pathological changes within the rat larynx. Toxicol Pathol. 1991;19:352–7.

25. Lewis DJ, Prentice DE. The ultrastructure of rat laryngeal epithelia. J Anat. 1980;130:617–32.

26. Kaufmann W, Bader R, Ernst H, Harada T, Hardisty J, Kittel B, et al. 1st international ESTP expert workshop: "Larynx squamous metaplasia." A re-consideration of morphology and diagnostic approaches in rodent studies and its relevance for human risk assessment. Exp Toxicol Pathol. 2009;61:591–603.

27. Osimitz TG, Droege W, Finch JM. Toxicologic signifi cance of histologic change in the larynx of the rat following inhalation exposure: a critical review. Toxicol Appl Pharmacol. 2007;225: 229–37.

28. Kambara T, McKevitt TP, Francis I, Woodfi ne JA, McCawley SJ, Jones SA, et al. Eosinophilic inclusions in rat Clara cells and the effect of an inhaled corticosteroid. Toxicol Pathol. 2009; 37:315–23.

29. Sturgess J, Reid L. The effect of isoprenaline and pilocarpine on (a) bronchial mucus-secreting tissue and (b) pancreas, salivary glands, heart, thymus, liver and spleen. Br J Exp Pathol. 1973;54:388–403.

30. Haworth R, Woodfi ne J, McCawley S, Pilling AM, Lewis DJ, Williams TC. Pulmonary neuroendocrine cell hyperplasia: identifi cation, diagnostic criteria and incidence in untreated ageing rats of different strains. Toxicol Pathol. 2007;35:735–40.

31. Sunday ME, Willett CG. Induction and spontaneous regression of pulmonary neuroendocrine cell hyperplasia in a hamster model. Chest. 1992;101:21S.

32. Gopinath C, Prentice DE, Lewis DJ. Atlas of experimental toxicological pathology. Lancaster: MTP Press Limited; 1987. p. 11–22.

33. Oslund KL, Hyde DM, Putney LF, Alfaro MF, Walby WF, Tyler NK, et al. Activation of calcitonin gene-related peptide receptor during ozone inhalation contributes to airway epithelial injury and repair. Toxicol Pathol. 2009;37:805–13.

34. Oslund KL, Hyde DM, Putney LF, Alfaro MF, Walby WF, Tyler NK, et al. Activation of neurokinin-1 receptors during ozone inhalation contributes to epithelial injury and repair. Am J Respir Cell Mol Biol. 2008;39:279–88.

35. Smith BR, Brian WR. The role of metabolism in chemical-induced pulmonary toxicity. Toxicol Pathol. 1991;19:470–81.

36. Zhang J, Wenthold Jr RJ, Yu ZX, Herman EH, Ferrans VJ. Characterization of the pulmonary lesions induced in rats by human recombinant interleukin-2. Toxicol Pathol. 1995;23:653–66.

37. Pilling AM, Mifsud NA, Jones SA, Endersby-Wood HJ, Turton JA. Expression of surfactant protein mRNA in normal and neoplastic lung of B6C3F1 mice as demonstrated by in situ hybridization. Vet Pathol. 1999;36:57–63.

38. Strupp C, Banas DA, Cohen SM, Gordon EB, Jaeger M, Weber K, Relationship of metabolism and cell proliferation to the mode of action of fl uensulfone-induced mouse lung tumors: analysis of their human relevance using the IPCS framework 1, Toxicol Sci. 2012;128:284-294.

39. Scudamore C. Beagle dog. In: McInnes EF, editor. Background lesions in laboratory animals: a colour atlas. Edinburgh: Saunders Elsevier; 2012. p. 37–44.

# 3 肝脏

本章对毒性研究中肝毒性研究的重要性进行了简要讨论，图示说明了实验动物的各种诱发性肝脏病变，如变性、坏死、包涵体、色素沉着、肥大、增生和肿瘤，并对它们的相对重要性进行了讨论，对适应性反应的重要意义也进行了讨论。

## 3.1 引言

肝脏是毒性研究中的常见靶器官，部分原因是它解剖位置的特殊性和功能的复杂性。肝脏与消化系统密切关联，这使其容易暴露于从消化道来源的许多毒物，消化道是外源性物质进入机体的首要通道[1]。多种内源性和外源性毒物可通过循环到达肝脏，许多毒素、药物、农药、化学品、营养添加剂、饮食中的污染物、内源性降解产物和激素都经过肝脏代谢，导致适应性反应或者损伤性反应。

因为肝脏是啮齿类动物毒性和致癌作用的常见靶器官，评估对人类的潜在肝毒性风险是相当重要的[2-7]。众多毒物与肝脏发生反应导致肝毒性，肝毒性可以不同的方式进行分类，下面是一个简单的分类方法：

- 内在
- 特异质性
- 直接
- 间接
- 过敏
- 异常代谢

内在肝毒性通常是可预测的，影响大部分暴露个体，是剂量相关的，并且在大多数情况下，会对实验动物和人类产生相似的作用[8]。内在肝毒性有两种类型，即直接肝毒性和间接肝毒性。当药物或其代谢物导致肝代谢和功能紊乱引起细胞损伤时，发生直接肝毒性[9]。有些物质如磷和铁盐等金属则直接与大分子结合并导致细胞损伤。其他物质需要生物转化为可引起细胞损伤的有毒代谢产物。卤代烃如四氯化碳及氯仿属于这一类，该反应通过细胞色素酶家族介导。

当药物影响某些代谢通路，反过来造成超载并随之发生亚细胞损伤时，产生间接肝毒性。乙硫氨酸造成的脂肪变性属于此类，肝细胞的脂质超载并发展为细胞毒性。由于排泄机制被干扰导致的胆汁淤积也是间接毒性之一。

特异质肝毒性只影响暴露个体的一小部分，大部分不受影响。这些毒性反应不表现出明确的剂量关系并且通常在实验动物研究中不能预测。可能涉及变态反应或超敏反应，如人类氟烷毒性。另一种类型，其毒性表现为暴露个体的很小一部分受累，其毒性的发生是由于代谢途径异常而形成有毒的代谢物[8-10]。毒性不会发生于大多数暴露个体，实验动物研究无法预测这种类型的毒性。

多种外部因素可影响肝毒性，营养状况、年龄、性别、肝脏中的药物代谢酶（DME）水平、谷胱甘肽以及其他必要的代谢产物都可以影响或修饰肝毒性[11]。由于物种间存在明显的易感性差异，所以应从尽可能广泛的实用种属获取信息[12]。

大多数肝损伤是与剂量和时间相关的。在肝毒性中，细胞膜损伤、细胞器损坏、细胞内脂质的改变、糖原、细胞液及重要的代谢物随着间质和血窦细胞的改变而改变。微小的结构改变可通过细胞功能的改变，如蛋白质合成、脂类和碳水化合物的代谢、分泌及排泄状况反映出来。这些变化可以通过侵入性和非侵入性试验进行监测，有助于评估其严重程度和进展情况。在毒性研究中，组织学发现的结构变化与功能试验结果并不一定彼此相关。

肝脏暴露于许多外源性物质可能导致非损伤性变化，这些变化不是有害的。为了应对细胞超载，亚细胞水平的细胞器通常会肥大，以应对持续性外源物质过载。这些变化由于外源性物质的持久存在而发生但无害。其结果是肝脏增大，肝脏重量增加往往与肝细胞肥大及药物代谢酶诱导有关，并诱导药物代谢酶。终止暴露通常可以使这些变化消失，肝脏的重量和形态以及细胞器恢复正常。

对外源性物质的肝代谢可通过诱导肝酶系统来增强，DME系统可以在实验条件下通过诱导剂或抑制剂进行修饰，这样的修饰可以对由四氯化碳、氯仿或氟烷等试剂产生的肝毒性有深远影响（增强或减轻坏死可能性）[13]。

本章主要介绍在毒性研究中实验动物出现的各种形态变化。肝毒性损伤常呈带状分布。虽然肝腺泡已取代围绕中央静脉排列的肝小叶概念，但小叶中心、中间带和门脉周围区域等经典术语仍然在用。基于解剖和生理基础的肝腺泡概念有助于更好地理解肝脏病变的发病机制。

肝损伤的带状分布原因并不总是能确定。有些病例中，由于在远离动脉血液供应的区域相对缺氧或高碳酸血症造成的循环易感性因素需要考虑；母体化合物或其代谢物的结合导致的特异性亲和力也是需要考虑的因素；介导毒性的药物代谢酶的相对浓度/利用度和细胞其他功能也是决定损伤位置的重要因素[14, 15]。

影响肝脏的诱导性病变总结如下：
• 水变性
• 脂肪变（脂肪变性）
• 坏死
• 凋亡
• 糖原变化
• 细胞核变化
• 胞浆包涵体
• 色素沉着
• 肥大
• 萎缩
• 增生
• 细胞异变灶
• 囊性变性
• 血窦扩张/紫癜
• 白细胞增多
• 胆管炎
• 胆管增生
• 卵原细胞增殖
• 胆管纤维化
• 肝硬化
• 肝脏肿瘤

## 3.2　水变性

受累的肝细胞出现肿胀/增大、胞浆空泡化或透明，有时涉及细胞整个胞浆，细胞看上去像气球一样。细胞核仍然居中。受累细胞常常毗邻坏死区。细胞膜完整性的丧失导致细胞内液积聚。四氯化碳导致

啮齿类动物小叶中心区域细胞水变性，可伴发其他的改变（图3.1和3.2）。苯巴比妥钠预处理大鼠，给予二硫化碳将导致小叶中心肝细胞明显的水变性[16]。该变化是可逆的，但也可以进展至坏死。

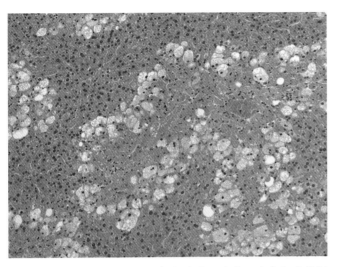

**图3.1**　水变性，肝脏，用四氯化碳处理大鼠。注意气球样肝细胞环绕着坏死的小叶中央肝细胞，细胞肿胀，胞浆透明，核位于中央。H&E

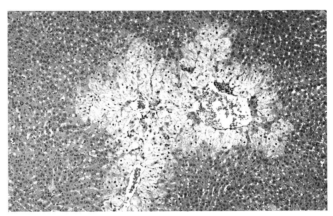

**图3.2**　水变性，小叶中央，肝脏，大鼠。H&E

## 3.3　脂肪变（脂肪变性）

在肝细胞中由于脂质造成的胞浆空泡化为脂肪变。脂肪变是啮齿类动物肝脏的常见病变。胞浆空泡可以较大，被称为大泡，也可以是多个小/细空泡，称为小泡（图3.3）。四环素和黄曲霉毒素导致小泡型脂肪变，甲氨蝶呤导致大泡型脂肪变[8]。该空泡化区域常呈带状，表现为小叶中心性或门周性，

中间带或弥漫性空泡化罕见（图3.4～3.6）。当脂肪变影响面积大且呈非带状分布或灶性/多灶性分布时（图3.7）则为弥漫性。当脂肪变广泛发生时，细胞核有被推挤到细胞边缘的倾向。可通过冰冻切片进行脂肪染色以确认脂质的存在。磷会导致门周区脂肪变，四氯化碳引起小叶中心性脂肪变，胆碱缺乏

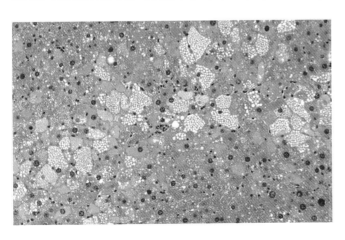

**图3.3**　肝细胞空泡化，小泡性，小鼠。肝细胞浆内有细小空泡，核位于细胞周边。H&E

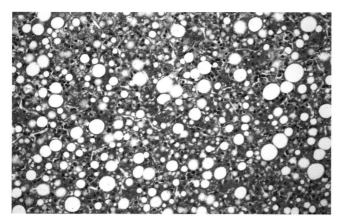

图3.4 肝细胞大泡性空泡化，弥漫性，用某种农药处理的大鼠。H&E

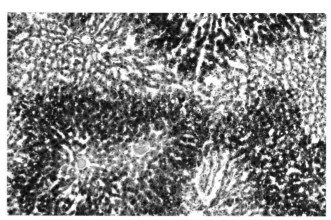

图3.5 脂质沉积，中间带肝细胞，用某种新型药物处理的小鼠。冰冻切片。油红O染色（ORO）

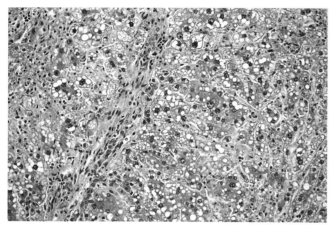

图3.6 肝细胞空泡化，大泡性，弥漫性，犬。有间质纤维化的迹象。H&E

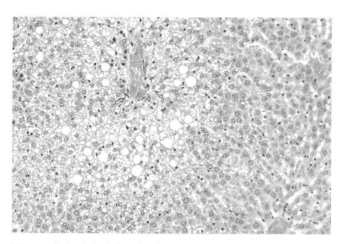

图3.7 肝细胞空泡化，门周区，大鼠。H&E

可导致啮齿类动物肝脏中间带脂肪变。乙硫氨酸会引起弥漫性脂肪变。细胞器损伤、代谢紊乱或抗脂肪肝因子缺乏都会导致肝脏脂肪变。该变化是可逆的。雌性大鼠肝脏门周区脂肪变的存在是正常的。如果病变严重而持久，可导致坏死、纤维化、炎症和结节性增生，胆碱缺乏可导致此类病变。

## 3.4 坏死

附着在残存的正常肝实质上的肝细胞死亡称为坏死。通常肝坏死是凝固性坏死，诱导性肝坏死通常呈带状分布（即小叶中心、门周区或中间带）（图3.8～3.10）。坏死偶尔是局灶性或弥漫性的，累及大片肝脏。四氯化碳、氯仿、铜盐、单宁酸及二甲基亚硝胺（DMN），都能导致小叶中心性坏死[17]。坏死的一个早期步骤是细胞膜的完整性缺失及细胞内出现钙离子蓄积。在典型的由化学物质如四氯化碳或氯仿诱发的带状坏死中，中央静脉周围肝细胞表现为凝固性坏死并由变性肝细胞包绕，更外侧为炎性细胞区。其他试剂引起的炎症反应比较轻微。在坏死区糖原消失，血浆肝特异性酶升高（图3.11）。网状架构仍然完整。带状坏死的恢复快速而完全。如果损伤轻微，肝脏通过再生从而迅速修复，不会有瘢痕形成。然而，存在更严重的伤害时，如由DMN诱导的损伤，坏死伴发出血和血管内皮损伤及网状框架塌陷（图3.12）[18]。继之有炎症/纤维化和小叶结构紊乱（图3.13）。在很严重的情况下，坏死区波

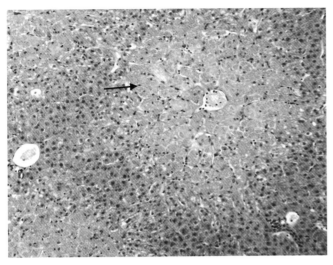

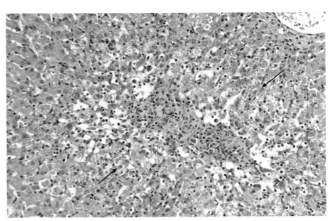

**图3.9** 肝细胞坏死，小叶中心性，大鼠。注意小叶中心带肝细胞缺失，炎细胞浸润，出血（箭头所示）。H&E

**图3.8** 肝细胞坏死，小叶中心性，用某种工业化合物处理猴。未见任何炎症反应（箭头所示）。H&E

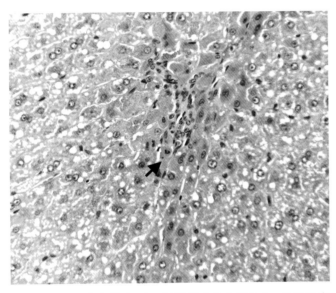

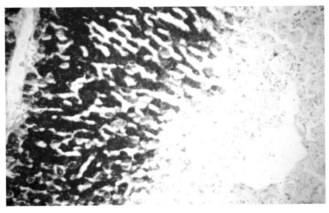

**图3.11** 肝细胞坏死，糖原染色阴性，小叶中心性。过碘酸-雪夫染色（PAS）

**图3.10** 肝细胞变性/坏死，门周区（箭头所示），用某种农药处理大鼠。也可见其他区带的肝细胞空泡化。H&E

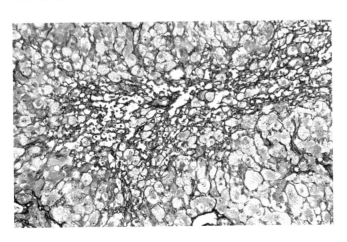

**图3.12** 肝细胞坏死和缺失，小叶中心性肝细胞。网状纤维崩溃及重叠，用某种吸入性麻醉剂处理鼠。Gordon银染

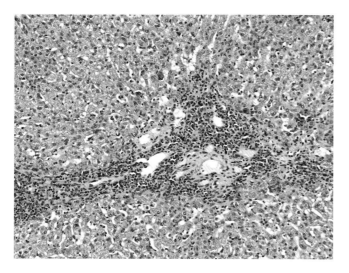

图3.13 纤维化/炎症，小叶中心性，肝脏，用某种工业化合物处理犬。注意小叶中心的肝细胞缺失及含色素巨噬细胞的出现。H&E

及相邻的小叶，造成桥接性坏死。磷、硫酸亚铁或烯丙基甲酸盐可诱发门静脉周围坏死，黄曲霉毒素也可导致某些物种门静脉周围坏死[8]。恩盖酮、铍和呋塞米可诱发罕见的中间带坏死。半乳糖胺可导致显著的弥漫性坏死（图3.14）。局灶性坏死往往是自发的，罕为诱发结果。氯化锰和胆道梗阻可导致局灶性坏死（图3.15）[19]。

在极少数情况下，犬小叶中心性损伤发展为肝纤维化和炎症伴随有小叶中心区域的胆管增生（作者个人观察）。给予大鼠对乙酰氨基酚后可发现单个

细胞坏死（碎片状坏死）。肝毒素，如氯仿的重复给药不会引发坏死。在实验条件下，因为再生的肝细胞对持续给予的肝毒素更耐受，所以后续给药会产生递减效应[20]。

在小鼠中与凝固性坏死截然不同的另一种类型的坏死会偶尔发生。最初受累的细胞出现肿胀且胞浆内有多个小液泡，随后其胞浆的外观类似红细胞（图3.16）。细胞核外观正常，但很快受累细胞的细胞核消失，留下一个空间，随即充满血液（图3.17）。出现血窦扩张在实质内呈凿除状（图3.18）。

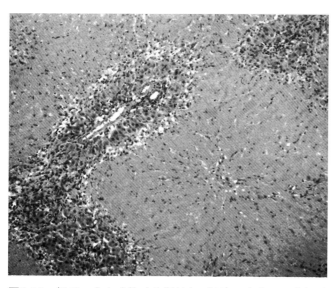

图3.14 坏死，全小叶性（弥漫性），肝脏，大鼠。只有门周区少数肝细胞存活。H&E

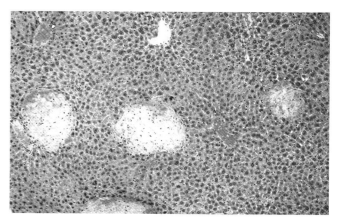

图3.15 坏死，多灶性，肝脏，大鼠。灶性肝细胞坏死，不规则分布于肝实质中。H&E

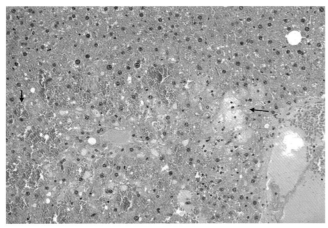

**图3.16** 肝细胞坏死，非典型性，小鼠。变性和坏死的肝细胞外观肿胀（箭头所示），伊红浅染，其结构细节缺失，部分肝细胞胞浆内可见红细胞。H&E

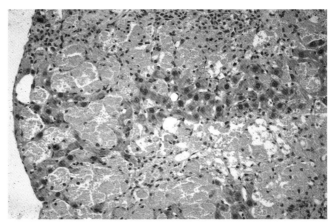

**图3.17** 肝细胞坏死，非典型性，小鼠。扩张的肝窦，其内可见红细胞，也可见肝细胞缺失。H&E

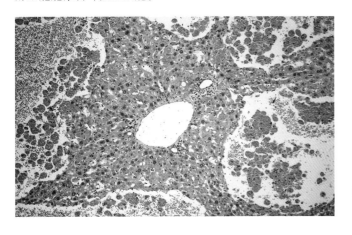

**图3.18** 肝细胞坏死，非典型性，小鼠。大的血管腔隙代替了消失的肝细胞，其内有血，呈凿除状外观。H&E

## 3.5 凋亡

肝脏和其他器官一样均可发生细胞凋亡，是生长/退化后的细胞消除过程，也是平衡细胞数量的调控反应。凋亡可见于细胞毒药物或辐射诱导的细胞生长阻滞的肝脏。细胞凋亡也可见于给予促进剂的啮齿类动物停止给药后所诱导的增生的退化。醋酸环丙孕酮可造成大鼠肝脏增大。停止给药可导致肝脏重量减轻并伴随有大量细胞凋亡[21]。门静脉结扎引起的缺血性肝损伤也会导致细胞凋亡[22]。凋亡细胞呈球形/卵圆形、红染，可见点状固缩的细胞核碎片（图3.19）。胞浆内常见凋亡小体。凋亡小体为凋亡细胞的细胞碎片，完整的细胞器和裂解的细胞核分开包裹于细胞膜内而形成。可通过特殊染色确认细胞凋亡，如TUNEL［末端脱氧核苷酸转移酶dUTP（脱氧尿苷三磷酸）缺口末端标记］法。

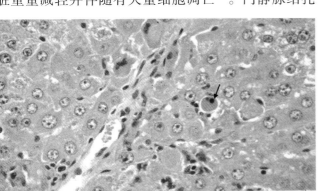

**图3.19** 凋亡，肝脏，大鼠。注意皱缩的球形的嗜酸性细胞，其内含核碎片（箭头所示）。H&E

## 3.6 胞核变化

随着肝细胞的损失，如在DMN的毒性案例中，残余的实质显示了有丝分裂象增多，可能表示一个再生反应。吡啶衍生物导致有丝分裂活动增多，但不伴发坏死。突发缺氧会导致啮齿类动物肝脏中有丝分裂活动一过性升高（作者个人观察）。肝脏孤立的核分裂象是正常的。当它们在显微镜下出现的频率比正常高时（两倍或更多），应该进行记录（图3.20）。

黄曲霉毒素和吡咯里西啶生物碱引起肝细胞出现巨大核及巨细胞（图3.21）。二噁英和其他一些化学物质导致多核肝细胞出现[18, 23]。多核细胞的产生更多原因是细胞融合而不是因细胞分裂导致（图3.22）[24]。铅中毒会导致在细胞核内的结晶沉积（嗜酸性）。

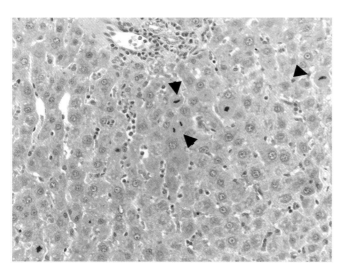

图3.20 核分裂象增多（箭头所示），肝细胞，大鼠。H&E

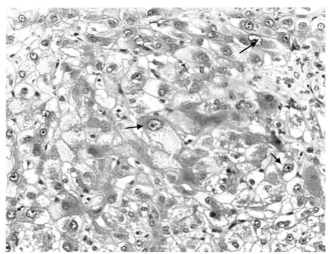

图3.21 巨细胞及巨大核（箭头所示），肝脏，千里光中毒的马。H&E

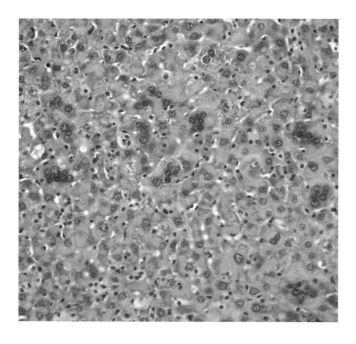

图3.22 多核肝细胞，用某种新型药物处理的大鼠。H&E（经Springer Science + Business MediaB. V [49]许可）

## 3.7 胞浆包涵体

胞浆包涵体经常见于亚急性或慢性毒性研究中。包涵体为嗜酸性，包裹于次级溶酶体，可见于犬和啮齿类动物（图3.23）。包涵体偶尔过碘酸–雪夫（periodic acid–Schiff, PAS）染色呈阳性，出现淀粉酶抵抗。包涵体可出现在不同位置，如门脉周围、小叶中心或不规则分散在小叶内。在极少数情况下包涵体嗜碱性较强。使用某些可诱导内质网增殖农药，包涵体表现为同心螺旋状（图3.24）。电镜下为螺旋状增殖的内质网。在一些啮齿类动物研究中，胞浆包涵体可能发生于肝细胞腺瘤中的肝肿瘤细胞。小鼠肝细胞的核内嗜酸性包涵体是胞浆内陷。据报道，某些抗真菌药物处理的大鼠肝细胞胞浆内可出现细胞角蛋白蓄积[25]。

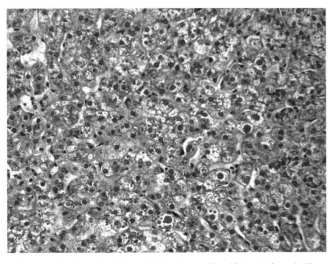

**图3.23** 胞浆内嗜酸性包涵体，肝细胞，枯否细胞，大鼠。H&E

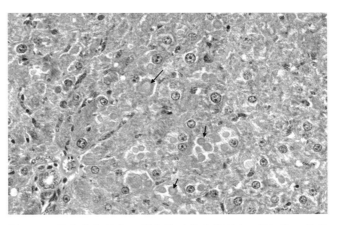

**图3.24** 胞浆内包涵体，螺旋状（箭头所示），肝细胞，用某种农药处理的大鼠。H&E

## 3.8 色素

肝脏内可发生内源性和外源性色素沉着。淤胆型或阻塞性黄疸时，胆色素栓塞于胆小管，可见于犬和啮齿类动物。患卟啉症的犬（化合物诱导性）可见胆管栓子和沉积于肝细胞、枯否细胞的卟啉（图3.25）。发生溶血时含铁血黄素可出现于肝细胞和枯否细胞。脂褐素通常发生在小叶中心肝细胞胞浆内和胆小管周围（图3.26）。给予含铁化合物也能导致铁染色阳性色素出现。某些农药也能诱导大鼠肝脏肝细胞和枯否细胞铁色素沉着（图3.27）。

暴露于不同种类药物的动物的肝脏出现不同颜色的外源性色素沉着，这些药物本身或其代谢物均可着色。长春胺碱和某些抗疟药均可引起肝脏色素沉着（图3.28）。某种抗疟药可引发大鼠枯否细胞出现罕见的黛青色色素沉着（图3.29）。给予含类胡萝卜素色素的物质可导致肝脏出现深橙色。用H&E染色观察不到色素，因为脂溶性的色素会在制片过程中溶解丢失，冰冻切片上可以看到，表现为棕褐色色素（图3.30）。过度给药情况下中央静脉周围和汇管区血管周围巨噬细胞出现外源性色素沉着（图3.31）。铜中毒可导致含铜色素沉着于肝细胞和枯否细胞，伴来自血液的色素沉着[26、27]。某种工业化学品可导致暗棕色色素沉着于大鼠的胆管和枯否细胞（图3.32）。

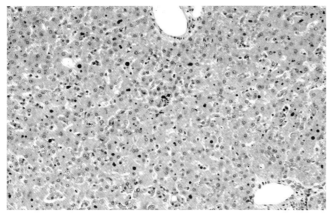

**图3.25** 肝细胞、胆小管内及枯否细胞内卟啉色素，用某种抗真菌药物处理的犬。H&E

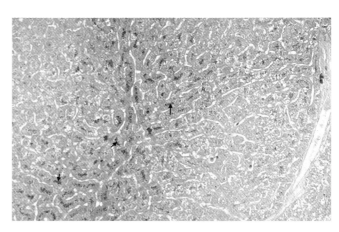

**图3.26** 脂褐质沉积，肝细胞，大鼠。注意胞浆内和胆小管周（箭头所示）的沉积。Schmorl染色

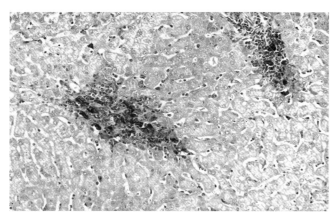

**图3.27** 巨噬细胞和肝细胞内的含铁色素，小叶中心性，某种工业化合物处理的大鼠。Perl染色

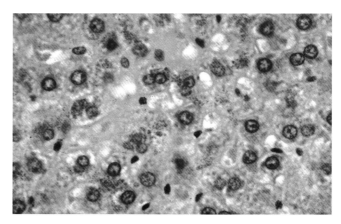

**图3.28** 棕色颗粒样色素，肝细胞，用长春胺碱处理的大鼠。H&E

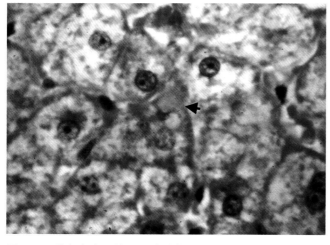

**图3.29** 蓝色色素，枯否细胞（箭头所示），用某种农药处理大鼠。H&E

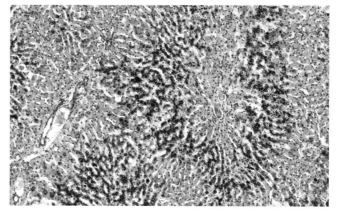

**图3.30** 肝细胞棕色色素，用某种类胡萝卜色素处理大鼠。冰冻切片。苏木素染色

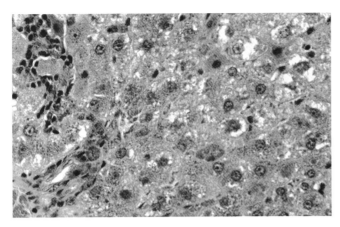
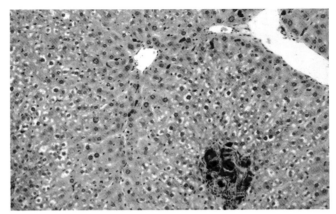

图3.31　棕色色素，肝细胞，枯否细胞，巨噬细胞，用某种除草剂处理的犬。H&E

图3.32　枯否细胞内和胆管内棕黑色色素，大鼠。H&E

## 3.9　矿化

肝脏不常发生矿化。极少数情况下，能见到坏死后呈灶性分布的营养不良性矿化。

## 3.10　肝细胞肥大

小叶中心性肝细胞肥大是肝脏对多种外源性物质包括许多药物、农药及其他物质的一种常见的适应性反应（图3.33），是对受试物超载的细胞反应。该反应实质是滑面内质网增殖和药物-代谢酶诱导（细胞色素P450酶家族）。小叶中心性肝细胞肥大呈灰白色颗粒状外观。这种病变伴随有肝脏重量增加。苯巴比妥钠是导致啮齿类动物肝脏小叶中心性肥大的药物之一[28]。这种变化在停止给药后可以恢复[29]。

降血脂类药物如安妥明因刺激过氧化物酶体增殖而诱发肝细胞肥大。受累细胞嗜酸性增强，胞浆颗粒状（图3.34）。肥大可以呈小叶中心性，也可以涉及其他区带，有时为弥漫性。全叶性弥漫性肥大较难识别（图3.35和3.36）。过氧化物酶体增殖现象可以通过电子显微镜证实或通过免疫组织化学方法如过氧化氢酶染色（图3.37）[30]进行证实。与药物相关的肝脏重量增加比与药物相关的滑面内质网增殖更容易被研究者注意到（图3.38）。可引起过氧化物酶体增殖的药物引起肝增大，如果药物暴露时间较长，可以伴发枯否细胞棕色色素沉着。

SER或过氧化物酶体增殖引起的肥大，如果刺激因素长期存在，啮齿类动物肝细胞可能发生增殖并发展为肝细胞肿瘤。诱导性线粒体增殖的药物也可引起肥大和肝脏重量增加。在短期毒性研究中肝脏重量增加是提示肝细胞肥大的一个有用的指标，在啮齿类动物长期毒性研究中肝细胞肥大可发展为增生，甚至肿瘤[2, 31]。

肝脏增大可能是因为肝细胞肥大、增生、肿瘤、脂肪变和糖原等物质储存。肝细胞内过多的糖原导致不规则边界的细空泡形成，胞浆稀薄（图3.39），进行糖原染色可以证实。给予类固醇可以导致大量糖原蓄积，导致受累肝细胞膨大、胞浆透明。给予某些抗生素可导致细胞浆内糖原湖形成，其他细胞器被推挤至一侧（图3.40）。

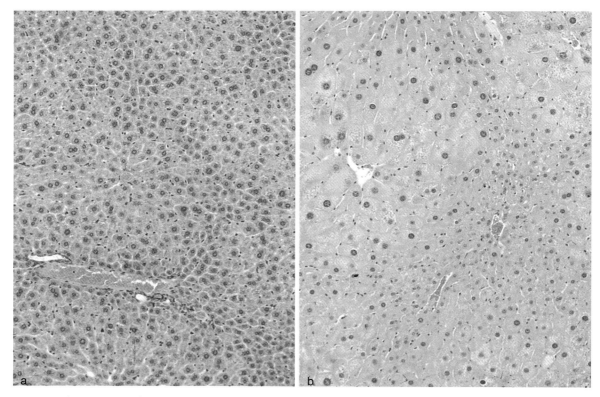

图3.33　b. 肝细胞肥大，小叶中心性，用某种外源物处理的小鼠。a. 正常对照。H&E

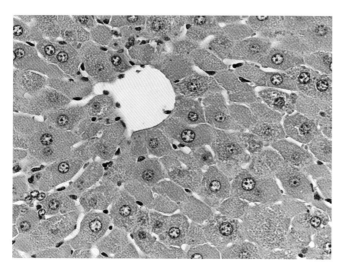

图3.34　肝细胞肥大及嗜酸性增强（颗粒样），小叶中心性，用过氧化物酶体增殖物激活受体（PPAR）拮抗剂处理的大鼠。H&E

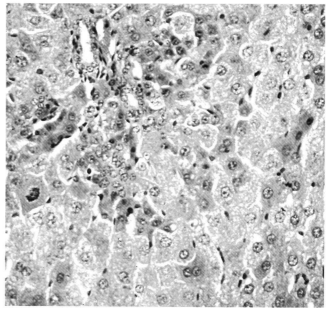

图3.35　肝细胞肥大，全小叶（弥漫性），用某种农药处理的大鼠。注意汇管区胆管的轻微增多。H&E（经pringer Science + Business MediaB. V [49]许可）

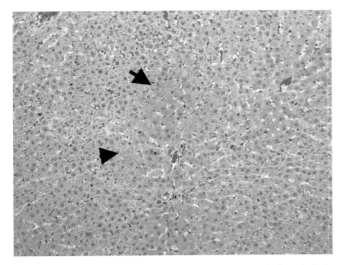

图3.36　肝细胞肥大，门周区（箭头所示），用某种工业化合物处理的大鼠。H&E

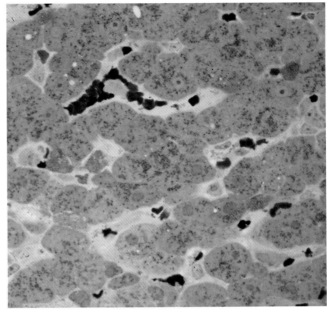

图3.37　肝细胞内过氧化氢酶阳性颗粒，用某降血脂药物处理的大鼠。酶组织化学染色

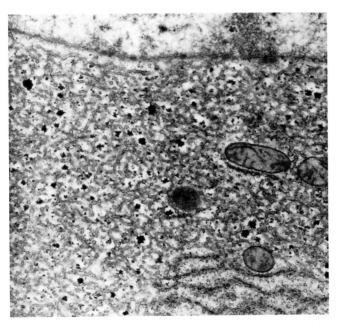

图3.38　滑面内质网增殖，肝细胞，用苯巴比妥钠处理的大鼠。电镜图

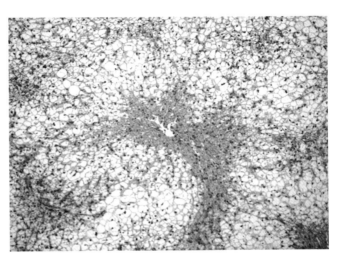

图3.39　胞浆稀薄，主要是门周肝细胞，用糖皮质激素处理的犬。H&E

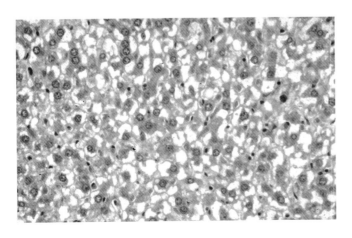

图3.40　肝细胞内胞浆凝集及糖原湖，用某种抗生素处理的大鼠。H&E

# 3.11 增生

肝细胞、胆管和内皮细胞均可发生增生。关于肝细胞增生的描述已有文章发表[32]。肝细胞增生可以是单纯性、带状、再生性或弥漫性结节性。

单纯性增生往往被病理学家忽略，因为在形态学上它难以识别。通常继发于促进剂如苯巴比妥或安妥明引起的肝细胞肥大。通过DNA分析或采用显示细胞分裂的技术，如溴脱氧尿苷（BrdU）和增殖细胞核抗原（PCNA）染色，可证明这种隐匿的增生现象是否存在。促进剂长时间持续暴露可导致啮齿类动物出现肝脏肿瘤。

带状增生是一种罕见的现象，肝小叶的特定区域出现细胞增生。某些合成性激素可以诱发大鼠肝脏带状增生。受累细胞嗜碱性增强、泡状核及有丝分裂象增多（图3.41）。

## 3.11.1 再生性增生

反复和持续的肝损伤及肝细胞丢失导致相邻实质的代偿性增生。增生与坏死、纤维化或炎症共存。增生的肝细胞胞浆嗜碱性增强，泡状/开口状胞核，常表现为岛样或结节样，周围纤维化（图3.42）。

## 3.11.2 弥漫性结节样增生

在长期研究中的受累肝脏表面呈现不规则/结节状这一现象是由于持续性肝细胞损伤和过度的代偿增生导致。胆碱缺乏的饮食可引起啮齿类动物广泛的肝细胞脂质沉积症与持续的肝细胞缺失，而在后期出现波及大片肝脏的多灶性的再生性增生。增生的区域表现为小型肝细胞岛或结节，取代了正常肝小叶。还可见结节间纤维化和炎症细胞浸润（图3.43），结节大小不一，但大多数小于一个小叶。长期使用胆汁盐和其他药物可导致大鼠弥漫性结节性增生[18]。

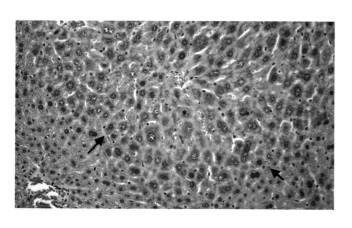

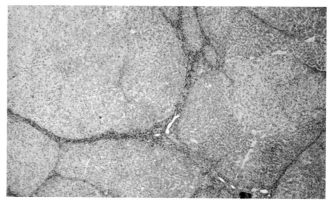

图3.41 肝细胞增生，小叶中心性，用类固醇处理的大鼠。注意肥大、嗜碱性增强（箭头所示）及核分裂象增多。H&E

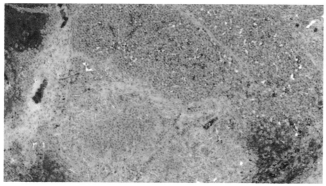

图3.42 肝细胞增生、再生，用某种新型药物处理的大鼠。注意小的嗜碱性肝细胞岛/结节周围的坏死、纤维化、炎症和出血区域。H&E

图3.43 结节性增生，弥漫性，肝脏，用胆盐处理的大鼠。大小不同的肝细胞岛，每一个周围都环绕有纤维化/炎症。H&E

## 3.12　细胞异变灶

与周围正常实质细胞相比，胞浆染色亲和性不同的肝细胞群被称为异变灶。这些变化主要见于老年啮齿类动物肝脏中的自发病变或啮齿动物慢性毒性研究中[7,33]。异变的细胞可以由强遗传毒性致癌物质如黄曲霉毒素、二乙基亚硝胺（DEN）或亚硝基吗啉导致[34-36]。

大量非遗传毒性物质，如促进剂苯巴比妥钠或过氧化物酶体增殖剂安妥明的长期暴露，可导致肝细胞异变灶的发生率升高。异变灶有不同形式，如嗜酸性、嗜碱性及透明细胞性、双嗜性或混合细胞性（图3.44～3.47）。许多组织化学标志物被用来描述这些病灶，表明了病灶各种不同的亲和力。γ-谷氨酰-转移酶（GGT）、葡萄糖-6-磷酸脱氢酶、谷氨酸-S-转移酶、PAS和铁染色方法（图3.48和3.49）都是常用方法。异变灶增生性指数较高。在实验性致癌作用研究中，异变灶被认为是假定的肿瘤前病变[36]。黄曲霉毒素暴露可诱发嗜碱性异变灶，亚硝基吗啉可导致嗜酸性异变灶或透明异变灶出现，均为致癌性的早期指标。

尽管发病率较低，异变灶在老年啮齿类动物中是作为自发性病变出现的。在雌性F344大鼠嗜碱性（虎斑）灶的发病率相对较高，但肝细胞肿瘤发生率没有增加，这表明它们不是肿瘤前病变。几个非遗传毒性外源性物质能够诱导肝脏出现异变灶。在这种情况下，这些不能称为假定的肿瘤前病变，因为只有很少的案例（<2%）最终发展为肿瘤。在许多情况下，2年致癌试验仅表明异变灶有增加，但没有进展为肿瘤（作者个人观察）。在记录异变灶时，需根据异变灶的数量和大小对其进行严重程度分级，不同类型的异变灶需要单独进行分析[37]。

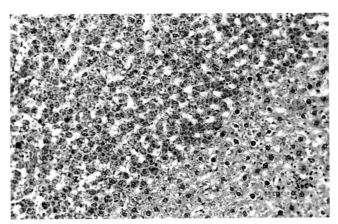

图3.45　嗜碱性肝细胞异变灶，大鼠。H&E

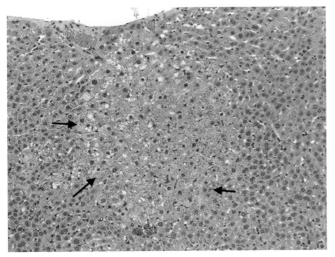

图3.44　嗜酸性肝细胞异变灶（箭头所示），大鼠。H&E

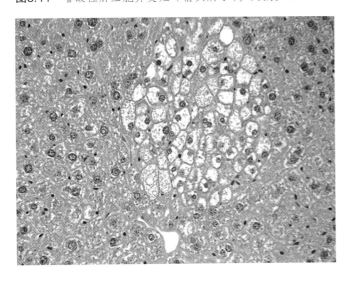

图3.46　透明细胞肝细胞异变灶，大鼠。H&E

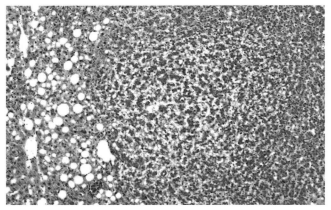

图3.47　混合细胞肝细胞异变灶，大鼠。混合有嗜碱性、嗜酸性和透明细胞。H&E

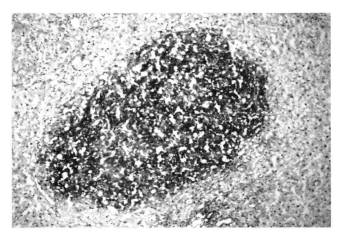

图3.48　肝细胞异变灶，γ-谷氨酰转移酶，大鼠。酶组织化学

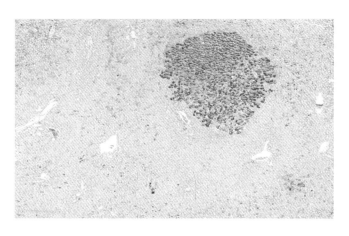

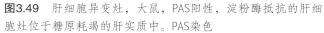

图3.49　肝细胞异变灶，大鼠，PAS阳性，淀粉酶抵抗的肝细胞灶位于糖原耗竭的肝实质中。PAS染色

　　长期研究中发现，大鼠肝脏的另一个病变是囊性变性灶（海绵状肝病）。一群气球样细胞出现，胞浆淡粉色，细胞核扁平位于细胞边缘。这些异变灶是Ito细胞来源的，一些外源性物质可引起这种年龄相关性病变的发病率升高[38, 3]。

　　当给予猴子和犬某种生物制剂后，它们可出现血管周围和肝窦白细胞增多（图3.50）。给予小鼠某种生物制剂后，出现多灶性肉芽肿（图3.51）。

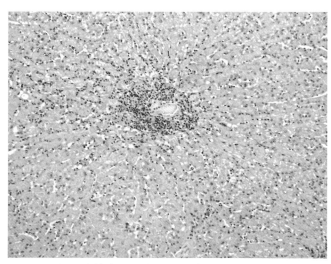

图3.50　白细胞增多，肝窦和小叶中心，肝脏，用某种新型生物制剂处理犬。H&E

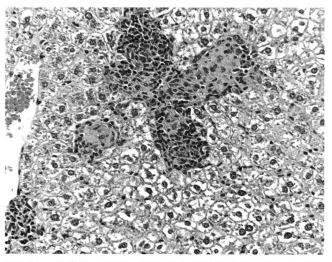

图3.51　肉芽肿，肝脏，用某种生物制剂处理小鼠。多发的肉芽肿主要是由肝实质中的组织细胞构成。H&E

## 3.13　胆管增生

通过胆汁排泄的毒物或其代谢产物，可引起胆道刺激/损伤，是啮齿类动物一种常见的反应（图3.52和3.53）。最初的反应是胆道上皮损伤和炎症（胆管炎），随后出现胆管增生（图3.54）。在某些情况下，门周区出现广泛的炎症、成纤维细胞增殖及胆管增生（图3.55和3.56）。有时增生的胆管延伸到实质，偶尔伴有卵圆细胞增殖。胆管炎可以进展为胆囊周围纤维化。在啮齿类动物中，胆管增生有时可发展成囊性增生，胆管扩张/囊性，被覆扁平上皮。胆管增生是F344老年大鼠的自发性病变。

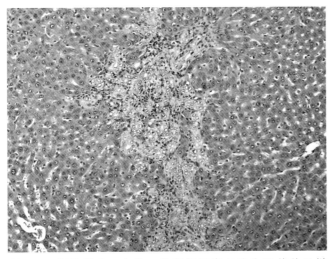

图3.52　胆管增生，大鼠。注意门区炎细胞和胆管数目增多。H&E

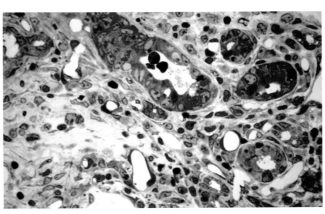

图3.53　胆管增生，大鼠。胆管数目增多，胆管上皮肥大，泡状核，管腔减小。树脂切片，甲苯蓝染色

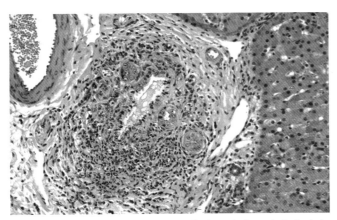

图3.54　胆管炎，肝脏，用降压药处理的犬。注意上皮坏死、管壁炎症和管周结缔组织。H&E

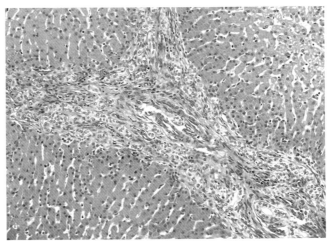

图3.55　胆管增生、炎症及纤维化，肝脏，用外源物处理犬。胆管数目增多，小叶间纤维化伴炎症。H&E

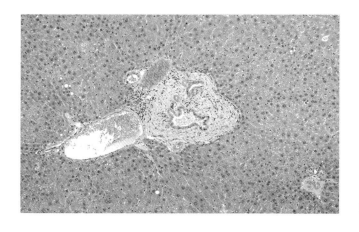

图3.56 管周纤维化，肝脏，大鼠。H&E

## 3.14 卵原细胞增殖

卵圆细胞增殖是一个独特的病变，未分化的嗜碱性细胞，胞浆少、胞核细长/卵圆形核，出现在门周区和小叶内（图3.57）。它们倾向于形成小管，这表明它们是胆管的前体。这些细胞是原始的多能细胞，有分化为胆管和肝细胞的能力。他们很容易由遗传毒性物质如2-乙酰基氨基芴（2-AAF）、DEN、黄曲霉毒素[40]诱导形成。卵圆细胞增殖可以扩展到实质。

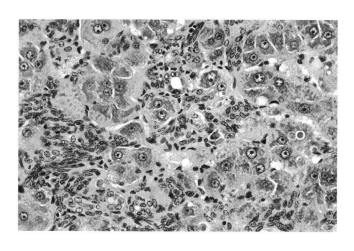

图3.57 卵圆细胞增生，肝脏，大鼠。注意小叶内和门周的未分化嗜碱性细胞的增殖，胞浆少，细胞核长卵圆形。偶见胆管分化及单个细胞坏死。H&E

## 3.15 胆管纤维化

胆管纤维化是大鼠给予某些遗传毒性和非遗传毒性物质如2-AAF、二甲基氨基偶氮苯（DAB）和香豆素[18]处理时，发生的一种有趣的病变，病变特征是胆管非典型性增生，表现为肠上皮化生，过多的黏液产生和胆管扩张。间质纤维化和炎症相当大程度地向门周区延伸。在严重的情况下，胆管纤维化取代了大面积的实质（图3.58和3.59）。病变可以进展为以胆管纤维化为特征的胆管癌，这种病变仅见于大鼠。

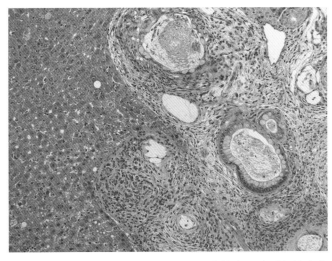

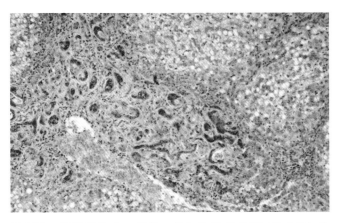

图3.59 胆管纤维化，肝脏，用2-乙酰氨基芴（2-AAF）处理大鼠。注意胆管的非典型性增生，被覆柱状上皮和杯状细胞（肠化生）、间质纤维化及炎症。病变延伸至小叶间。H&E

图3.58 胆管纤维化，肝脏，大鼠。胆管扩张，被覆柱状上皮和杯状细胞并含有黏液。管周纤维化及炎症累及肝实质。H&E

## 3.16 Ito细胞突出或增生

给予类胡萝卜素后，数量增多的Ito细胞散见于犬的肝实质中。明显的Ito细胞出现于肝窦，空泡化/透明胞浆（图3.60）。

某些外源性物质处理的小鼠胆管浆液腺上皮化生发生率增高（图3.61）。

用某种工业化合物处理的小鼠，显著核深染的

肝窦内衬细胞数量增多（图3.62）。灶性肝窦扩张，通常位于被膜下，见于用类固醇处理的大鼠（图3.63）。显著扩张伴肝索萎缩可导致紫癜性肝病（图3.64）。大鼠静脉注射营养添加剂可导致肝脏产生脂质肉芽肿（图3.65）。

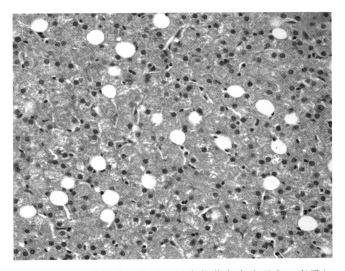

图3.60 Ito细胞增多，肝脏，用类胡萝卜素处理犬。窦周细胞肿胀，空泡化胞浆，细胞核呈新月形位于周边。H&E

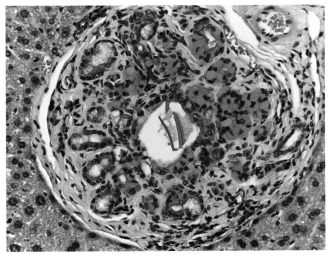

图3.61 浆液腺化生，胆管，小鼠。注意胆管数目增多，部分伴随有浆液腺（嗜酸性）。管腔可见嗜酸性晶体沉积。H&E

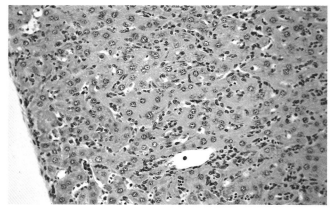

图3.62 增生，窦（内皮）细胞，肝脏，用工业化合物处理的小鼠。可见轻微白细胞增多。H&E

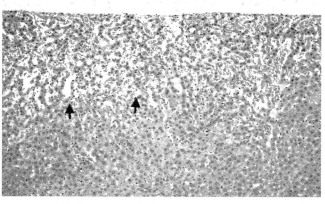

图3.63 灶性窦扩张（箭头所示），被膜下，肝脏，用类固醇处理的大鼠。H&E

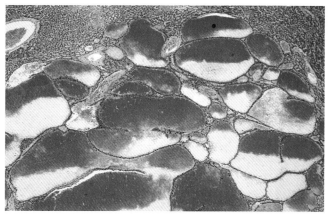

图3.64 紫癜性肝病，肝脏，大鼠。注意血管囊性扩张，萎缩的肝细胞以条索样模式排列。H&E

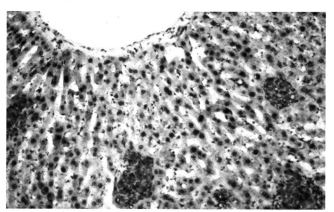

图3.65 脂质肉芽肿，肝脏，大鼠，静脉内注射营养添加剂。多发灶性肉芽肿，可见含有脂质的巨噬细胞。冰冻切片。油红O染色

## 3.17 肝硬化

　　在常规毒性试验中，肝硬化很少见。肝硬化是一种进行性病变，随着肝脏重复和持续损伤而发生，导致结节性增生和间质纤维化（图3.66）。并发的细胞损伤、结节性增生和纤维化造成结构性紊乱和循环障碍。由于缺血而引起进一步细胞损伤，因而增生和细胞破坏均持续存在。肝硬化在循环紊乱后呈进行性过程。2-AAF可导致大鼠肝硬化。实验动物肝硬化模型可由重复给予四氯化碳和其他化学物质刺激而造模成功[41-43]。

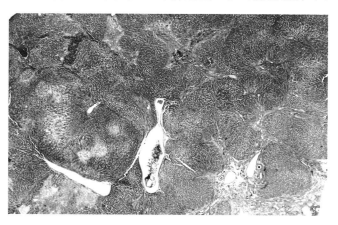

图3.66 肝硬化，肝脏，用某种工业化合物长期处理大鼠。注意结节性增生，结节间纤维化，结节模式，纤维带中新生血管化。Masson三色染色

## 3.18　肿瘤

多种遗传毒性物质和非遗传毒性物质很容易诱导啮齿类动物肝细胞腺瘤和肝癌。非遗传毒性物质诱导的肿瘤引起了人们的兴趣。在啮齿类动物中非遗传毒性物质诱导的大多数肝细胞肿瘤从安全性评价的角度来看不太重要，这是由于它们的种属特异性特征、安全范围，而人类缺乏类似途径。大量外源性物质导致的啮齿类动物肝细胞腺瘤的发生率增加，是由于其对细胞色素P450的诱导能力和促进作用。由于这些诱发啮齿类动物肿瘤剂量太高而对人类的安全评价没有借鉴意义。同样许多诱导过氧化物酶体的降血脂药物也会导致啮齿类动物产生肝脏肿瘤。这些物质并不构成人类安全问题。

啮齿类动物肝细胞腺瘤的大小从稍大于一个肝小叶到几厘米不等。形态上，它们是压迫性结节，但目前并未发现在没有原发刺激情况下的自主生长，因为法规要求的致癌研究是一直给药直至研究结束。这些实验不设恢复期以确定其可逆性（图3.67）。因此，对于啮齿类动物致癌研究中报道的这些肝细胞腺瘤，从生物学本质来讲是否为真正肿瘤，存在疑问。

肝癌可由遗传毒性致癌物如DEN、2-AAF和黄曲霉毒素（图3.68~3.70）诱导。他莫昔芬是一种有效的抗雌激素药物，诱发大鼠肝癌的发病率非常高[44]。有些非遗传毒性物质（过氧化物酶体增殖剂）也可引起啮齿类动物良性和恶性肝肿瘤[45]。

**胆管癌**

胆管癌是胆管来源的恶性肿瘤，表现为胆管模

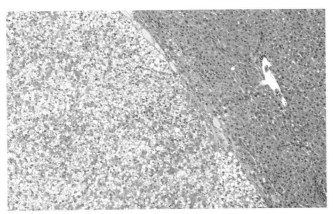

图3.67　肝细胞腺瘤，大鼠。界限清楚的肝细胞病变，压迫周围组织。肿瘤细胞外形一致，胞浆透明。H&E

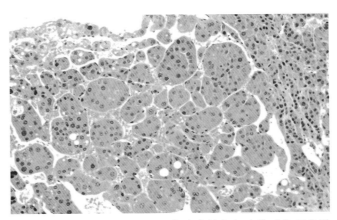

图3.68　肝细胞癌，小鼠。注意肿瘤性肝细胞排列为不规则的多细胞条索和小梁。H&E

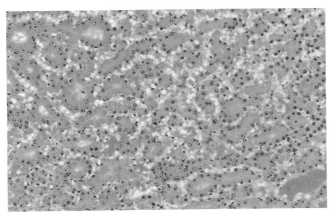

图3.69　肝细胞癌，大鼠。注意肿瘤性肝细胞排列为不规则的多细胞索和伪腺样。H&E

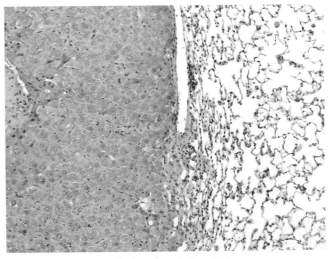

图3.70　肝细胞癌，转移至肺，小鼠。H&E

式，有中度至明显的基质。常有局部浸润和远处转移。某胆管纤维瘤型胆管癌也可发生于大鼠。有时很难与重症的胆管纤维化相区分（图3.71）。大多数情况下，这些是由遗传毒性物质引起的，如2-AAF，但在少数情况下（作者个人观察）也可由非遗传毒性物质诱导。这些肿瘤可以有肺和淋巴结

（图3.72）的远处转移。

在肝脏中的另一诱导性肿瘤是血管肉瘤。肝窦增殖的内衬内皮细胞替代了肝实质。肿瘤性血管内皮胞形成以胶原间质分隔的不规则的血管通道。肿瘤细胞饱满，泡状核和丰富的核分裂象。肿瘤出现坏死和出血区。氯乙烯诱导实验动物的肝脏出现这类肿瘤。

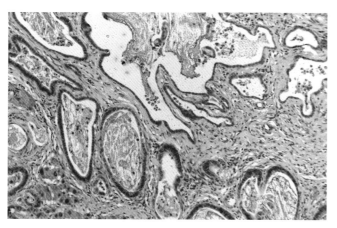

图3.71 胆管癌，胆管纤维化型，大鼠。注意扩张的胆管，上皮非典型性，分泌黏液，间质纤维化基质。H&E

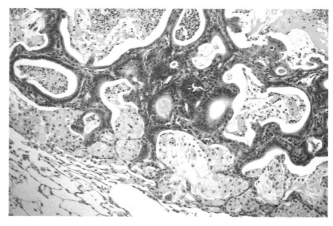

图3.72 胆管癌，转移至肺，大鼠。胆管纤维化型。H&E

## 3.19 胆囊

胆囊的毒性病变罕见。囊性黏液性增生见于用合成孕激素长期处理的犬（图3.73）[46]。黏膜厚，管腔扩张充满黏液。用于激素受体拮抗剂研究的一条犬可见黏膜溃疡（图3.74）。一个使用生长因子抑制剂的长期研究中的小鼠发现了随着胆囊壁的广泛纤维化而出现的类似病变（图3.75）。胆囊炎见于用3-羟基-3-甲基戊二酰辅酶A（HMG CoA）还原酶抑制剂处理的犬[47]。胆囊腺瘤见于用PPAR激动剂长期处理的小鼠[48]。

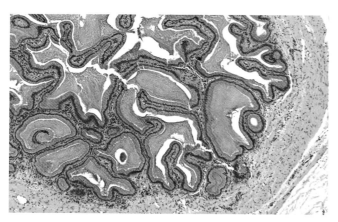

图3.73 囊性黏液性增生，胆囊，用合成的孕激素长期处理犬。H&E

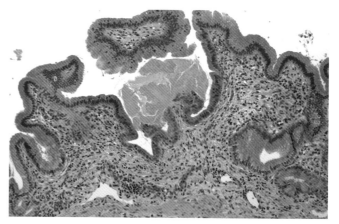

图3.74 黏膜溃疡，胆囊，用激素受体拮抗剂处理犬。H&E

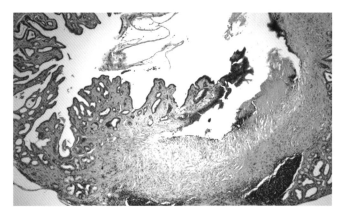

图3.75 溃疡，纤维化，胆囊，用某种生长激素抑制剂长期处理的小鼠。H&E

（刘克剑 译）

# 参考文献

1. Cullen JM. Mechanistic classifi cation of liver injury. Toxicol Pathol. 2005;33:6–8.

2. Boobis AR, Cohen SM, Doerrer NG, Galloway SM, Haley PJ, Hard GC, et al. A data-based assessment of alternative strategies for identifi cation of potential human cancer hazards 2.Toxicol Pathol. 2009;37:714–32.

3. Carmichael N, Bausen M, Boobis AR, Cohen SM, Embry M, Fruijtier-Polloth C, et al. Using mode of action information to improve regulatory decision-making: an ECETOC/ILSI RF/HESI workshop overview 1. Crit Rev Toxicol. 2011;41:175–86.

4. Hall AP, Elcombe CR, Foster JR, Harada T, Kaufmann W, Knippel A, et al. Liver hypertrophy: a review of adaptive (adverse and non-adverse) changes: conclusions from the 3rd International ESTP Expert Workshop. Toxicol Pathol. 2012; 40:971–94.

5. Holsapple MP, Pitot HC, Cohen SM, Boobis AR, Klaunig JE, Pastoor T, et al. Mode of action in relevance of rodent liver tumors to human cancer risk 7. Toxicol Sci. 2006;89:51–6.

6. Dambach DM, Andrews BA, Moulin F. New technologies and screening strategies for hepatotoxicity: use of in vitro models. Toxicol Pathol. 2005;33:17–26.

7. Harada T, Maronpot RR, Morris RW, Stitzel KA, Boorman GA. Morphological and stereological characterization of hepatic foci of cellular alteration in control Fischer 344 rats. Toxicol Pathol. 1989;17:579–93.

8. Zimmerman HJ, Ishak KG. Hepatotoxic injury due to drugs and toxins. In: MacSween RN, Antony PP, Scheur PJ, editors. Pathology of the liver. London: Churchill Livingstone; 1979. p. 335.

9. Plaa GL. Toxic responses of the liver. In: Doull H, Klasse CD, Amdur MO, editors. Casarett and Doull's toxicology. London: Macmillan; 1980. p. 206.

10. Zimmerman HJ. Chemical injury and its detection. In: Plaa GL, Hewitt WRP, editors. Toxicology of the liver. New York: Raven; 1982.

11. Jollow DJ, Mitchell JR, Zampaglione N, Gillette JR. Bromobenzene-induced liver necrosis. Protective role of glutathione and evidence for 3,4-bromobenzene oxide as the hepatotoxic metabolite. Pharmacology. 1974;11:151–69.

12. Foster JR. Spontaneous and drug-induced hepatic pathology of the laboratory beagle dog, the cynomolgus macaque and the marmoset. Toxicol Pathol. 2005;33:63–74.

13. Gopinath C, Ford JH. The role of microsomal hydroxylases in the modifi cation of chloroform hepatotoxicity in rats. Br J Exp Pathol. 1975;56:412–22.

14. Richard JD, Parker JS, Lobenhofer EK, Burka LT, Blackshear PE, Vallant MK, et al. Transcriptional profi ling of the left and median liver lobes of male F344/N rats following exposure to acetaminophen. Toxicol Pathol. 2005;33:111–7.

15. Malarkey DE, Johnson K, Ryan L, Boorman G, Maronpot RR. New insights into functional aspects of liver morphology. Toxicol Pathol. 2005;33:27–34.

16. Margos L, Butler WH. Effect of phenobarbitone and starvation on hepatotoxicity in rats exposed to carbon disulfi de. Br J Ind Med. 1972;29:95–8.

17. Rouiller C. Experimental toxic injury of the liver. In: Rouiller C, editor. The liver, vol. 2. New York: Academic; 1964. p. 335.

18. Butler WH. Experimental liver injury. In: MacSween RN, Antony PP, Scheur PJ, editors. Pathology of the liver. London: Churchill Livingstone; 1979. p. 55.

19. Gopinath C, Prentice DE, Street AE, Crook D. Serum bile acid concentration in some experimental liver lesions of rat. Toxicology. 1980;15:113–27.

20. Thorpe E, Gopinath C, Jones RS, Ford EJ. The effect of chloroform on the liver and the activity of serum enzymes in the horse. J Pathol. 1969;97:241–51.

21. Bursch W, Lauer B, Timmermann-Trosiener I, Barthel G, Schuppler J, Schulte-Hermann R. Controlled death (apoptosis) of normal and putative preneoplastic cells in rat liver following withdrawal of tumor promoters. Carcinogenesis. 1984;5:453–8.

22. Kerr JF. Shrinkage necrosis: a distinct mode of cellular death. J Pathol. 1971;105:13–20.

23. Scampini G, Nava A, Newman AJ, Della TP, Mazue G. Multinucleated hepatocytes induced by rifabutin in rats. Toxicol Pathol. 1993;21:369–76.

24. Jones G, Butler WH. A morphological study of the liver lesion induced by 2,3,7,8-tetrachlorodibenzo-p-dioxin in rats. J Pathol. 1974;112:93–7.

25. Denk H, Franke WW, Eckerstorfer R, Schmid E, Kerjaschki D. Formation and involution of Mallory bodies ("alcoholic hyalin") in murine and human liver revealed by immunofl uorescence microscopy with antibodies to prekeratin. Proc Natl Acad Sci U S A. 1979;76:4112–6.

26. Ishmael J, Gopinath C, Howell JM. Experimental chronic copper toxicity in sheep. Histological and histochemical changes during the development of the lesions in the liver. Res Vet Sci. 1971;12:358–66.

27. Haywood S. The effect of excess dietary copper on the liver and kidney of the male rat. J Comp Pathol. 1980;90:217–32.

28. Elrick MM, Kramer JA, Alden CL, Blomme EAG, Bunch RT, Cabonce MA, et al. Differential display in rat livers treated for 13 weeks with

phenobarbital implicates a role for metabolic and oxidative stress in nongenotoxic carcinogenicity. Toxicol Pathol. 2005;33:118–26.

29. Williams GM, Iatropoulos MJ. Alteration of liver cell function and proliferation: differentiation between adaptation and toxicity. Toxicol Pathol. 2002;30:41–53.

30. Pruimboom-Brees IM, Brees DJJE, Shen AC, Keener M, Francone O, Amacher DE, et al. Using laser scanning cytometry to measure PPAR-mediated peroxisome proliferation and beta oxidation. Toxicol Pathol. 2005;33:86–91.

31. Maronpot RR, Yoshizawa K, Nyska A, Harada T, Flake G, Mueller G, et al. Hepatic enzyme induction: histopathology. Toxicol Pathol. 2010;38:776–95.

32. Thoolen B, Maronpot RR, Harada T, Nyska A, Rousseaux C, Nolte T, et al. Proliferative and nonproliferative lesions of the rat and mouse hepatobiliary system. Toxicol Pathol. 2010;38: 5S–81.

33. Harada T, Maronpot RR, Morris RW, Boorman GA. Observations on altered hepatocellular foci in National Toxicology Program two-year carcinogenicity studies in rats. Toxicol Pathol. 1989;17: 690–706.

34. Bannasch P, Moore MA, Klimek F, Zerban H. Biological markers of preneoplastic foci and neoplastic nodules in rodent liver. Toxicol Pathol. 1982;10:19–34.

35. Williams GM, Watanabe K. Quantitative kinetics of development of N-2-fl uorenylacetamide-induced, altered (hyperplastic) hepatocellular foci resistant to iron accumulation and of their reversion or persistence following removal of carcinogen. J Natl Cancer Inst. 1978;61:113–21.

36. Kushida M, Kamendulis LM, Peat TJ, Klaunig JE. Dose-related induction of hepatic preneoplastic lesions by diethylnitrosamine in C57BL/6 mice. Toxicol Pathol. 2011;39:776–86.

37. Maronpot RR, Harada T, Murthy AS, Boorman GA. Documenting foci of hepatocellular alteration in two-year carcinogenicity studies: current practices of the National Toxicology Program. Toxicol Pathol. 1989;17:675–83.

38. Bannasch P, Bloch M, Zerban H. Spongiosis hepatis. Specifi c changes of the perisinusoidal liver cells induced in rats by N-nitrosomorpholine. Lab Invest. 1981;44:252–64.

39. Karbe E, Kerlin RL. Cystic degeneration/spongiosis hepatis in rats. Toxicol Pathol. 2002;30:216–27.

40. Tatematsu M, Ho RH, Kaku T, Ekem JK, Farber E. Studies on the proliferation and fate of oval cells in the liver of rats treated with 2-acetylaminofl uorene and partial hepatectomy. Am J Pathol. 1984;114:418–30.

41. Kang JS, Morimura K, Salim EI, Wanibuchi H, Yamaguchi S, Fukushima S. Persistence of liver cirrhosis in association with proliferation of nonparenchymal cells and altered location of alphasmooth muscle actin-positive cells. Toxicol Pathol. 2005;33:329–35.

42. Low TY, Leow CK, Salto-Tellez M, Chung MC. A proteomic analysis of thioacetamide-induced hepatotoxicity and cirrhosis in rat livers. Proteomics. 2004;4:3960–74.

43. Nuber R, Teutsch HF, Sasse D. Metabolic zonation in thioacetamide-induced liver cirrhosis. Histochemistry. 1980;69: 277–88.

44. Greaves P, Goonetilleke R, Nunn G, Topham J, Orton T. Twoyear carcinogenicity study of tamoxifen in Alderley Park Wistarderived rats. Cancer Res. 1993;53:3919–24.

45. Klaunig JE, Babich MA, Baetcke KP, Cook JC, Corton JC, David RM, et al. PPARalpha agonist-induced rodent tumors: modes of action and human relevance. Crit Rev Toxicol. 2003;33:655–780.

46. Nelson LW, Kelly WA. Progestogen-related gross and microscopic changes in female beagles. Vet Pathol. 1976;13: 143–56.

47. Walsh KM, Rothwell CE. Hepatic effects in beagle dogs administered atorvastatin, a 3-hydroxy-3-methylglutaryl coenzyme A reductase inhibitor, for 2 years. Toxicol Pathol. 1999;27: 395–401.

48. Waites CR, Dominick MA, Sanderson TP, Schilling BE. Nonclinical safety evaluation of muraglitazar, a novel PPARalpha/gamma agonist. Toxicol Sci. 2007;100:248–58.

49. Gopinath C, Prentice DE, Lewis DJ. The liver. In: Atlas of experimental toxicological pathology. Boston: MTP Press Limited; 1987. p. 43–60.

# 4 消化系统及胰腺

日常生活、口服给药、灌胃或食物添加都可使消化系统连续暴露于各种外源性化合物，使得消化系统成为安全性评价研究中最常用的给药途径，加之胃肠道长度较长且各肠段间存在差异，使其成为最常见的身体靶器官之一。由于肠道各部分的结构和功能不同，因此多种受试物可通过不同的机制作用于某一个或多个肠段。毒性作用可由受试物直接作用于接触面引起，如受试物对胃和肠道的直接刺激所引起的损伤。此外，吸收作用可能引起更加复杂的毒性效应，导致包括细胞破坏或正常细胞分裂、功能或防御机制受损在内的局部或全身影响。由于肠上皮细胞更新率很快，因此它们容易受到辐射的影响。次要机制，如激素紊乱、菌群失调和自主神经系统受影响，也可导致不同肠段直接或间接的毒性反应。通过胆汁排泄的化合物在肠道暴露量较高，可能具有潜在的较高毒性。此外，药物引起的肠道病变也可继发于血管损伤。

## 4.1 口腔

口腔黏膜刺激试验适用于对牙科产品以及拟经舌下或口服途径给药的药物进行安全性评估。动物模型涵盖最常见的实验动物种属。刺激性试验使用类似于皮肤刺激试验中所使用的评价系统进行评分。仓鼠颊囊模型适用于对口腔致癌性的研究。

口腔并不是药物诱发试验动物毒性损伤的常见部位。直接接触刺激引起的口腔改变很罕见，可能是由于经口灌胃的药物暴露时间有限，也可能是由于经饮食给药时药物发生了变化。口腔具有发达的防御机制，包括唾液和鳞状上皮的保护作用。口腔的毒性改变通常发生于系统性吸收之后，并涉及多种机制，包括电解质水平的改变、激素作用、受体靶点和抗有丝分裂活性。一些药物也可通过直接和间接的机制引起牙齿的改变。在口腔中可以见到各种类型的毒性改变：

- 色素改变
- 口腔炎，糜烂或溃疡
- 黏膜萎缩
- 口腔上皮增生

- 牙龈增生
- 乳头状瘤或鳞状细胞癌

能够引起皮肤色素沉着改变的化合物也可引起人类和实验动物口腔黏膜类似改变。色素沉着的变化可能是由于黑素细胞数量的增加导致黑色素生成过多引起，如乙胺嘧啶和氯喹[1]或可能是由于局部形成药物色素复合物所致，如氯丙嗪。外源性化合物的积聚也可引起色素沉着，如将银给予大鼠和人[2, 3]。给予犬血小板聚集抑制剂可引起其口腔黏膜色素沉着减少。

多种化合物均可引发口腔炎。细胞毒性和抑制细胞生长的抗癌药，由于对上皮细胞具有抗有丝分裂活性，可引起糜烂。上皮抗原靶向药物，如酪氨酸激酶抑制剂和抗表皮生长因子受体单克隆抗体，可引起牙龈糜烂和坏死（图4.1）[5]。酪氨酸激酶抑制剂，如舒尼替尼可引起舌上皮萎缩[5]。有报道，猴给予多氯联苯可引起牙龈糜烂和溃疡，伴胶原坏死和上皮增生[6]。药物引起唾液腺分泌的变化可间接引起口腔炎性改变。同样，免疫抑制剂，如硫唑嘌呤通过改变免疫防御机制和诱导上皮萎缩和溃疡也易引起继发感染。

表皮生长因子（EGF）、胰岛素样生长因子（IGF）等以及其他生物制剂可引起大鼠和猴口腔黏膜和舌的上皮增生[7, 8]。免疫抑制剂也可引起乳头状瘤病毒诱发的犬灶性口腔上皮增生发病率的升高。

许多实验室都常使用啮齿类动物舌下取血的方法，可导致少量动物舌渐进性变化，主要表现为出血和肌纤维变性伴再生。细胞毒性药物可使上述改变的发生率和严重程度加剧。舌肌纤维空泡化和变性可引起磷脂质沉积症，为全身肌病的一部分。

牙龈增生是口腔安全性评价研究中为数不多的药物相关性改变之一，但在生活中却是最常见的，可由多种化合物引起，如钙通道阻滞剂（如拉西地平）、抗惊厥药（如苯妥英钠）和免疫抑制剂（如环孢菌素），常可累及人类及其他多种属动物。有些患者唾液IgA的分泌减少以及由于使用免疫抑制剂使T细胞功能受损，导致口腔细菌过度生长，与药物共同作用引起了损伤的发生。在解剖时，表现为实

性、结节性牙龈包块，部分遮蔽犬的牙齿（图4.2）。组织学上，该病变的常见组织学特征是上皮明显增生、伴过度角化不全和钉突形成、黏膜下水肿、成纤维细胞增生、黏液变性、淋巴细胞和浆细胞交界性浸润。可能的发病机制包括成纤维细胞（也可能为成纤维细胞的某特定亚群）和增殖活性的改变。

虽然幼年比格犬可自发病毒性乳头状瘤，但当给予免疫抑制剂（如吸入糖皮质激素）常可使用药组动物口腔乳头状瘤和灶性口腔上皮增生的发病率增高。组织学上，表现为无柄间质或息肉样增生，表面被覆增生的上皮，并伴有不同程度的炎细胞浸润（图4.3）。

一些工业化学品，包括苯、偶氮苯，以及某些多氯联苯（二噁英类化合物），可诱发大鼠牙龈鳞状上皮增生和鳞状细胞癌，甚至有些药物以磨牙的结合上皮作为特异性靶点[9-11]。人类口腔鳞状细胞癌与吸烟有关，在世界上某些特殊地区咀嚼烟草或槟榔也可引起同样病变。

**牙齿**

药物诱发牙齿改变包括：
- 色素沉着改变
- 成釉细胞变性
- 成齿质细胞变性
- 牙髓坏死
- 成釉细胞上皮增生

在安全性评估研究中，无论是在幼龄动物（牙齿不成熟）或啮齿类动物（切牙在整个生存期内持续生长）牙齿的退行性变化都易见。在活体观察阶段常可观察到药物诱发的牙齿改变，如啮齿动物的切牙苍白、变薄、颜色改变、出现条纹或易断（图4.4和4.5）。

药物诱发的牙齿改变可能是由于对增殖细胞数量的直接影响（如给予长春新碱和环磷酰胺等抗癌药）或如因给予螯合钙所间接引起。例如，四环素可在牙齿中与钙形成复合物，随后继发发育不全。给予氟和一些药品（如四环素和二甲胺四环素）可引起人类和实验动物牙齿色素沉积的改变。

外源性化合物可以成釉细胞、成牙本质细胞为靶点，或两者均是。已有报道，成釉细胞变性与工

业化学品、抗有丝分裂物、抗病毒剂以及其他多种化合物相关。抗癌剂，如环磷酰胺和N-亚硝基-N-甲基脲（一种基因毒性致癌物）可引起牙源性病变。组织学上，该病变特征为变性、坏死和（或）成釉细胞凋亡，成釉细胞层结构破坏和变薄（图4.6）。如果药物是慢性暴露，成釉细胞层可完全萎缩。牙釉质生成障碍可出现肉眼观察颜色改变或苍白，牙齿易碎或易断裂。

酪氨酸激酶抑制剂以血管内皮细胞生长因子（VEGF）和成纤维细胞生长因子受体为靶点，可

同时影响成釉细胞和牙本质细胞，也可造成牙髓的出血和坏死[5, 12]。工业化学物也可引起类似的改变（图4.7和4.8）。恶性肿瘤的甲状旁腺激素相关肽（PTHrP）与切牙的断裂相关，表现为组织学上牙本质过度钙化和成牙本质细胞变矮[13, 14]。抗惊厥药，如苯妥英钠，可影响大鼠正常的牙齿生长，还可引起牙龈增生。也可通过牙龈上皮炎性及退行性改变引起继发性牙齿改变。糖尿病患者和动物模型均可见龋齿发病率较高，易患牙周疾病[15]。

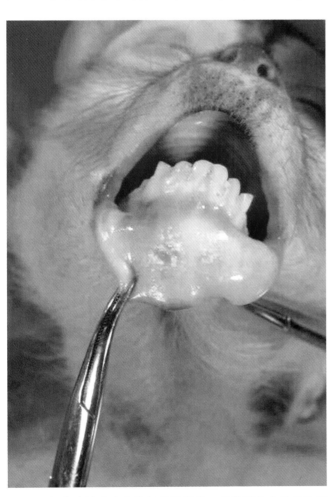

**图4.1** 短期毒性试验中猴颊黏膜糜烂。颊黏膜上出现表浅糜烂，边缘为黄-白色纤维蛋白物质。上述病变可由EGF抑制剂和病毒性疾病引起

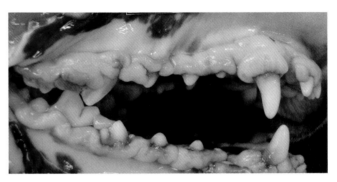

**图4.2** 给予犬钙通道阻滞剂短期毒性试验。牙龈明显肿胀，部分遮蔽牙齿。犬齿周围显著出血

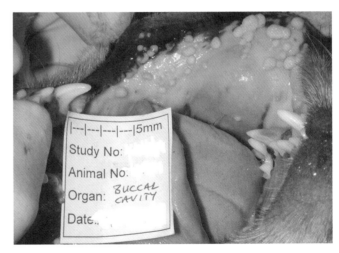

**图4.3** 给予犬免疫抑制剂短期试验，在皮肤与口腔黏膜交界处出现多个大小不等的乳头状瘤

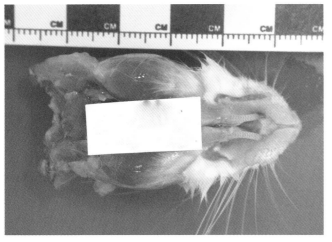

图4.4　一个短期试验中的大鼠上下切牙出现条纹，牙齿比正常时色黄。四环素可引起类似损伤

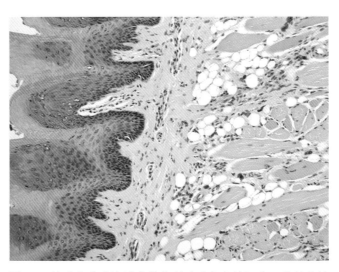

图4.5　给予大鼠磷脂质类药物所致舌空泡性肌病。常见多灶性脂质空泡、炎细胞浸润、收缩变性的嗜酸性肌纤维。H&E

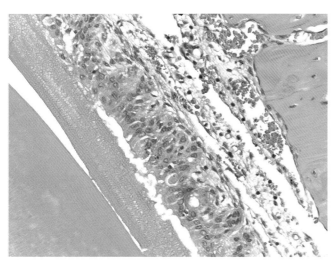

图4.6　大鼠切齿成釉细胞变性。成釉细胞层排列紊乱、细胞丢失伴细胞凋亡。一些化学品、药品和生物制剂可诱导该变化。H&E

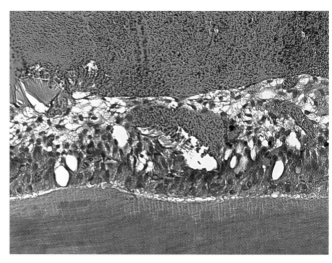

图4.7　大鼠切齿成牙本质细胞变性。成牙本质细胞层排列杂乱，伴空泡变性及细胞丢失。该改变与给予一种化学品相关。H&E

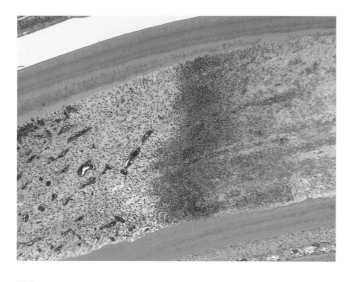

图4.8　给予大鼠一种工业化学品后切齿牙髓坏死。切齿左侧的牙髓腔是正常的，右侧则完全坏死，细胞结构丧失。在健康和坏死的牙髓组织之间出现一个深染的区域，为变性的炎细胞。H&E

## 4.2 唾液腺

大多数哺乳动物有三对主要的唾液腺。腮腺，位于最腹侧，产生浆液性、水样分泌物。颌下腺（上颌、下颌）具有浆液性和黏液性的混合腺泡，混合性分泌。啮齿类动物的唾液腺存在性别差异，雄性动物的颗粒小管比雌性动物明显得多。舌下腺在解剖位置上与颌下腺最接近，主要产生黏液样分泌物。

这些腺体具有多种重要功能，包括润滑食物、启动淀粉消化、调节口腔微生物群，并具有调节和促进其他组织成熟的功能。唾液包含多种成分，包括黏蛋白、淀粉酶、电解质、溶菌酶和生长因子（表皮生长因子，EGF；神经生长因子，NGF）。由于唾液腺生理分泌控制机制不同造成不同的唾液腺毒理效应也不同，如舌下腺缺乏交感神经支配，而颌下腺的变化通常是由于神经系统或激素改变介导引起。

唾液腺可见的几种改变：

- 腺泡嗜碱性变
- 腺泡空泡化、变性或萎缩
- 腺泡肥大
- 颗粒小管变化
- 导管改变：空泡化、鳞状上皮化生

大鼠腮腺腺泡嗜碱性灶被视为一种自发性改变，并且其发病率可随年龄增长而升高。磷酸二酯酶抑制剂可引起腮腺腺泡肥大和嗜碱性变，并可引起颌下腺和舌下腺黏液腺泡肥大[16]。茶碱可引起腺泡细胞核的增大以及腺泡细胞嗜碱性基底部的增大，这可能是由于环腺苷酸增加导致分泌增加引起的[17]。抗癌药可诱发腺泡空泡化和变性，可引起腺泡细胞变性伴不同程度的炎细胞浸润（图4.9和

4.10）。DL-乙硫氨基丁酸引起的大鼠毒性改变包括腮腺皱缩伴核固缩、核碎裂、胞浆空泡化和导管扩张[18]。停药后可恢复。如果对大鼠的三种唾液腺进行辐射，腮腺是最敏感的，且再生能力较低[19]。

腺泡萎缩可由摄食量减少、粉末或液体饮食、β-肾上腺素受体拮抗剂、去神经支配所引起（图4.11）[20]。利尿呋喃苯胺酸与萎缩性变化有关。组织学检查可见腺泡细胞分泌颗粒数量减少，伴细胞高度降低和空泡形成。导管结扎可引起继发于阻塞的腺泡萎缩。舒尼替尼是一种酪氨酸激酶抑制剂，可诱发灵长类动物和大鼠的腺泡萎缩和脱颗粒[5]。

给予β-肾上腺素受体激动剂、阿片受体激动剂或抗组胺药（如抗敏安）均可导致腺泡的肥大（图4.12）。α和β-儿茶酚胺受体都涉及唾液分泌，因此当给予大鼠β-受体激动剂和毛果芸香碱可引起颌下腺和腮腺的肥大，然而颌下腺并无这种反应。通常这些改变是可逆的，当给予β-受体阻滞剂如普萘洛尔时，可抑制上述反应。

颌下唾液腺颗粒导管的变化可以反映浆液分泌的减少或增加。因为颗粒导管的形态呈雄激素依赖性，阉割导致雄性动物腺体的雌性化，给予雄激素导致雌性雄性化。甲状腺素和肾上腺皮质激素也可刺激雄性颗粒导管，如果这些激素不足可导致萎缩。

大鼠给予雌激素和孕激素性质的类固醇可引起闰管增生，组织学上表现为肌上皮细胞包围的微囊性导管的数量增加[21]。给予EGF可引起大鼠唾液腺导管上皮增生[7]。

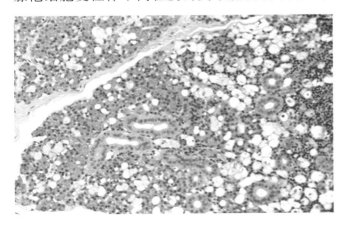

图4.9 给予猴一种新型抗肿瘤药物后的颌下唾液腺。形成粗大的腺泡空泡伴单核细胞浸润。H&E（Springer Science + Business Media B.V 授权使用[20]）

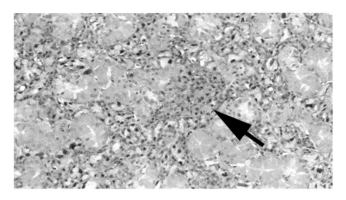

图4.10 给予大鼠一种工业化学品后的颌下唾液腺,腺泡细胞灶状萎缩（箭头所示）。H&E（Springer Science +Business Media B.V 授权使用[20]）

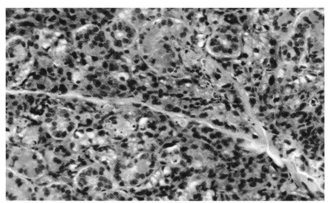

图4.11 给予大鼠一种新型抗生素类抗肿瘤药物后的颌下唾液腺，浆液性腺泡单个细胞变性和萎缩。H&E（Springer Science+Business Media B.V 授权使用[20]）

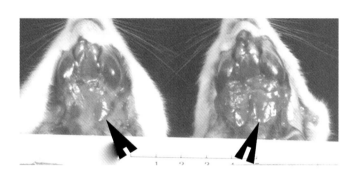

图4.12 给予大鼠一种β-拟交感神经兴奋剂后颌下唾液腺肥大（箭头所示）。与左边对照组动物腺体相比,右边用药组腺体肉眼可见肿大。H&E（Springer Science+Business Media B.V 授权使用[20]）

## 4.3 食管

药物诱发的食管病变在临床前安全性研究中很少见。可使用多种动物模型（如犬、猫、猪）对药物潜在的局部食管刺激性进行常规评价。经内镜将受试药物放置在食管内使其溶解。3～6天进行组织病理学检查,根据所引起的炎症和溃疡的程度对药物致溃疡性进行评估。

在毒性研究中，食管可见下列损伤：
- 上皮萎缩
- 角化过度
- 增生
- 炎症
- 肌纤维变性
- 巨食管
- 黏膜腺肥大

- 紧缩
- 糜烂、溃疡、坏死
- 乳头状瘤、鳞状细胞癌

药物诱发的上皮萎缩很罕见，但在给予舒尼替尼的灵长类动物可见，特点是变薄、嗜酸性增强、核固缩导致角化不全[5]。具有抗有丝分裂活性的药物也可导致上皮变薄和萎缩[22]。

有厌食症的啮齿类动物，缺乏锌或维生素A都可引起角化过度。大鼠上皮增生可通过长期给予酒精和盐酸美舒普林（一种β-肾上腺受体刺激物）来诱导产生（图4.13）。Raf抑制剂与食管上皮的增生相关，可能是由于引起丝裂原活化蛋白激酶（MAPK）通路改变从而引起细胞增殖[23]。

在啮齿类动物经口灌胃试验中可见少量动物肌

纤维变性，不伴食管穿孔，常为背景性改变。药物（含磷脂性物质）也可作用于其他部位的肌肉，有时可导致啮齿类动物食管平滑肌纤维的变性。典型的组织学病变是肌病，包括变性的嗜酸性肌纤维和再生的嗜碱性肌纤维（细胞中央有链状的细胞核）。肌肉组织中可以出现炎性细胞浸润，但常不是主要病变。如果肌病严重，肌张力降低可导致巨食管和食管扩张（图4.14）。药物诱发的巨食管常继发于如丙烯酰胺之类的神经毒物，由于引起神经损伤可导致犬食管扩张。

类固醇可引起犬食管黏液腺轻度肥大。与对照组相比，腺体明显增大，略呈嗜酸性。黏液细胞轻度肥大，部分阻塞腺腔（图4.15）。

啮齿类动物食管嵌塞可由食物（粉状饲料）、垫料或给予胶囊所引起，导致炎症和糜烂或溃疡。由于通过食管的时间较短，故由刺激引起的食管损伤较为罕见，但如果经过食管的时间延长或含有刺激性化合物的胶囊滞留并破裂，则可导致食管的糜烂和溃疡，甚至穿孔。

灌胃试验中给药操作可导致穿孔和动物的突然死亡。仅有穿孔有时可在尸检时发现，而无相关的食管组织学改变。如果动物没有即刻死亡（常见），根据食管破裂的部位以及受试物沉积的情况，颈部区域或胸腔可见不同程度的炎症和（或）脓肿形成，并可伴胸膜炎或心包炎。

自发性食管肿瘤很罕见，但如果啮齿类动物给予遗传毒性化学物质如甲基亚硝基脲和亚硝基甲基苯-芳基胺可诱发食管的增生、乳头瘤和鳞状细胞癌[24]。

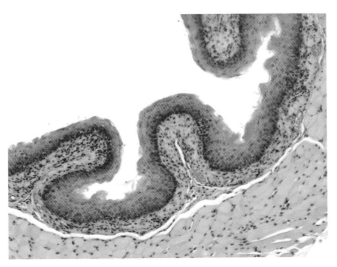

图4.13 转基因小鼠给予甲基亚硝基脲，食管上皮增生、角化过度，伴固有层轻度炎细胞浸润。H&E

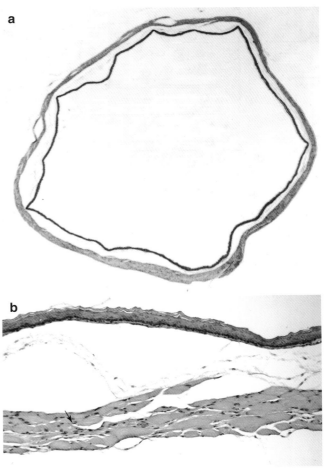

图4.14 a. 给予磷脂性物质的长期试验，大鼠巨食管。食管明显扩张，肌层厚度不一。H&E。b. 高倍镜，肌壁薄，肌纤维变性，苍白，空泡状（箭头），嗜碱性，再生的肌纤维核居中。H&E

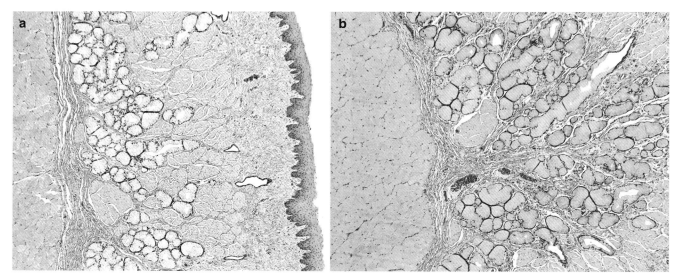

图4.15　a. 对照组犬正常食管；注意黏膜下层黏液腺的大小。(H&E)。b. 给予犬类固醇短期试验。黏膜下食管腺看上去较对照组大，黏液细胞肥大，略呈嗜酸性，腺腔闭塞。H&E

## 4.4　胃

胃由于长时间暴露于未变化的受试物，使其成为最常见的药物诱发消化道损伤部位之一。在啮齿类动物中，由于非腺体性的前胃具有储存功能，因此病变好发于此。影响胃毒性作用的因素包括pH值、胃排空速率、空腹或进食状态以及受试物的物理性状。肠肝循环的水平同样会影响胃损伤的程度，如犬给予消炎痛。不同种属动物对于不同种类的化合物敏感性也不同，一般而言犬敏感性强于灵长类动物或小型猪。

### 4.4.1　啮齿类动物前胃

啮齿类动物前胃药物诱发改变包括：
- 角化过度
- 增生
- 炎症
- 糜烂、溃疡
- 乳头状瘤、鳞状细胞癌

食物中维生素A和锌不足与啮齿类动物前胃的角化过度和增生有关，典型的缺锌所致的角化不全伴有角化层细胞核的残留。

啮齿类动物前胃的角化过度和增生常见于灌胃和膳食研究中（图4.16）。可为一种适应性反应或轻度的刺激反应，可继发于细胞毒性，也可由直接的增殖作用引起。如果上述变化是由刺激引起，可出现不同程度的炎细胞浸润、上皮空泡化、上皮内和上皮下囊泡形成或钉突形成。病变有时仅局限于皮腺胃交界脊，或此处病变最重。更严重的刺激可导致糜烂或溃疡伴坏死（图4.17）。药物所致的胃糜烂和溃疡往往是局灶性的，因此在尸检时进行彻底的检查和对于异常发现进行精准的采样及探查到细微病灶至关重要。多种药物、食品添加剂以及化学品都与这种类型的变化有关，其中包括偏亚硫酸氢钠。丁基化羟基苯甲醚（BHA）和一系列酚、酸。长期给予一些非遗传毒性药物（如BHA）也可诱发鳞状细胞癌。这些药物引起肿瘤的机制与其表观遗传性有关，与慢性细胞毒性作用所继发的细胞增殖增加有关。给予HMG-CoA还原酶抑制剂和Raf抑制剂可直接诱发增殖作用，导致上皮增生[23]。系统用药也可导致前胃的增生，如经静脉给予对乙酰氨基酚[25]。大鼠和小鼠给予前列腺素E₁的类似物，如米索前列醇，可诱发角化过度和上皮增生[26, 27]。有研究表明，由于啮齿类动物前胃不同区域活化酶水平不同，可能其对不同化学品的反应也不同。

有研究表明，四氧嘧啶诱导的糖尿病大鼠可见前胃增生和鳞状细胞癌。这些病变被认为是由白色念珠菌感染所引起，给予四环素可加剧[28]。控制血糖可降低其发病率[29]。许多遗传毒性致癌物，包括亚硝胺，如甲基亚硝脲，可引起非腺胃的乳头状瘤和鳞状细胞癌（图4.18和4.19）。

### 4.4.2 腺胃

腺胃黏膜由多种类型细胞构成，组织学上，表面柱状上皮形成凹陷。这些凹陷与胃腺相通，胃腺又分为峡部、颈部和基底部。最常见的细胞类型包括黏液细胞、产生盐酸的壁细胞以及产生胃蛋白酶原的主细胞。胃窦G细胞生成促胃液素，从而刺激肠嗜铬细胞产生组胺，进而刺激胃酸的分泌。当胃pH降低，受到降钙素基因释放肽、去甲肾上腺素及其他神经体液因子刺激时，胃窦D细胞可产生生长抑素，从而抑制胃泌素的生成。胃黏膜细胞的增殖主要发生在峡部或浅表的胃腺，伴随细胞向浅表及黏膜深部区域迁移。黏膜有许多保护机制，包括黏液碳酸氢盐层和上皮屏障。毒性作用是通过破坏保护屏障、抗有丝分裂的活性或直接刺激等多种机制引起的。间接作用是通过破坏激素、体液和神经调节机制等引起。

药物诱发腺胃改变包括：

• 矿化
• 色素沉着
• 玻璃样变
• 球形白细胞增多
• 主细胞变性
• 壁细胞变性
• 壁细胞增生
• 肠化生
• 糜烂、溃疡
• 小凹/腺瘤性/黏膜增生
• 肠嗜铬样（ECL）细胞增生、肿瘤
• 腺瘤、腺癌

腺胃的矿化与血浆钙水平的升高有关，可以通过维生素D类似物、钆Ⅲ、酪氨酸激酶抑制剂诱导[30–32]。组织学检查可见胃底黏膜、肌层和血管壁矿化（图4.20）。啮齿类动物和犬罹患慢性肾脏疾病可引起尿毒素性胃病，也可发生此种改变。

经口给予含铁的化合物可引起腺隐窝色素及吞噬色素的巨噬细胞的聚集（图4.21）。近期有报道，给予小鼠皮质激素幽门可发生玻璃样变。该改变是由于固有层内的胶原沉积，被认为是富含胶原的细胞外基质增多[33]。

球形白细胞增多在腺黏膜少见，常发生在胃底部与皮胃交接处。多种药物可诱发这种改变，包括激肽酶抑制剂（作者个人观察）、聚乙二醇、乳酸铁以及含重金属的工业化合物[34, 35]。这些细胞被认为属于肥大细胞系，它们的颗粒可用Giemsa染色和甲苯胺蓝染色显示出来。大鼠肥大细胞蛋白酶Ⅱ染色呈阳性[35]。球形白细胞增多常合并固有层嗜酸性粒细胞增加（图4.22）。

主细胞和壁细胞萎缩较少被诱发。给予犬新型的H₂受体拮抗剂，可见壁细胞变性[20]。一些质子泵抑制剂也可引起壁细胞空泡变性和单个细胞的坏死[36]。给予食蟹猴多氯联苯可见壁细胞的减少，伴黏液性胃黏膜的弥漫性肥大和增生[6]。在作者的实验室曾观察到，给予食蟹猴工业性化合物后所诱发的壁细胞变性（图4.23）。具有细胞毒性或抑制细胞生长的抗癌药物可导致胃腺上皮细胞的减少。

给予大鼠五肽胃泌素可引起壁细胞的增生[37]。H₂受体拮抗剂、抗酸药和质子泵阻滞剂通过增加胃泌激素水平可产生类似的营养作用。

位于胃腺基底部的细胞增生，可为典型的潘氏细胞或增生的嗜酸性主细胞，被报道与H₂受体拮抗剂，如洛克替丁和工业化学品相关（作者个人观察）（图4.24）。细胞体积大，含嗜酸性颗粒，核位于细胞底部。该改变被认为是一种化生[17]。

许多化学品和药物都可引起胃腺黏膜的糜烂和溃疡（图4.25）。非甾体抗炎药可能是与胃溃疡关系最密切的一类化合物。有人建议基于药物所诱导的胃损伤的程度和严重性将其分为三组：

Ⅰ 引起黏膜出血的药物（如环磷酰胺、甲氨蝶呤）

Ⅱ 引起黏膜出血和溃疡的药物（如阿司匹林）

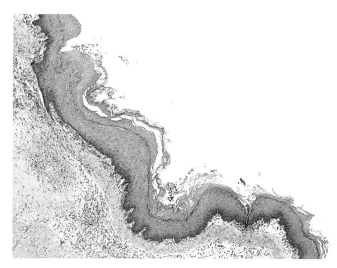

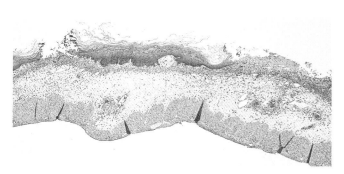

图4.17　大鼠非腺胃的溃疡。鳞状上皮广泛溃疡和坏死，伴黏膜下层水肿和炎症。局部残留的上皮角化过度、增生，钉突突入黏膜下层。H&E

图4.16　大鼠非腺胃的增生和角化过度。轻度刺激与这些适应性改变相关。H&E

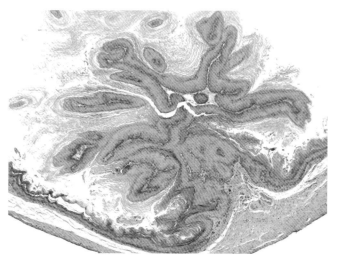

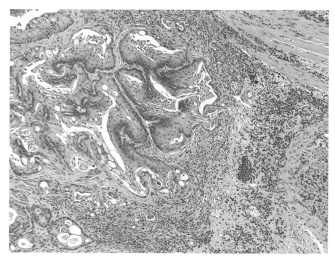

图4.18　转基因小鼠给予甲基硝基脲可引起非腺胃的乳头状瘤。瘤体由分支状增生基质构成，表面被覆增生及角化过度的鳞状上皮。H&E

图4.19　长期试验，大鼠胃鳞状细胞癌。癌巢内中度分化的鳞状细胞侵及黏膜下层。黏膜下层和肌束之间可见明显的淋巴浆细胞浸润。H&E

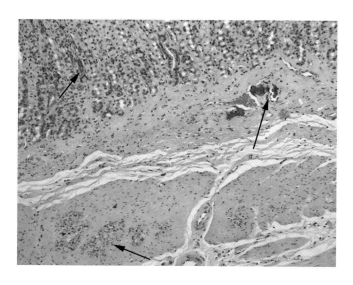

图4.20　长期试验中大鼠胃的矿化。粉紫色矿物质沉积在黏膜、肌层及血管壁（箭头）。矿化与血钙水平的升高有关，给予维生素D类似物可引起该改变。H&E

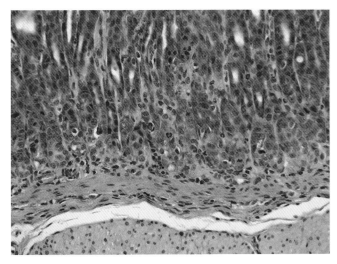

**图4.21** 给予大鼠一种含铁的化合物的短期试验。一些腺上皮细胞内存在深棕色颗粒，伴固有层内微量嗜酸性粒细胞浸润。H&E

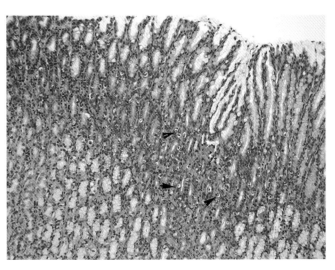

**图4.22** 大鼠腺胃球形白细胞增多。嗜酸性球形白细胞数量增多（箭头），主要位于邻近皮腺胃交界处凹陷区。多种化学品及生物活性化合物能引起此种改变。H&E

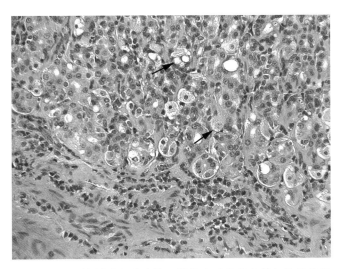

**图4.23** 大鼠腺胃壁细胞变性。腺体内可见单个壁细胞的空泡形成和变性（箭头），有时可见残留的嗜酸性细胞碎片。H&E

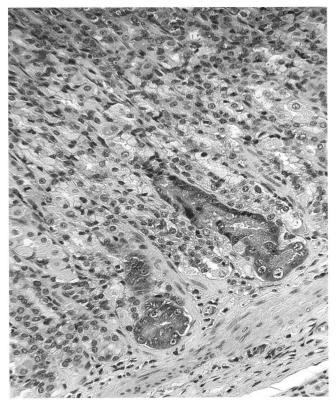

**图4.24** 大鼠腺胃肠上皮化生。正常腺体细胞被体积较大的嗜碱性潘氏样细胞所取代，顶端具有酶原颗粒，基底部有嗜碱性的细胞核。 H&E

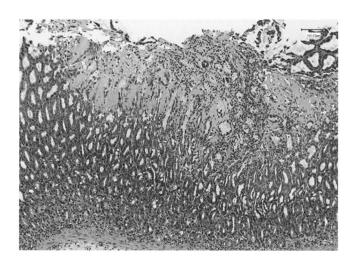

图4.25　大鼠腺胃糜烂。腺凹黏膜坏死，伴嗜酸性物质和炎细胞碎片。该病变可由多种化合物诱发，包括非甾体类抗炎药、化学品和磷酸二酯酶（PDE）抑制剂。H&E

Ⅲ 引起黏膜出血、糜烂、溃疡、小肠损伤的药物（如苯基丁氮酮和吲哚美辛）

组织学检查可见不同程度的糜烂和溃疡，伴有炎症和出血。大剂量或长期给药的结局常是穿孔，继而引起啮齿类动物腹膜炎和肠粘连。

病变可由两种不同的机制引起：直接黏膜接触或吸收后引起的系统性毒性。被广泛接受的关于非甾体类抗炎药的致溃疡作用是由于环氧酶受抑，同时COX-1和COX-2也受抑，使前列腺素合成减少[38-41]。由于保护性前列腺素和胃酸水平的下降可能使黏膜对于血管收缩剂（如脂肪氧合酶）更加敏感。胃不同区域、不同细胞表达前列腺素COX-1和COX-2水平也不同[42]。与非甾体类抗炎药直接接触也能减少黏液和碳酸氢盐释放到黏膜，与其致溃疡作用相关。阿司匹林可抑制环氧酶的活性，脱乙酰作用后产生水杨酸，影响黏膜的屏障功能。犬对非甾体类抗炎药的毒性反应比大鼠更敏感，而猴在这三个种属中最不敏感。如果长期或大剂量给予类固醇也可诱发胃溃疡，至少部分原因是由于抑制了前列腺素的合成，即使在非致溃疡剂量下用药也可延缓胃溃疡的修复[43、44]。

其他药物，如利尿剂、血管紧张素转换酶（ACE）抑制剂和血管紧张素Ⅱ受体拮抗剂，可引起严重的电解质失衡，进而诱发胃损伤。胃内的胆盐可破坏胃黏膜的渗透性，溶解表面上皮的外脂质双分子层，从而易于形成糜烂和溃疡。

药物诱发的腺凹增生并不常见，表现为腺凹区域的厚度增加。可发生在给予神经激肽拮抗剂的大鼠和给予前列腺素E1类似物的犬和猴[45]。颈黏液细胞受到刺激，或给予前列腺素、γ-干扰素时可致肥大和增生[46]。猴给予表皮生长因子（图4.26）可引起上皮增生，已分化细胞被分化不良的细胞取代[8]。老年小鼠腺瘤样增生是已被充分证实的自发性改变，这可能表明伸入固有层的增生腺体并未发展为肿瘤。抑酸剂可使该自发病变的发生率增加。

发生在胃血管的动脉炎可以是犬特发性多动脉炎和啮齿类动物多动脉炎全身血管综合征的一部分。在啮齿类动物中，常与严重肾病相关。磷酸二酯酶-4（PDE-4）抑制剂可引起多种实验动物血管炎（图4.27）。抗生素、细胞毒素、心脏活性药物等均可引起啮齿类动物胃血管损伤。

啮齿类动物肠嗜铬样（ECL）细胞增生是由引起壁细胞酸分泌减少的某些特殊化合物引起，如组胺（H2）拮抗剂（如雷尼替丁）和质子泵抑制剂（如奥美拉唑）。ECL细胞的增殖如果是由代偿性高胃泌素血症引起，如果继续给药，可发展为类癌。ECL细胞在H&E切片上不易区分，可通过银染，如Grimelius法，或通过对神经元特异性烯醇化酶或嗜铬粒蛋白A免疫组化染色进行识别（图4.28）。电镜显示增生的ECL和肿瘤细胞胞浆有特征性含肽的电子致密颗粒。

腺瘤在啮齿类动物偶可自发。它们常呈息肉样或无柄，中度分化，由增生的腺体组成（图4.29）。已证实可使用二乙基亚硝胺（DEN）和N-亚硝胺类化合物诱发实验室动物尤其是啮齿类动物的胃腺癌。辐射和阿片样物质也可诱发该肿瘤。流行病学

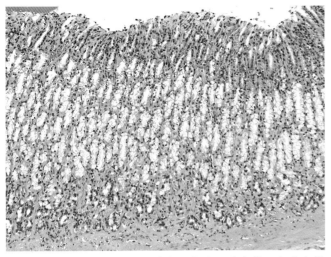

图4.26 大鼠腺胃黏液细胞增多。黏液细胞的数目和体积增加，在腺凹区域下方形成宽阔的条带。该改变为轻微刺激引起的一种反应。H&E

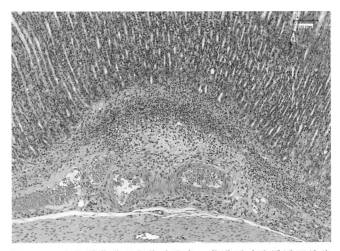

图4.27 大鼠胃黏膜下血管动脉炎。黏膜下动脉周围可见外膜轻度增厚及淋巴细胞浸润。固有层重度粒细胞浸润。动脉炎可继发于肾脏疾病或可由PDE抑制剂等药物诱发。H&E

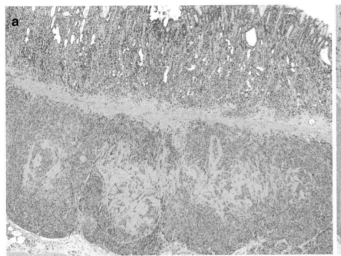

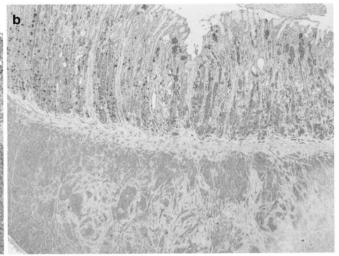

图4.28 a．大鼠胃类癌。黏膜和黏膜下层见浸润性肿瘤。细胞呈卵圆形或梭形，胞核呈卵圆形，胞浆嗜酸性。H&E。b．类癌的多数细胞嗜铬粒蛋白A染色阳性。肠嗜铬样（ECL）细胞嗜铬粒蛋白A染色可以很好的显示出来。该肿瘤可自发，但常与组胺和质子泵抑制剂有关。嗜铬粒蛋白A免疫组化染色

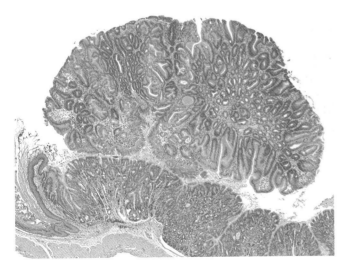

图4.29 大鼠腺胃的腺瘤。肿瘤呈息肉样，由中度分化的腺体组成。间质淋巴细胞浸润。H&E

调查发现，亚硝胺与人类胃腺癌也有关系。幽门螺杆菌感染与人类的胃癌关系密切，而与动物的自发性胃癌无关。如建立螺杆菌的胃癌动物模型或致癌物质诱导胃癌动物模型，则长爪沙鼠被认为是与人类最接近的模型动物[47]。

形态学上，胃腺癌可从高分化的管状或乳头状结构到印戒或小梁状结构。肿瘤组织侵入黏膜下层，即使没有侵及浆膜，也常被认为是恶性的证据。

## 4.5　小肠

小肠可见多种改变：

- 绒毛萎缩或短小
- 绒毛肥大
- 肌层肥厚
- 绒毛或黏膜增生
- Brunner腺肥大
- Brunner变性
- 糜烂、溃疡、炎症
- 贮存性肠病
- 淋巴管扩张
- 腺瘤/腺癌

绒毛萎缩或短小组织学上表现为绒毛的大小或高度减小（图4.30）。禁食可引起大鼠绒毛萎缩，是一种生理性反应。大鼠垂体切除也可引起绒毛萎缩，伴肠细胞及杯状细胞数量的减少。药物诱发的绒毛萎缩是由于肠细胞丢失过多和（或）肠细胞更新受损引起的。多种化合物均可引起绒毛萎缩或短小。由于抗癌药（给予小鼠顺铂）和抗病毒药物（如给予犬阿昔洛韦）可抑制有丝分裂，因而可引起绒毛短小。

多种机制的损伤可引起肠细胞丢失的增加，导致细胞变性或凋亡增多。绒毛短小也可伴有慢性炎症。正如给予杀菌剂灭菌丹，绒毛短小常作为慢性暴露后的一种适应性反应，伴隐窝区域腺体增殖，最终导致腺体增生（图4.31）。

此外，隐窝细胞的有丝分裂受抑可导致肠细胞更替的延迟，从而导致绒毛的高度和体积减小。使用如甲氨蝶呤的细胞抑制剂和细胞毒素可同时诱发肠细胞丢失的增加和更替的减慢。顺铂和阿糖胞苷可引起小鼠隐窝细胞生成的减少和凋亡增加。三苯乙醇可引起大鼠绒毛萎缩。

多种生理性刺激和外源性物质可诱发黏膜的肥大和增生。可累及绒毛、黏膜腺体，或两者兼有。

肠部分切除、增加进食及增加膳食纤维均可诱发黏膜增生。给予激素（如甲状腺素、生长激素）、表皮生长因子、类固醇及许多其他药物可引起一个或多个肠段的黏膜增厚。绒毛肥大，在解剖时可以观察到受累区域的增厚。组织学上，绒毛看起来更长，并伸入管腔更深（图4.32）。给予猴表皮生长因子可诱导上皮的增生[8]。一些PDE抑制剂可引起黏膜增生[16]。α肾上腺素受体激动剂被证实与大鼠肠套叠相关，可能是由于使肠蠕动增加，但无组织学变化[20]。

平滑肌肥大所致的肌层增厚在肠道并不常见（图4.33）。手术闭塞部分管腔可引起该改变[48]。

有报道称，给予犬β肾上腺素受体阻滞剂阿替洛尔可引起Brunner腺的空泡形成[17]。给予大鼠作用靶点为Brunner腺受体的新型多肽，可诱发Brunner腺的肥大。病变表现为Brunner腺中度弥漫性肥大，常常只有通过与对照组直接比较才能发现（图4.34）。生长因子抑制剂（血管内皮生长因子（VEGF）抑制剂）等化合物由于具有抗血管新生作用可诱发Brunner腺的坏死和炎症（图4.35）。然而，也有报道大鼠给予VEGF抑制剂可致Brunner腺的腺病，伴Brunner腺增生和扩张并伸入肌层和浆膜[49]。

药物的直接刺激或经吸收和系统性作用后可诱导小肠的糜烂和溃疡并可伴炎症。由于生理变化和药物作用方式的不同小肠中的某些特定区域可优先受累。例如，表皮生长因子受体抑制剂可引起窦十二指肠交界处的糜烂和溃疡（图4.36）。Brunner腺可生成表皮生长因子，在十二指肠溃疡的修复和愈合中发挥作用[50]。该区域由于胃酸溢出也更容易发生糜烂。非甾体抗炎药常引起十二指肠病变。半胱胺因其具有细胞毒性常用于建立大鼠十二指肠溃疡模型。半胱胺可生成活性氧，并可能降低抗氧化酶的防护作用，其致溃疡作用可能是由于铁过载引起[51, 52]。

回肠不同区域的环氧酶COX-1和COX-2受体表达不同，可用于解释COX-2抑制剂与回肠末端局部病变的关系[53]。

多种经口给予的化合物及其产物可在绒毛存储和蓄积（图4.37）。嘌呤霉素、减肥药和四环素可引起脂质沉积形成空泡。在绒毛顶端可见巨噬细胞内含脂滴，有时巨噬细胞破裂后脂滴可游离于固有层内。阳离子双亲性药物（CADs），如胺碘酮，由于其具有磷脂质效应，其化学结构具有疏水性和亲水性的属性，以及阳离子胺的存在，可引起上述效应。高脂饮食与小肠吸收细胞的空泡变性相关。多种类型的色素物质也可积聚在固有层的巨噬细胞内（图4.38）。

所有种属动物的淋巴管扩张都是由于淋巴引流受阻所引起的，形态学上表现为绒毛乳糜管的扩张和肠系膜淋巴结被膜下窦的扩张。这被认为是由于脂质运输受阻所致[54]。有试验观察到给予大鼠一种新型的抗高血压药可引起乳糜管扩张，但没有肠系膜淋巴结的组织学改变[20]。也有报道给予猴一种免疫调节剂后引起乳糜管扩张（图4.39）[20]。

自发性淋巴管扩张导致淋巴管破裂可引起肠系膜和浆膜的脂质肉芽肿，与犬蛋白丢失性肠病有关。肠系膜淋巴管阻塞有时也会引起破裂，导致脂质肉芽肿的形成。

小鼠偶尔可发生背景性的灶性非典型性增生，可似腺瘤性息肉。通过饮食干预、给予药物和化合物可使该病变的发病率升高。但在啮齿类动物小肠的腺瘤和腺癌并非常见的背景性病变。

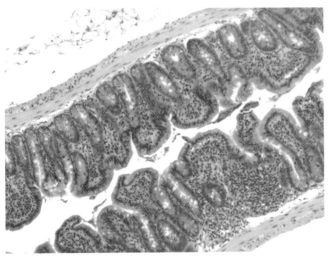

**图4.30** 大鼠十二指肠绒毛短小。比正常绒毛粗短。抗癌药、抗病毒药、农药和生长因子抑制剂可致此种改变。H&E

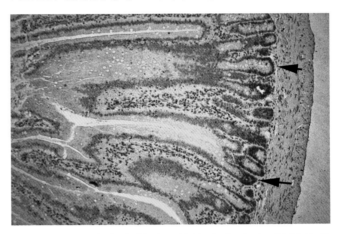

**图4.31** 大鼠腺上皮增生。腺隐窝内溴-2'-脱氧尿苷（BRDU，增殖细胞标记）阳性细胞数量增加（箭头）。H&E（Springer Science + Business Media B.V许可[20]）

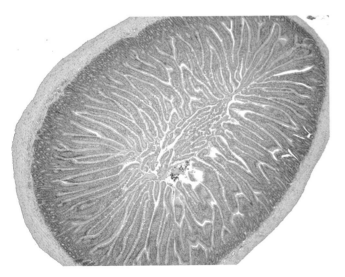

**图4.32** 大鼠十二指肠绒毛肥大。绒毛比正常长，肠腔几乎消失，导致大体观察十二指肠增厚。可为生理性改变或由多种药物和激素引起。H&E

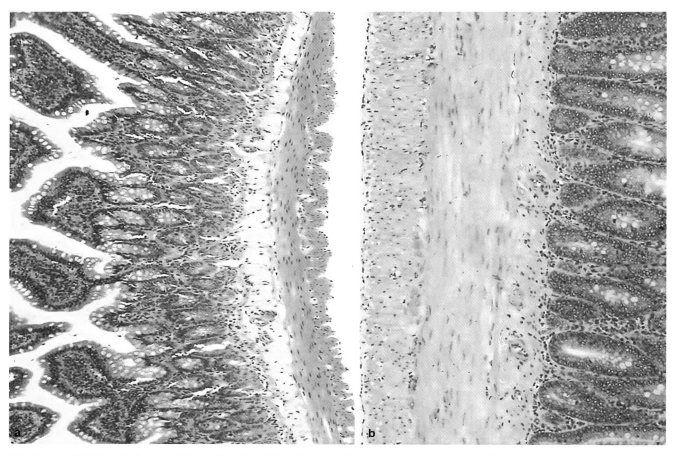

**图4.33** 大鼠肌层肥大（a）。对照动物的正常空肠见b图。肥厚的空肠环形肌层和纵形肌层均显著增厚。H&E

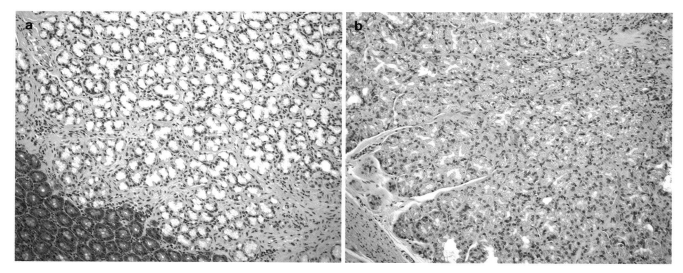

**图4.34** a. 大鼠正常Brunner腺（H&E）。b. 大鼠Brunner腺肥大。Brunner腺细胞较对照组体积更大，嗜酸性更强。H&E

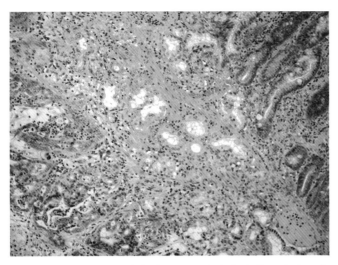

图4.35　大鼠Brunner腺变性。明显的腺体变性、炎症、萎缩。一些腺体中有大核的嗜碱性细胞，表明正在进行再生。生长因子抑制剂能引起该变化。H&E

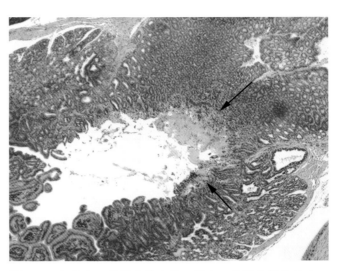

图4.36　大鼠十二指肠黏膜糜烂。胃十二指肠交界处见十二指肠绒毛和胃窦黏膜灶性浅表坏死，伴嗜酸性物质和细胞碎片（箭头）。该区域由于胃酸过多而好发溃疡

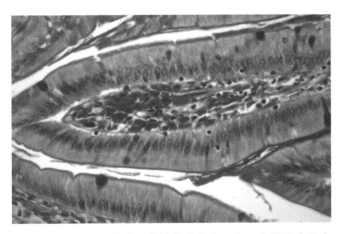

图4.37　大鼠经口给予一种植物提取物，十二指肠固有层内的组织细胞。该物质可在组织细胞内聚集，黏多糖染色呈阳性。但无变性的证据。碘酸-希夫（PAS）染色（Springer Science + Business Media B.V许可[20]）

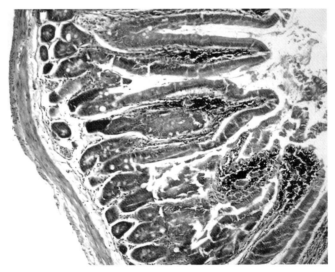

图4.38　大鼠经口给予染发剂后绒毛固有层组织细胞内色素聚集。H&E（Springer Science + Business Media B.V许可[20]）

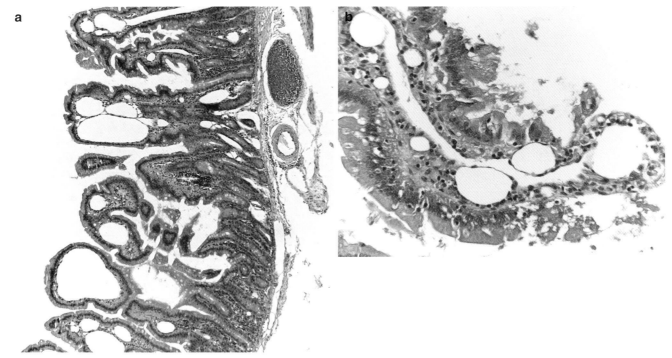

图4.39　a．给予猴二甲胺四环素致十二指肠淋巴管扩张。绒毛顶部乳糜管明显扩张。H&E。b．高倍镜下可见乳糜管明显扩张，使绒毛肿胀，但炎症反应不明显。H&E

## 4.6　大肠

　　由于大肠黏膜对外源性化学物质的反应有限，因此引起的变化也较少。但此处外源性化学物质的浓度较小肠高，且代谢时间较长，因此大肠的潜在暴露风险较高。也存在种属差异，啮齿类和非啮齿类动物之间，以及啮齿类动物之间，敏感性均不同。

　　大肠的改变包括：
- 糜烂、溃疡、炎症、坏死
- 上皮和固有层色素或受试物沉积
- 黏膜肥大、杯状细胞肥大
- 黏膜增生
- 腺瘤和腺癌

许多药物和化合物均可引起糜烂和溃疡，特别是非甾体类抗炎药。溃疡穿孔有可能并发腹膜炎（图4.40和4.41）。林可霉素、克林霉素可诱发仓鼠和兔出血性结肠炎。组织学改变可见出血坏死性肠炎。在静脉注射试验中的对照组大鼠，有时也可见盲肠黏膜严重弥漫出血性坏死，但无明显细菌感染（图4.42）。此种改变可能与应激相关，也可能是由于血液灌流的改变。

　　给予实验动物卡拉胶或右旋糖酐可诱发溃疡，主要是盲肠。在大鼠这种溃疡可累及肠道整圈，导致狭窄。葡聚糖硫酸钠可诱发小鼠结肠炎，广泛用于建立炎症肠病模型[55]。选择性p-38 MAPK抑制剂可引起犬盲肠和结肠黏膜上皮的坏死和线性出血，但在其他实验室种属尚未发现。在组织学上，肠相关淋巴组织（GALT）中淋巴细胞的凋亡和坏死是最早，也是最常见的病理学改变，其次是淋巴结和脾脏的中性粒细胞浸润和急性炎症，以及结肠和盲肠的多灶性黏膜上皮坏死和线性出血[56]。

　　受试物和色素可被黏膜上皮细胞和固有层中的巨噬细胞摄取，引起固有层中巨噬细胞的聚集（图4.43）。工业化合物可在固有层中聚集，引发伴异物巨细胞的吞噬反应（图4.44）。

　　肥大和增生可被视为化合物引起肠道微生物群的改变（如抗生素、糖醇）、纤维增生和其他饮食调控因素的变化的一种适应性反应。盲肠对这些改变尤其敏感，可发生适应性的膨大。尸检时常发现盲肠扩大，但可能并无组织学变化或仅轻度黏膜肥大（图4.45）。这种机制所引起的早期变化通常在刺激因素消除后可恢复。

磷酸二酯酶抑制剂可引起结肠和盲肠的黏膜增生[16]。胆汁盐和酸可能通过鞘磷脂酶活性的改变破坏结肠上皮细胞,导致炎症、水肿和坏死,最终导致有丝分裂活性增加,上皮增生,因此胆汁盐可促进结肠癌的发生[20, 57]。

多种试验模型被用于研究炎性肠病,但都不理想。该病变在绢毛猴为自发性病变。葡聚糖硫酸钠被广泛用于啮齿类动物该综合征的造模,可引起隐窝减少、溃疡、炎症、上皮增生和发育不良(图4.46)。一些针对特定靶点炎症调控基因的转基因小鼠或基因敲除小鼠也被用做该疾病模型。

给予高剂量的角叉菜胶或右旋糖酐与远端结肠和直肠的息肉状腺瘤及腺癌有关。角叉菜胶引起肿瘤发生的机制不明。也有人认为与菌群改变、肿瘤始发、肿瘤促进和继发于炎症及退行性变的细胞增

殖增加相关。已知的致癌物质,如1,2-二甲基肼和氧化偶氮甲烷,可引起不典型性增生和肠道肿瘤。非经口给药也能导致肠道肿瘤。例如,慢性吸入1-溴丙烷被证明可使大鼠腺瘤发生率增加。腺瘤可呈实心、息肉状或局限性,由增生的管状腺构成,但未侵入基底膜。可呈不同程度的发育异常、不典型性和假复层(图4.47)。

由于对于研究人类疾病很有意义,人们对实验动物大肠的腺瘤和腺癌特别感兴趣。小鼠长期经口给予含金属的化合物,与盲肠和结肠的重度炎症、轻度灶性黏膜增生和憩室的形成有关。憩室易被堵塞形成大的囊状结构,常呈多个小腔,内含黏液,被覆扁平或萎缩的上皮细胞。腺体增生和发育不良并非特征性病变,但偶尔可见。在许多情况下,这种囊性病变可扩张并深入到腹膜腔的肌纤维之间,但一般不伴侵入腹腔或转移至其他腹部器官(图4.48)。该连续性病变不包括息肉样增生和腺

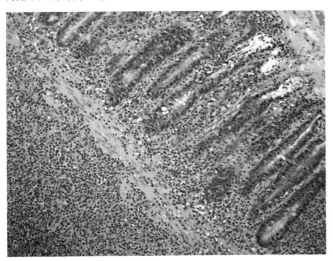

图4.40 小鼠盲肠炎症和糜烂。黏膜和肌层重度粒细胞浸润。浅层黏膜受侵蚀,伴出血和管腔内炎性碎片。H&E

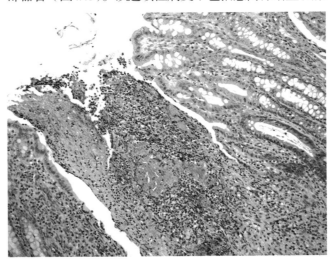

图4.41 大鼠结肠黏膜灶性溃疡。局灶性黏膜坏死,伴细胞碎片和纤维蛋白。H&E

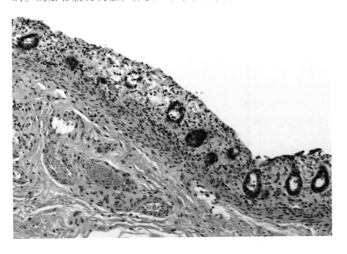

图4.42 盲肠黏膜坏死和萎缩。黏膜萎缩,伴浅层黏膜缺失。残存部分腺体消失,一些腺体内含细胞碎片,黏膜水肿和间质炎症。H&E

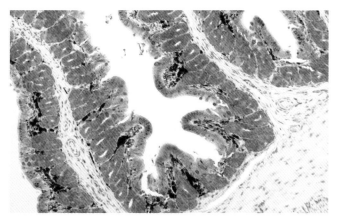

**图4.43** 大鼠盲肠黏膜中的含铁物质。Perls染色含铁血黄素呈深蓝色，出现在肠上皮细胞和固有层巨噬细胞中。Perls 染色

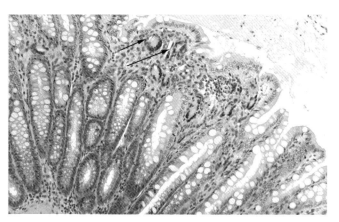

**图4.44** 大鼠直肠聚集性肠病伴异物反应。固有层大量异物巨细胞，部分细胞内含晶体（箭头所示）。结缔组织中的晶体状裂隙表示受试物的聚集。H&E

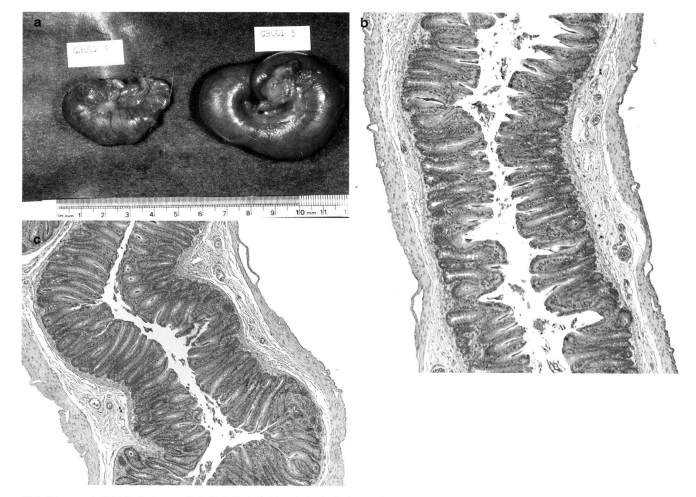

**图4.45** a. 大鼠短期试验，正常盲肠和扩张盲肠。右侧为给药后的盲肠，明显较对照组增大。并不一定与组织学改变一致。b. 大鼠正常盲肠。注意黏膜高度。c. 大鼠盲肠肥大。盲肠黏膜较对照组黏膜明显增厚，上皮细胞弥漫性肥大。盲肠菌群的改变可引起该适应性反应。H&E

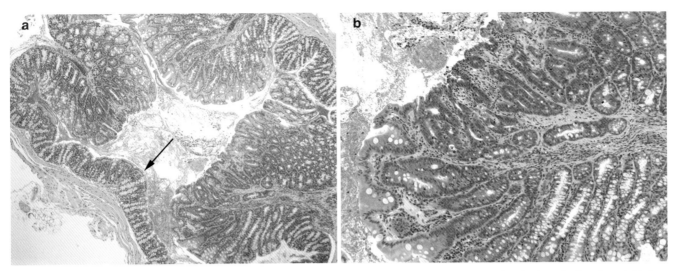

图4.46　a．小鼠结肠黏膜增生。左侧（箭头）为正常黏膜。右侧结肠黏膜变厚，正常黏膜结构损失，黏膜细胞肥大增生。H&E。b．高倍镜下相同动物的结肠，灶性再生性增生，由多个嗜碱性腺体组成，伴间质淋巴浆细胞浸润。灶性黏膜表面不规则，可能是一个已愈合的溃疡灶。　H&E

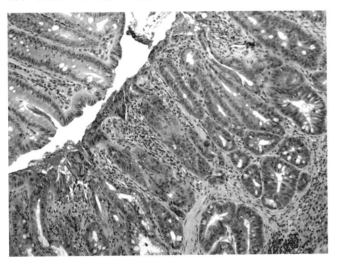

图4.47　小鼠盲肠腺瘤。腺体增生，排列无序，明显失去正常结构，伴间质淋巴浆细胞浸润。轻度不典型增生，上皮细胞层叠，有丝分裂多见是该病变的特点。H&E

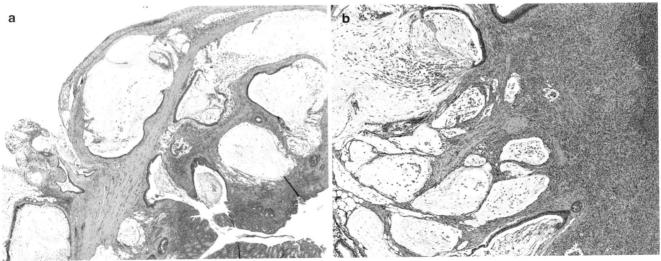

图4.48　a．小鼠结肠损伤。肿瘤主要由体积较大的内含黏液的囊性结构组成，肿瘤已侵入肌层并侵及腹腔。肿瘤细胞成分较少，腺体普遍分化良好。H&E。b．高倍镜示囊性结构的某些区域被覆上皮呈立方状，但常完全缺失。囊内含黏液及细胞碎片。肌层见重度慢性炎症。H&E

消化系统及胰腺　**87**

瘤，囊性增生和癌的区别通常也不明确，对其进行鉴别应基于肌层的穿透而不是根据病灶的形态。该病变的诱导常特定于小鼠，同种化合物不会诱发其他实验室动物的类似病变。由于缺乏转移的证据，且为小鼠特异性病变，因此它们目前被认为是憩室而非腺癌。

各种物种（包括人类）结肠肿瘤发展中所涉及的炎性因子、细菌和其他药物的作用已被广泛研究。在人类和其他许多物种，炎症因子在肿瘤的发展中都起着主要的作用。已发现给予抗肿瘤坏死因子-α（TNF-2-α）、白细胞介素-10（IL-10）或Treg细胞因子可使小鼠结肠癌缓解，凸显了这些细胞因子对大肠肿瘤发展的重要作用[59]。

## 4.7　胰腺外分泌部

人类、非人灵长类、仓鼠和犬的胰腺是一个致密的腺体；大鼠、小鼠和兔的胰腺位于肠系膜内。不同物种间毒性作用的不同在一定程度上受解剖和生理变化的影响。大鼠和小鼠胰管开口于胆总管，而人、犬和兔胰管则直接开口于十二指肠。在犬和灵长类动物，来自胰岛的输出血管供应大部分胰腺外分泌部，并对其进行功能调节。大鼠腺泡大部分的血液供应都是直接的。

胰腺的腺泡单元是由单层腔面具微绒毛的锥体细胞形成的管泡状结构组成。腺泡中央细胞是一种扁平的上皮细胞，沿腺泡腔排列，与闰管形成连续统一体。

胆囊收缩素（CCK）、胃泌素、催乳素、生长激素、皮质类固醇和甲状腺素可营养腺泡细胞。血管内皮细胞可调节胰腺的生长，因此血供失调可引起生长异常。

胰腺外分泌部的损伤很罕见，但可由直接或间接机制诱发，如胰腺外分泌部存在药物-代谢酶。

存在多种类型的诱发性胰腺腺泡病变：

• 脱颗粒
• 变性
• 萎缩
• 凋亡
• 坏死
• 胰腺炎
• 嗜碱性及肥大细胞灶
• 增生
• 肝细胞化生
• 腺瘤和腺癌

• 胰岛细胞增生症

腺泡细胞脱颗粒在各种病理情况下均可发生，同样也可被药物直接或间接诱发。细胞顶端酶原颗粒丢失使受累细胞体积变小、嗜碱性增强（图4.49和4.50）。应激、禁食、一般状况不佳或给予如呋塞米之类的药物可引起腺泡细胞颗粒度的降低[60]。蛋白质剥夺和铜缺乏也可导致颗粒度降低。各种激素的变化，包括垂体切除和给予胰高血糖素，也可导致酶原颗粒的减少。如果暴露时间延长，可发展为细胞正常凋亡水平的升高或腺泡萎缩。有报道称给予酪氨酸激酶抑制剂舒尼替尼与胰腺的脱颗粒和凋亡相关[5]。

腺泡萎缩在啮齿类动物尤其是老龄动物可自发，也可由药物诱导。受累的细胞和腺泡体积变小，嗜碱性增强，数量减少。大鼠的纤维化、炎症和胆管增生可与腺泡减少伴发。该改变可累及单个小叶或更为弥漫（图4.51）。在小鼠和犬更严重的病例中，小叶结构可以消失并被弥漫的脂肪组织所取代（图4.52）。在最重的病例中，可仅存胰岛、血管以及一些导管。在犬，胰腺萎缩伴临床功能降低。垂体切除、禁食、蛋白质缺乏、蛋氨酸和诱发性铜缺乏都可引起萎缩[61, 62]。氟喹诺酮类抗生素如加替沙星可诱发犬和食蟹猴的萎缩。

在犬和啮齿类动物自发性凋亡的发病率比较低。凋亡细胞皱缩、呈卵圆形，胞浆内有含深染核碎片的嗜酸性小体（图4.53）。电子显微镜观察为膜包被的细胞器和核碎片的残体（图4.54）。给予特定的外源性化合物可引起细胞凋亡率的升高。

已有报道称腺泡细胞空泡变性可发生在给予环孢素A、蛙皮素和嘌呤霉素的动物上[63]。由于脂质聚集或给予甲硫氨酸或乙醇可引起细胞浆的空泡变性（图4.55和4.56）。缺锌所引起的空泡变性是脂质聚集和溶酶体占优势的结果。某些杀菌剂也可引起类似病变[20]。有些腺泡的空泡是自噬形成的[64]。给予嘌呤可通过自噬的改变而引起腺泡的空泡变性，其溶酶体含有多组退化的细胞器（图4.57），空泡呈半透明。

系统性的磷脂质病也可导致腺泡细胞的空泡变性。此时，多层包涵体的存在是磷脂质病的确切证据。在作者的实验室曾观察到给予一种新型抗生素的猴出现间质性的空泡变性，同时间质中有空泡化的巨噬细胞聚集。这种空泡变性似乎是一种存储的现象，别处的吞噬细胞同样也出现类似的空泡[20]。

胰腺的坏死可呈单个细胞、灶性或更为弥漫，甚至广泛的出血坏死，可伴炎症及脂肪坏死（图4.58）。由于水解酶的含量较高，病变迅速从凝固性坏死的阶段发展为液化性坏死。逃逸酶消化周围的脂肪细胞，导致脂肪坏死。出血性坏死在大鼠很少见，但可发生于犬和小鼠。腹腔注射1-氧-4羟基氨基喹啉（4-HAQO）或嘌呤可引发坏死。

小鼠给予胆碱缺乏和D-蛋氨酸饮食喂养可引起出血性坏死。蛋氨酸毒性在雌性大鼠更为严重，雄性动物被给予雌激素后病变也可加重。偶氮丝氨酸、黄曲霉毒素、放线菌素D、乙醇和铜缺乏都可致胰腺损害。牛磺胆酸钠可诱发急性胰腺炎，表明胆汁与该疾病的发病机制可能有一定关系[65]。

口服给予乙醇的同时给予高脂饮食，可引起多种病变，包括颗粒减少、脂肪坏死、单核细胞浸润、纤维化、腺泡萎缩、导管扩张以及导管内黏液或蛋白栓[66]。硫唑嘌呤、呋塞米、甲基多巴和利福霉素也可致胰腺腺泡损伤（图4.59）。胰腺坏死后可出现炎症和纤维化，有时有导管增生（图4.60）。给予大鼠锰可致胰腺炎。蛙皮素和胰高血糖素也可致啮齿类动物发生胰腺炎[67]。血清淀粉酶和脂肪是监测胰腺损伤的有用指标。

胰岛周围的腺泡细胞肥大在多种实验室动物均可自发，可能是由于胰岛周围区域血供丰富。由于胰岛周围的细胞营养丰富，因此比其他的实质细胞嗜酸性更强，酶原颗粒更为丰富，其酶含量与周围

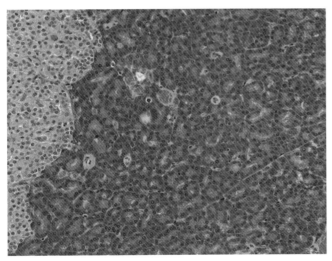

**图4.49** 给予一种新药后大鼠胰腺腺泡脱颗粒。受累的腺泡细胞由于酶原颗粒的丢失呈嗜碱性。H&E

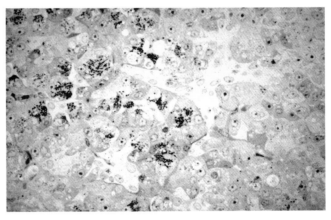

**图4.50** 大鼠胰腺腺泡细胞脱颗粒，凋亡细胞偶见。蓝染的酶原颗粒仅存在于少量腺泡细胞内。1 μm切片。甲苯胺蓝染色（Springer Science+Business Media B.V许可[20]）

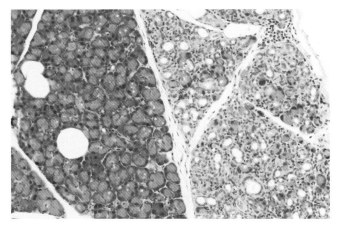

图4.51　大鼠灶性腺泡萎缩。图右侧示小叶腺泡细胞丢失，导管明显增多和间质细胞浸润明显。图左侧为正常小叶。H&E

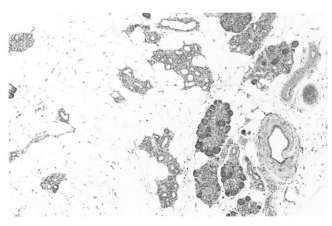

图4.52　小鼠弥漫性胰腺腺泡萎缩。腺泡细胞丢失被间质脂肪组织取代，残留导管和胰岛。H&E

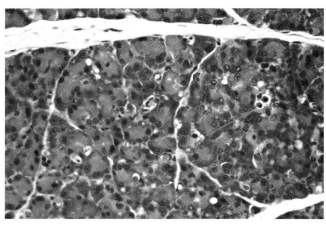

图4.53　给予大鼠吸入一种工业化学品后引起胰腺腺泡细胞凋亡。凋亡细胞表现为包含嗜碱性核碎片的圆形嗜酸性小体（箭头所示）。H&E

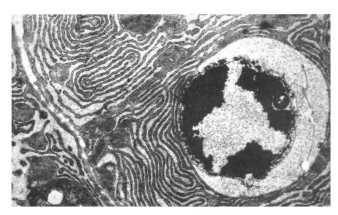

图4.54　猴胰腺细胞凋亡。腺泡细胞胞浆内的凋亡小体。透射电镜（Springer Science+Business Media B.V许可[20]）

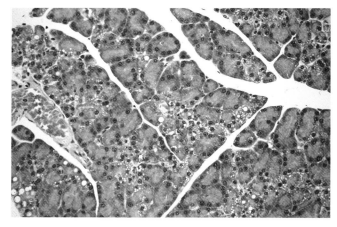

图4.55　给予大鼠一种新型杀菌剂后引起的脂肪改变，表现为腺泡细胞内的细小空泡。受累细胞内含少量酶原颗粒。其余腺泡细胞不受影响。H&E（Springer Science + Business Media B.V 许可[20]）

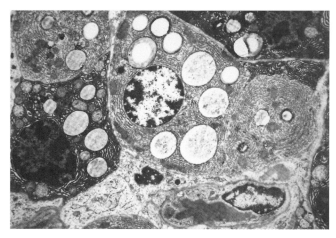

图4.56　与图4.55为同一试验，大鼠胰腺腺泡细胞内脂滴。无酶原颗粒。透射电镜图片（Springer Science + Business Media B.V 许可[20]）

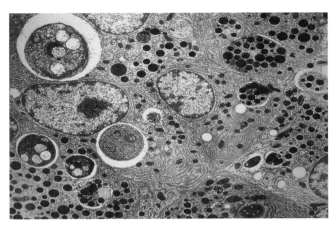

图4.57 大鼠胰腺腺泡细胞胞浆内溶酶体包涵体。溶酶体膜包被细胞器。电镜图片

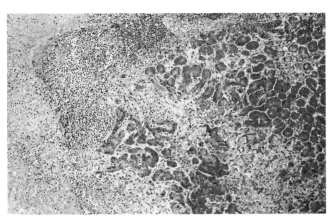

图4.58 犬坏死性胰腺炎。出现明显的液化性坏死伴炎症和腺泡变性。H&E

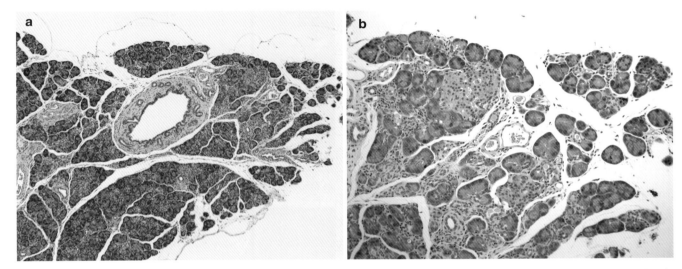

图4.59 a. 大鼠给予一种工业化学品引起慢性胰腺炎，图示腺泡片状减少伴间质炎症和纤维化。H&E。b. 高倍，可见腺泡变性和减少，间质纤维化和炎症。胰岛未受累。H&E

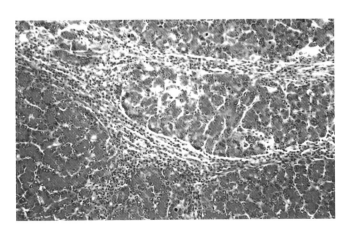

图4.60 给予猴一种新药后引起胰腺炎，表现为腺泡灶性减少伴间质纤维化和炎症。H&E

腺泡也不同（图4.61）。

胰腺的嗜碱性细胞灶可自发也可诱发[68]。自发性嗜碱性细胞灶的发病率随年龄而递增。给予重氮丝氨酸和4-HAQO可引起灶性腺泡肥大，受累的腺泡细胞肥大、嗜碱性增强（图4.62）。病变表现为灶性酶原颗粒的减少，有时可伴粗面内质网的增加或副基底核的增大。

胰腺的肝细胞异位可自发，常位于胰岛边缘[69]。可由铜耗竭和再充满的方案诱发，也可通过经口或胃肠外给予外源性物质所引起。给予仓鼠N-nitrosobis（2-oxopropyl）amine，给予大鼠2,6-二氯-p-苯二胺可引起肝细胞样化生或腺泡细胞转分化为肝细胞[70,71]。给予大鼠降血脂药物如环丙贝特［一种过氧化物酶体增殖物激活受体（PPAR）α激动剂］也可引起该改变[72]。病变腺泡细胞常位于胰岛周围。细胞体积变大，呈嗜酸性，具有肝细胞的组织学特点，肝脏特异性酶免疫组织化学染色呈阳性（图4.63）。Fischer和Wistar大鼠皮下注射氯化镉可引起胰腺的肝细胞数量增加，变异细胞免疫组化染色白蛋白和连接蛋白32（一种肝细胞的缝隙连接蛋白）呈阳性[73]。胰腺的肝细胞可能与萎缩性或炎性腺泡改变相关。

给予大鼠含胰蛋白酶抑制剂的生大豆粉可引起灶性肥大和增生。导致营养胰腺腺泡的缩胆囊素（CCK）产生过多。直接给予CCK或类似的合成肽（如五肽胃泌素）也可直接刺激腺泡生长[62]。

嗜酸性细胞灶由肥大的细胞组成，其含有的酶原颗粒增多，有时有副基底核体积增大。据报道，其有丝分裂活性增加，可能为早期灶性增生性病变。灶性增生表现为单群腺泡酶原颗粒增多，且嗜酸性更强。病灶保持正常的小叶和导管结构，但可对周围实质产生部分挤压（图4.64）。灶性增生可由玉米油、CCK、生大豆粉，或重氮乙酰丝氨酸和4-HAQO等致癌物质诱发[74,75]。

腺瘤呈境界清楚的腺泡细胞灶，对周围产生挤压。病灶内失去分叶和导管结构（图4.65）。小鼠给予催乳素基因的试剂或大鼠给予玉米油和大豆粉可诱发增生，继而诱发腺瘤。PPAR激动剂可诱发腺泡肿瘤，这可能是由于在肝脏PPARa的活化和胆汁成分及分泌的变化，从而导致CCK分泌在十二指肠增加[76,77]。加巴喷丁（一种抗惊厥药物）与雄性大鼠腺泡肿瘤相关[78]。

同一肿瘤内腺泡细胞癌可以呈现不同的组织学形态，并可有局部侵犯的证据。可见腺泡、导管和腺样结构，有时可有硬化的间质（图4.66）。导管样结构可见于人类和仓鼠，而啮齿类动物大多呈腺泡癌。已知可诱导腺泡癌的物质包括7,12-二甲基苯并蒽（DMBA）、重氮丝氨酸、氯贝丁酯、萘酚平和大豆粉。小鼠对玉米油和大豆诱导的肿瘤具有抵抗性。

在犬类似于胰岛细胞增生症的病变常被视为自发性改变。受累的胰腺腺泡表现为散在灶性腺泡萎缩和淋巴细胞浸润，并有导管/内分泌复合物呈不规则线状束（图4.67和4.68）[79,80]。推测是一种炎症后期的再生反应。考虑到标准试验中所使用的组一般都比较小，因此当药物组出现高发生率的上述病变时，解释应当谨慎。

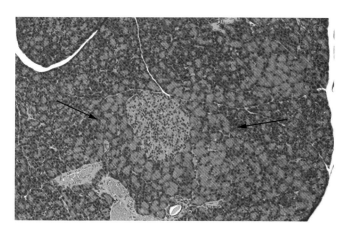

图4.61　大鼠嗜酸性肥大的胰岛周围腺泡细胞（箭头）。这些细胞含有的酶原颗粒增多，由于胰岛素和血供丰富的局部因素导致酶学改变。在多种属动物中正常情况下可见。H&E

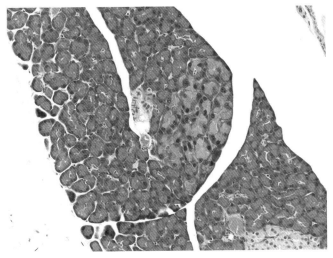

**图4.62** 大鼠嗜碱性腺泡细胞灶。像这样的体积增大的嗜碱性细胞灶在老龄大鼠是常见的自发性病变，但也可由药物或化学品诱发。H&E

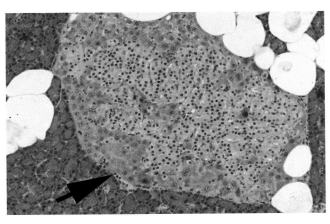

**图4.63** 肝细胞样细胞位于大鼠胰岛内或周边（箭头）。相邻的腺泡和胰岛细胞不受影响。这些细胞被认为由腺泡细胞转分化而来，在大鼠可由环丙过氧化物酶体增殖诱发。H&E（由Springer Science + Business Media B.V授权[20]）

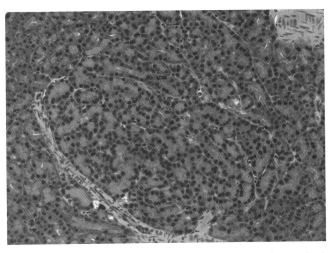

**图4.64** 大鼠腺泡增生。增生细胞呈管状排列，对周围实质轻度挤压。H&E

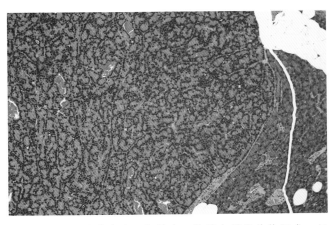

**图4.65** 大鼠胰腺外分泌部腺瘤。肿瘤由管状结构组成，细胞比周围实质多，并对周围实质轻度挤压。H&E

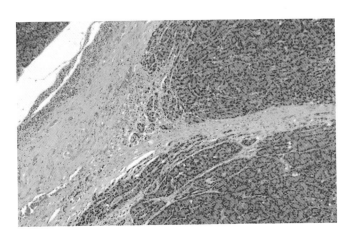

**图4.66** 大鼠胰腺外分泌部癌。肿瘤性腺泡细胞侵及纤维包膜。H&E

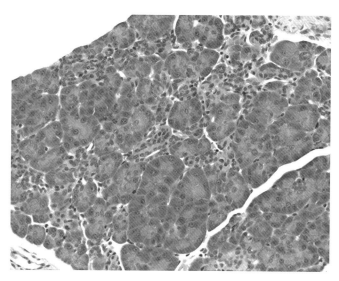

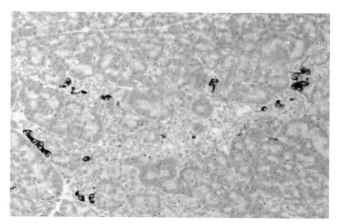

图4.68 胰岛素免疫组化染色显示犬胰腺胰岛细胞增生症样病变。纤维化区域中出现大小不等的胰岛素阳性细胞聚集灶

图4.67 犬胰腺胰岛细胞增生症样病变。片状腺泡细胞脱颗粒和变性伴有间质纤维化、导管增生和单核细胞浸润。如果不使用免疫组化染色，胰岛外细胞增生则无法识别。H&E

（陈　珂　译）

# 参考文献

1. Savage NW, Barber MT, Adkins KF. Pigmentary changes in rat oral mucosa following antimalarial therapy. J Oral Pathol. 1986;15:468–71.

2. Olcott CT. Experimental argyrosis; morphologic changes in the experimental animal. Am J Pathol. 1948;24:813–33.

3. Olcott CT. Experimental argyrosis: III. Pigmentation of the eyes of rats following ingestion of silver during long periods of time. Am J Pathol. 1947;23:783–91.

4. Walsh KM, Gough AW. Hypopigmentation in dogs treated with an inhibitor of platelet aggregation. Toxicol Pathol. 1989;17:549–53.

5. Patyna S, Arrigoni C, Terron A, Kim TW, Heward JK, Vonderfecht SL, et al. Nonclinical safety evaluation of sunitinib: a potent inhibitor of VEGF, PDGF, KIT, FLT3, and RET receptors. Toxicol Pathol. 2008;36:905–16.

6. Tryphonas L, Arnold DL, Zawidzka Z, Mes J, Charbonneau S, Wong J. A pilot study in adult rhesus monkeys (M. mulatta) treated with Aroclor 1254 for two years. Toxicol Pathol. 1986;14:1–10.

7. Breider MA, Bleavins MR, Reindel JF, Gough AW, de la Iglesia FA. Cellular hyperplasia in rats following continuous intravenous infusion of recombinant human epidermal growth factor. Vet Pathol. 1996;33:184–94.

8. Reindel JF, Pilcher GD, Gough AW, Haskins JR, de la Iglesia FA. Recombinant human epidermal growth factor1-48-induced structural changes in the digestive tract of cynomolgus monkeys (Macaca fascicularis). Toxicol Pathol. 1996;24:669–80.

9. Ramot Y, Vered M, Malarkey DE, Hooth MJ, Painter JT, Dayan D, et al. Immunohistochemical features of 3,3',4,4'-tetrachloroazobenzene-induced rat gingival lesions. Toxicol Pathol. 2012;40:577–92.

10. Yoshizawa K, Walker NJ, Jokinen MP, Brix AE, Sells DM, Marsh T, et al. Gingival carcinogenicity in female Harlan Sprague–Dawley rats following two-year oral treatment with 2,3,7,8-tetrachlorodibenzo- p-dioxin and dioxin-like compounds. Toxicol Sci. 2005;83:64–77.

11. National Toxicology Program. Toxicology and carcinogenesis studies of a mixture of 2,3,7,8-tetrachlorodibenzop- dioxin (TCDD) (CAS No. 1746-01-6), 2,3,4,7,8- pentac hlorodibenzofuran (PeCDF) (CAS No. 57117-31-4), and 3,3',4,4',5- pentachlorobiphenyl (PCB 126) (CAS No. 57465-28-8) in female Harlan Sprague–Dawley rats (gavage studies). Natl Toxicol Program Tech Rep Ser. 2006;(526):1–180.

12. Fletcher AM, Bregman CL, Woicke J, Salcedo TW, Zidell RH, Janke HE, et al. Incisor degeneration in rats induced by vascular endothelial growth factor/fi broblast growth factor receptor tyrosine kinase inhibition. Toxicol Pathol. 2010;38:267–79.

13. Kato A, Suzuki M, Karasawa Y, Sugimoto T, Doi K. PTHrP and PTH/PTHrP receptor 1 expression in odontogenic cells of normal and HHM model rat incisors. Toxicol Pathol. 2005;33:456–64.

14. Kato A, Suzuki M, Karasawa Y, Sugimoto T, Doi K. Histopathological study on the PTHrP-induced incisor lesions in rats. Toxicol Pathol. 2003;31:480–5.

15. Sano T, Matsuura T, Ozaki K, Narama I. Dental caries and cariesrelated periodontitis in type 2 diabetic mice. Vet Pathol. 2011;48:506–12.

16. Westwood FR, Iswaran TJ, Greaves P. Long-term effects of an inotropic phosphodiesterase inhibitor (ICI 153,110) on the rat salivary gland, harderian gland, and intestinal mucosa. Toxicol Pathol. 1991;19:214–23.

17. Markovits JE, Betton GR, McMartin DN, Turner OC. Gastrointestinal tract. In: Sahota PS, Popp JA, Hardisty JF, Gopinath C, editors. Toxicologic pathology: nonclinical safety assessment. Boca Raton: CRC Press; 2013. p. 251–312.

18. Ulmansky M, Rubinow A, Ungar H. Salivary gland regeneration after DL-ethionine poisoning. Lab Invest. 1969;20:230–3.

19. Denny PC, Ball WD, Redman RS. Salivary glands: a paradigm for diversity of gland development. Crit Rev Oral Biol Med. 1997;8:51–75.

20. Gopinath C, Prentice DE, Lewis DJ. The alimentary system and pancreas. In: Gopinath C, Prentice D, Lewis DJ, editors. Atlas of experimental toxicologic pathology. Lancaster: MTP Press; 1987. p. 61–76.

21. de Rijk EP, Ravesloot WT, Hafmans TG, van Esch E. Multifocal ductal cell hyperplasia in the submandibular salivary glands of Wistar rats

chronically treated with a novel steroidal compound. Toxicol Pathol. 2003;31:1–9.

22. Tucker Jr WE, Macklin AW, Szot RJ, Johnston RE, Elion GB, de Miranda P, Szczech GM. Preclinical toxicology studies with acyclovir: acute and subchronic tests. Fundam Appl Toxicol. 1983;3:573–8.

23. Carnahan J, Beltran PJ, Babij C, Le Q, Rose MJ, Vonderfecht S, et al. Selective and potent Raf inhibitors paradoxically stimulate normal cell proliferation and tumor growth. Mol Cancer Ther. 2010;9:2399–410.

24. Fong LY, Lau KM, Huebner K, Magee PN. Induction of esophageal tumors in zinc-defi cient rats by single low doses of N-nitrosomethylbenzylamine (NMBA): analysis of cell proliferation, and mutations in H-ras and p53 genes. Carcinogenesis. 1997; 18:1477–84.

25. Reindel JF, Gough AW, Pilcher GD, Bobrowski WF, Sobocinski GP, de la Iglesia FA. Systemic proliferative changes and clinical signs in cynomolgus monkeys administered a recombinant derivative of human epidermal growth factor. Toxicol Pathol. 2001;29:159–73.

26. Dodd DC, Port CD, Deslex P, Regnier B, Sanders P, Indacochea-Redmond N. Two-year evaluation of misoprostol for carcinogenicity in CD Sprague–Dawley rats. Toxicol Pathol. 1987;15:125–33.

27. Port CD, Dodd DC, Deslex P, Regnier B, Sanders P, Indacochea-Redmond N. Twenty-one-month evaluation of misoprostol for carcinogenicity in CD-1 mice. Toxicol Pathol. 1987;15:134–42.

28. Sano T, Ozaki K, Kodama Y, Matsuura T, Narama I. Antimicrobial agent, tetracycline, enhanced upper alimentary tract Candida albicans infection and its related mucosal proliferation in alloxan-induced diabetic rats. Toxicol Pathol. 2012;40:1014–9.

29. Sano T, Ozaki K, Kodama Y, Matsuura T, Narama I. Prevention of proliferative changes of forestomach mucosa by blood glucose control with insulin in alloxan-induced diabetic rats. Cancer Sci. 2009;100:595–600.

30. Brown AP, Courtney CL, King LM, Groom SC, Graziano MJ. Cartilage dysplasia and tissue mineralization in the rat following administration of a FGF receptor tyrosine kinase inhibitor. Toxicol Pathol. 2005;33:449–55.

31. Rees J, Spencer A, Wilson S, Reid A, Harpur E. Time course of stomach mineralization, plasma, and urinary changes after a single intravenous administration of gadolinium(III) chloride in the male rat. Toxicol Pathol. 1997;25:582–9.

32. Spencer AJ, Wilson SA, Batchelor J, Reid A, Rees J, Harpur E. Gadolinium chloride toxicity in the rat. Toxicol Pathol. 1997;25:245–55.

33. McKevitt TP, Giffen P, Woodfi ne JA, McCawley SJ, Papworth SA, McGill P, et al. Hyalinization of the pyloric stomach in CD-1 mice following oral (dietary) administration of the corticosteroid agonists mometasone furoate, budesonide, and fl unisolide. Toxicol Pathol. 2011;39:958–68.

34. Ueda Y, Tsuboi M, Ota Y, Makita M, Aoshima T, Nakajima M, Narama I. Gastric mucosal changes induced by polyethylene glycol 400 administered by gavage in rats. J Toxicol Sci. 2011;36:811–5.

35. Narama I, Ozaki K, Matsushima S, Matsuura T. Eosinophilic gastroenterocolitis in iron lactate-overloaded rats. Toxicol Pathol. 1999;27:318–24.

36. Nomura S, Yamaguchi H, Ogawa M, Wang TC, Lee JR, Goldenring JR. Alterations in gastric mucosal lineages induced by acute oxyntic atrophy in wild-type and gastrin-defi cient mice. Am J Physiol Gastrointest Liver Physiol. 2005;288:G362–75.

37. Crean GP, Marshall MW, Rumsey RD. Parietal cell hyperplasia induced by the administration of pentagastrin (ICI 50,123) to rats. Gastroenterology. 1969;57:147–55.

38. Fiorucci S, Antonelli E, Morelli A. Mechanism of non-steroidal anti-infl ammatory drug-gastropathy. Dig Liver Dis. 2001;33 Suppl 2:S35–43.

39. Wallace JL, McKnight W, Reuter BK, Vergnolle N. NSAID-induced gastric damage in rats: requirement for inhibition of both cyclooxygenase 1 and 2. Gastroenterology. 2000;119:706–14.

40. Takeuchi K, Tanaka A, Miyazawa T. [Pathogenesis of NSAIDinduced gastric mucosal damage–search for primary events and role of COX inhibition]. Nihon Shokakibyo Gakkai Zasshi. 2002;99:751–9.

41. Zinkievich JM, George S, Jha S, Nandi J, Levine RA. Gastric acid is the key modulator in the pathogenesis of non-steroidal antiinfl ammatory drug-induced ulceration in rats. Clin Exp Pharmacol Physiol. 2010;37:654–61.

42. Iseki S. Immunocytochemical localization of cyclooxygenase-1 and cyclooxygenase-2 in the rat stomach. Histochem J. 1995;27:323–8.

43. Luo JC, Shin VY, Liu ES, So WH, Ye YN, Chang FY, Cho CH. Nonulcerogenic dose of dexamethasone delays gastric ulcer healing in rats. J Pharmacol Exp Ther. 2003;307:692–8.

44. Yokota A, Taniguchi M, Takahira Y, Tanaka A, Takeuchi K. Dexamethasone damages the rat stomach but not small intestine during inhibition of COX-1. Dig Dis Sci. 2007;52:1452–61.

45. Kramer Jr AW, Dougherty WJ, Belson AR, Iatropoulos MJ. Morphologic changes in the gastric mucosa of rats and dogs treated with an analog of prostaglandin E1. Toxicol Pathol. 1985;13:26–35.

46. Kang W, Rathinavelu S, Samuelson LC, Merchant JL. Interferon gamma induction of gastric mucous neck cell hypertrophy. Lab Invest. 2005;85:702–15.

47. Tsukamoto T, Mizoshita T, Tatematsu M. Animal models of stomach carcinogenesis. Toxicol Pathol. 2007;35:636–48.

48. Gabella G. Hypertrophy of visceral smooth muscle. Anat Embryol (Berl). 1990;182:409–24.

49. Ettlin RA, Kuroda J, Plassmann S, Hayashi M, Prentice DE. Successful drug development despite adverse preclinical fi ndings. Part 2: examples. J. Toxicol Pathol. 2010;23:213–34.

50. Lugea A, Mourelle M, Domingo A, Salas A, Guarner F, Malagelada JR. Epidermal growth factor increases surface hydrophobicity and resistance to acid in the rat duodenum. Am J Physiol Gastrointest Liver Physiol. 2001;280:G774–9.

51. Khomenko T, Kolodney J, Pinto JT, McLaren GD, Deng X, Chen L, et al. New mechanistic explanation for the localization of ulcers in the rat duodenum: role of iron and selective uptake of cysteamine. Arch Biochem Biophys. 2012;525:60–70.

52. Khomenko T, Szabo S, Deng X, Ishikawa H, Anderson GJ, McLaren GD. Role of iron in the pathogenesis of cysteamineinduced duodenal ulceration in rats. Am J Physiol Gastrointest Liver Physiol. 2009;296:G1277–86.

53. Haworth R, Oakley K, McCormack N, Pilling A. Differential expression of COX-1 and COX-2 in the gastrointestinal tract of the rat. Toxicol Pathol. 2005;33:239–45.

54. Boyle MC, Crabbs TA, Wyde ME, Painter JT, Hill GD, Malarkey DE, et al. Intestinal lymphangiectasis and lipidosis in rats follow-ing subchronic exposure to indole-3-carbinol via oral gavage. Toxicol Pathol. 2012;40:561–76.

55. Rose 2nd WA, Sakamoto K, Leifer CA. Multifunctional role of dextran sulfate sodium for in vivo modeling of intestinal diseases. BMC Immunol. 2012;13:41.

56. Morris DL, O'Neil SP, Devraj RV, Portanova JP, Gilles RW, Gross CJ, et al. Acute lymphoid and gastrointestinal toxicity induced by selective p38alpha map kinase and map kinase-activated protein kinase-2 (MK2) inhibitors in the dog. Toxicol Pathol. 2010;38:606–18.

57. Duan RD, Cheng Y, Tauschel HD, Nilsson A. Effects of ursodeoxycholate and other bile salts on levels of rat intestinal alkaline sphingomyelinase: a potential implication in tumorigenesis. Dig Dis Sci. 1998;43:26–32.

58. Morgan DL, Nyska A, Harbo SJ, Grumbein SL, Dill JA, Roycroft JH, et al. Multisite carcinogenicity and respiratory toxicity of inhaled

1-bromopropane in rats and mice. Toxicol Pathol. 2011;39:938–48.

59. Erdman SE, Poutahidis T. Roles for infl ammation and regulatory T cells in colon cancer. Toxicol Pathol. 2010;38:76–87.

60. Kitagawa T, Ono K. Ultrastructure of pancreatic exocrine cells of the rat during starvation. Histol Histopathol. 1986;1:49–57.

61. Fell BF, King TP, Davies NT. Pancreatic atrophy in copperdefi cient rats: histochemical and ultrastructural evidence of a selective effect on acinar cells. Histochem J. 1982;14: 665–80.

62. Maysten PD, Barrowman JA. Infl uence of chronic administration of pentagastrin on the pancreas in hypophysectomized rats. Gastroenterology. 1973;64:391–9.

63. Mareninova OA, Sung KF, Hong P, Lugea A, Pandol SJ, Gukovsky I, Gukovskaya AS. Cell death in pancreatitis: caspases protect from necrotizing pancreatitis. J Biol Chem. 2006;281:3370–81.

64. Grasso D, Ropolo A, Lo RA, Boggio V, Molejon MI, Iovanna JL, et al. Zymophagy, a novel selective autophagy pathway mediated by VMP1-USP9x-p62, prevents pancreatic cell death. J Biol Chem. 2011;286:8308–24.

65. Aho HJ, Koskensalo SM, Nevalainen TJ. Experimental pancreatitis in the rat. Sodium taurocholate-induced acute haemorrhagic pancreatitis. Scand J Gastroenterol. 1980;15: 411–6.

66. Tsukamoto H, Towner SJ, Yu GS, French SW. Potentiation of ethanol- induced pancreatic injury by dietary fat. Induction of chronic pancreatitis by alcohol in rats. Am J Pathol. 1988;131:246–57.

67. Greaves P. Liver and pancreas. Histopathology of preclinical toxicity studies. 4th ed. London: Academic; 2012. pp 489–500.

68. Chiu T. Spontaneous hypertrophic foci of pancreatic acinar cells in CD rats. Toxicol Pathol. 1983;11:115–9.

69. Chiu T. Focal eosinophilic hypertrophic cells of the rat pancreas. Toxicol Pathol. 1987;15:1–6.

70. Rao MS, Subbarao V, Luetteke N, Scarpelli DG. Further characterization of carcinogen-induced hepatocytelike cells in hamster pancreas. Am J Pathol. 1983;110:89–94.

71. McDonald MM, Boorman GA. Pancreatic hepatocytes associated with chronic 2,6-dichloro-p-phenylenediamine administration in Fischer 344 rats. Toxicol Pathol. 1989;17:1–6.

72. Reddy JK, Rao MS, Qureshi SA, Reddy MK, Scarpelli DG, Lalwani ND. Induction and origin of hepatocytes in rat pancreas. J Cell Biol. 1984;98:2082–90.

73. Konishi N, Ward JM, Waalkes MP. Pancreatic hepatocytes in Fischer and Wistar rats induced by repeated injections of cadmium chloride. Toxicol Appl Pharmacol. 1990;104:149–56.

74. Eustis SL, Boorman GA. Proliferative lesions of the exocrine pancreas: relationship to corn oil gavage in the National Toxicology Program. J Natl Cancer Inst. 1985;75:1067–73.

75. Chiu T. Hypertrophic foci of pancreatic acinar cells in rats. Crit Rev Toxicol. 1985;14:133–57.

76. Klaunig JE, Babich MA, Baetcke KP, Cook JC, Corton JC, David RM, et al. PPARalpha agonist-induced rodent tumors: modes of action and human relevance. Crit Rev Toxicol. 2003;33:655–780.

77. Cattley RC, Popp JA, Vonderfecht SL. Liver, gallbladder, and exocrine pancreas. In: Sahota PS, Popp JA, Hardisty JF, Gopinath C, editors. Toxicologic pathology: nonclinical safety assessment. Boca Raton: CRC Press; 2013. p. 313–66.

78. Sigler RE, Gough AW, de la Iglesia FA. Pancreatic acinar cell neoplasia in male Wistar rats following 2 years of gabapentin exposure. Toxicology. 1995;98:73–82.

79. Katsuta O, Tsuchitani M, Narama I. Abnormal proliferation of pancreatic endocrine cells in beagle dogs. J Toxicol Pathol. 1992;5:67–76.

80. Son WC, Faki K, Mowat V, Gopinath C. Spontaneously occurring extra-islet endocrine cell proliferation in the pancreas of young Beagle dogs. Toxicol Lett. 2010;193:179–82.

# 5 泌尿系统

本章主要阐述肾脏和膀胱诱发的病变。图示说明了累及肾小球、肾小管、间质和肾乳头的病变。病变类型有变性、炎症性、修复性和增生性。本章也描述了少许肾和膀胱诱发的肿瘤病例。

## 5.1 肾脏

### 5.1.1 引言

作为主要的排泄器官，肾脏比较容易受到从尿液中排出的许多成分的影响。它的高血流灌注使其对于血液循环中的许多外源性物质暴露比较易感。同时，和肝脏一样，肾脏也是代谢性生物转化的场所，其产生的毒性代谢产物会导致肾毒性。肾脏还具有重吸收和浓缩液体的作用，这也使得肾单位的相关区域成为毒性作用的易发部位。

在肾单位全部结构中，肾毒性物质对特定细胞类型发挥作用主要取决于它们特定的亲和力。在早期阶段，不同肾毒性物质引发不同病变。但是，在重复给药毒性研究或更加严重的损伤中发现，病变可延伸至肾单位的其他部位引起继发效应。尽管早期损伤只累及肾单位中不同区域的某一特定细胞类型，但晚期毒性通常经由共同的通路发挥作用。

为描述方便，作者将肾脏分为四个区域，每个区域包含肾单位的不同部分。它们是：

（1）**皮质区**：主要包括近曲小管（PCT：S1和S2段），远曲小管（DCT），集合管（CD）的外侧和髓放线，以及延伸至皮质的髓袢升支粗段。

（2）**髓质外带**：主要由近曲小管直部（PR或S3段）组成，也包括出现于髓放线内的髓袢升支粗段和集合管。

（3）**髓质内带**：由髓袢升支粗段、细段，集合管和髓袢环组成。

（4）**内髓部/乳头部**：由髓袢细段、髓袢环和集合管组成。

在描述肾脏病理改变时应考虑前述的解剖学分区，但需要强调的是实际的病理变化常超过一个区域。应用多种组织化学技术，例如标记α-谷胱甘肽-S-转移酶（α-GST）、钙结合蛋白D28K和水通道蛋白-2来区分肾单元的特定节段。目前血清肌酐和血尿素氮被用作肾功能不全的指标，但敏感度欠佳，且观察到的改变有时是非肾源性的。尿液的检测可为肾脏疾病的阶段提供有用信息。

虽然形态学变化通常被描述为独立事件，但实际中，重复给药毒性研究中许多肾脏病变会与基质和血管的变化同时存在。雌雄动物对肾毒性物质的易感性不同，在常规的毒性研究中需要分开进行评价。发生在肾单位不同部分的病变有：

- 肾小球肾炎／肾小球硬化
- 系膜病变
- 慢性进行性肾病
- 肾小管空泡化
- 变性／坏死
- 包涵体
- 色素
- 扩张
- 矿化
- 晶体性肾病
- 间质性肾炎
- 肥大
- 增生
- 肾乳头坏死
- 血管改变
- 肿瘤

本章详细描述了啮齿类动物泌尿系统的增生性和非增生性病变[1]。

### 5.1.2 肾小球病变

肾小球损害在毒性研究中相对少见，可发生于直接或间接影响。H&E染色的石蜡切片观察肾小球病变不总是十分理想，因为容易错过一些微小的病变。灌注固定、1 μm树脂切片观察、电镜观察及针对基底膜或其他结构病变的特殊染色对于肾小球损伤的关键分析是有用的。如在描述肾小球基底膜和其他轮廓时过碘酸-雪夫染色（PAS）和银染非常有用。就某一个肾小球而言，根据受累区域是某一节段还是整个肾小球，可将病变命名为"节段性"（segmental）或"弥漫性"（diffuse）。"局灶性"（focal）和"全部性"（global）这两个术语用于明确病变在整个肾脏内的分布。肾小球肾炎中可见细胞增殖和

炎症细胞浸润（图5.1）。进一步分型，如"膜性增生性"和"新月体性"是就形态学表现而言，并非指特定或独立的区域，因为这两者都共存于受累肾脏之内（图5.2，5.3）。在毒理病理学中，大部分情形仅使用"肾小球肾炎"这个术语就已经足够了。药物诱导的肾小球肾炎常常具有物种和品系特异性，将其外推于人类安全评价通常意义不大。

嘌呤霉素的氨基核苷会直接损伤足突，导致进行性肾小球硬化[2]。最初，发生基底膜增厚、系膜增生和玻璃样变性。阿霉素可致大鼠肾小球硬化[3]。合成孕激素引起的高血糖可致犬节段性肾小球硬化[4, 5]。Myserate acetate（谷歌搜索结果显示该词组只出现于本书，译者注）和阿霉素所致肾小球肾炎是直接效应。蛇毒、巴豆油和丝裂霉素C可致系膜溶解和炎症产生。蒽环类和人类成纤维细胞生长因子可致小球上皮空泡化[6]。小球基底膜病变可通过银染和PAS染色技术清晰分辨。三色染色更适用于观察胶原增加的晚期病变（图5.4）。在作者实验室观察到反义寡核苷酸可致小鼠和猴系膜增生性肾小球肾炎。

间接损伤主要是由可引起免疫介导损伤的药物造成，引起电镜观察可见的免疫复合物在基底膜的沉积（图5.5）。D-青霉胺、金盐和汞与间接肾小球损伤相关[7, 8]。氨苄青霉素可引起犬发生类似病变[9]。由于实验动物具有种属特异性，所以用在实验动物中见到的基于免疫反应的肾小球损伤外推来预测人类的安全性是有一定困难的。肾小球肾炎必须要与肾小球玻璃样变进行鉴别。肾小球玻璃样变是小鼠的自发性疾病，病变表现为细胞消失，肾小球由淡粉染的均一基质代替，该基质PAS染色阳性，淀粉样蛋白染色阴性。

静脉给予甲基纤维素、阿拉伯树胶、类脂物质和聚乙烯醇等物质可导致系膜胞质中的颗粒沉积（图5.6）。可引起系统性磷脂病的物质可致多层小体在足突沉积。在施瓦茨曼反应中可见广泛的纤维蛋白沉积在肾小球（图5.7）。给予犬某些生物活性分子，可致其纤维蛋白沉积后的钙化发生（图5.8）。雄性类固醇激素可致啮齿类动物包曼囊上皮化生[9]。给予食蟹猴人成纤维细胞生长因子，可致其包曼囊增生[11]。

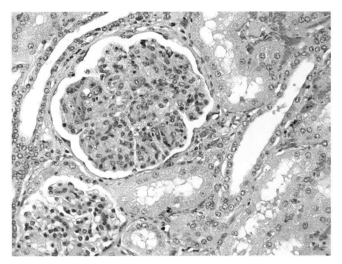

图5.1 肾小球肾炎，犬。肾小球增大，肾小球细胞增多，灶性增厚，可见轻度炎性细胞浸润。H&E

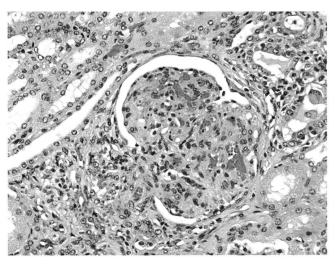

图5.2 肾小球肾炎，猪。中度系膜增厚，细胞增多，可见炎性细胞。H&E

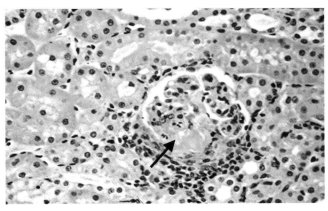

图5.3 肾小球肾炎，节段性，小鼠。可见玻璃样变性区域（箭头所示）和细胞增多区域。H&E

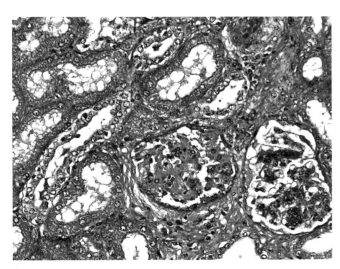

图5.4 肾小球肾炎，猪。肾小球的明显纤维化和部分间质纤维化。Masson三色染色

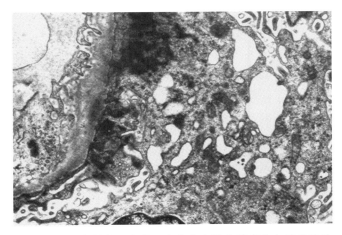

图5.5 肾小球肾炎，大鼠。注意基底膜和足突的电子致密物沉积。电镜

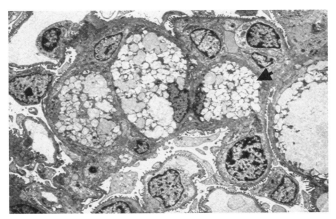

图5.6 系膜沉积，见于用某高相对分子质量化合物静脉注射处理的大鼠。膨大的系膜细胞伴有颗粒/囊泡样物质（箭头所示）。电镜图（经Springer Science+Business Media B. V[5]许可）

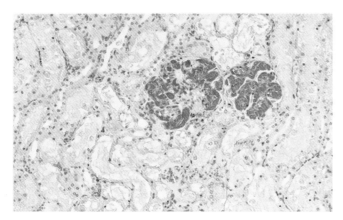

图5.7　毛细血管纤维蛋白血栓，大鼠。Martiusscar letblue 染色（MSB）

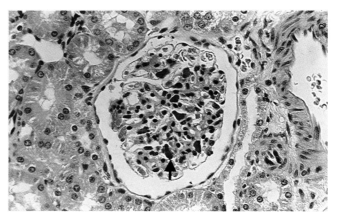

图5.8　肾小球矿化（箭头所示），犬，可能继发于纤维蛋白沉积。H&E

慢性进行性肾病（CPN，进行性肾小球肾炎）在大鼠是一种年龄相关的自发性肾脏疾病，可见明显的肾小球滤过率增加和肾单位的明显损伤。大量蛋白尿（主要是白蛋白尿）与肾小球硬化、小管基底膜增厚和小球周围纤维化发生相关。也可见相关肾小管嗜碱性变、萎缩和缺损。并常见局灶性小管扩张和嗜酸性管型。偶见间质纤维化、淋巴细胞浸润、皮质瘢痕及肾小管管型。慢性进行性肾病晚期病例与小管增生相关。而各种因素，如应激、摄入蛋白质、高热量饮食、性激素、一些化学成分及药物均可加重慢性进行性肾病[11]。许多可对肾单位某些部分造成特定损伤的肾毒性药物，如果是长期给药，会失去特异性而导致与慢性进行性肾病晚期病例相似的形态学改变。许多病例中，只能检测到CPN的严重程度和发生率的增加，所以对慢性研究进行读片时将严重程度仔细分级非常重要。催乳素可以影响慢性肾病进程，而许多外源物质可以通过改变催乳素水平产生肾脏病损。雌激素可延缓大鼠慢性进行性肾病的发展。

大鼠肾病发生率和严重程度增加可能与肾小管增生，包括非典型性增生（瘤前病变）和肿瘤有关。对于慢性进行性肾病与小管增生和肿瘤之间的关联已有较深入的研究[12-17]。对大鼠慢性肾病的评估必须在具体情况具体分析的基础上就所有已有数据仔细分析，尽管多数情况下将其外推至人类安全性意义较小[18]。

小鼠也会发生与年龄相关的自发性慢性肾病。小鼠的病变比较局限且间质改变较少。与大鼠相比，对小鼠的慢性肾病研究和报道较少。

### 5.1.3　肾小管病变

肾小管中最常受累的节段是近曲小管，其余节段受累较少。在大鼠中，缺血和重金属易引起S3节段病变，庆大霉素和其他抗生素则靶向S2段。所诱导损伤的好发部位取决于血流、药物转运、结合位点及代谢活性等因素。毒性刺激最初导致一系列可逆性改变，随后进展至更多不可逆改变和坏死。最初改变包括糖原和微绒毛丢失、刷状缘缺失、细胞肿胀、囊泡化，随之胞核改变，细胞死亡。在环孢菌素毒性中，内质网扩张出现的空泡化先于坏死出现（图5.9）[19]。锌和乙二醇可使近曲小管发生水样变性，还伴随有代表次级溶酶体的嗜酸性颗粒的出现（图5.10）。

由于脂质所致的近曲小管空泡化非常少见，这也是毒性改变的一个指征（图5.11）。动物给予大剂量高渗葡萄糖或糖溶液后可见肾皮质小管弥漫性空泡化，这被称作"渗透性肾病"。这种改变是可逆的。在给予不同种属动物高剂量造影剂时也可观察到类似病变（图5.12）。这是由于造影剂蓄积引起的，这种病变可逆但较缓慢。给予猴棉籽提取物可致其近曲小管空泡化。在给予动物一些可产生高血糖的药物时可见远曲小管和集合管的胞浆透明及空泡化。给予大鼠高剂量某些烃类衍生物时可见远曲小管空泡化（图5.13）。

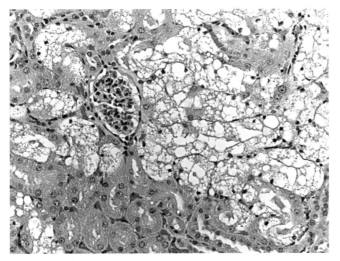

**图5.9** 肾小管空泡化，近曲小管，大鼠。受累细胞肿胀，细小空泡，有些细胞有核固缩。H&E

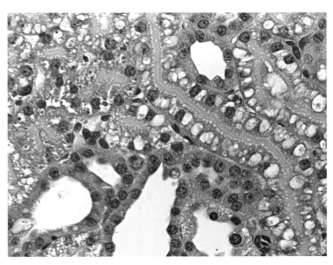

**图5.10** 小管空泡化，伴有细胞质内嗜酸性颗粒，近端小管，工业化合物处理的动物大鼠。H&E

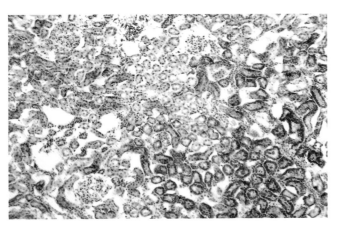

**图5.11** 脂质沉积，近曲小管，大鼠。油红O染色（ORO）

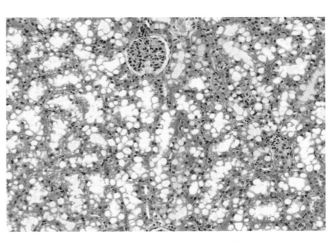

**图5.12** 皮质小管空泡化，用高剂量显影剂处理的大鼠。H&E

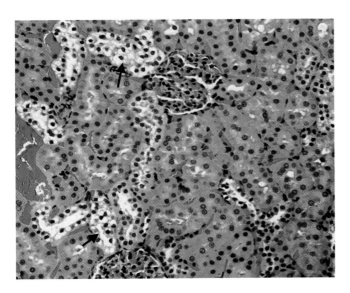

**图5.13** 远曲小管空泡化（箭头所示），碳氢化合物衍生物处理的大鼠。H&E

氨基苷类抗生素、头孢菌素、重金属，（如镉、汞、铅、铁和锌）、有机卤化物与抗癌药物均可致近曲小管不同节段的肾小管坏死（图5.14，5.15）[19-21]。氨基苷类抗生素和顺铂靶向近曲小管直部，而有机卤化物、镉和汞累及近曲小管。庆大霉素与刷状缘结合后被内吞，导致溶酶体过载、髓样小体形成、空泡化、凋亡增多和凝固性坏死，之后还可能会有上皮细胞脱落和管型形成。当病变仅累及S1、S2段时可限于皮质，当S3段也受累时可波及髓质外带。坏死常见伴随再生性增生和退行性萎缩，两者均可见嗜碱性小管，且两者很难区分。在再生性病变中，嗜碱性小管可见泡状核及增殖的证据。在一些病例中，坏死区域也有间质纤维化或炎症（图5.16）。皮质肾小管坏死必须与形态学上相似的大鼠死亡后肾脏的人为假象（图5.17）相鉴别。小管变性或坏死通常伴随有不同类型的管型产生，包括透明管型、颗粒管型、细胞管型或矿化管型。

毒性研究中偶可见胞浆内包涵体出现。在环孢菌素毒性研究中通常为嗜酸性和颗粒状[22]。有些包涵体PAS染色阳性（图5.18）。当雄性大鼠暴露于包括汽油、喷气燃料、柠檬烯、林丹和硝基甲苯等烃类衍生物时可见近曲小管透明小滴（图5.19）[23, 24]。而在雌性大鼠和其他种属实验动物中未见此类改变。

雄性大鼠不能排泄$\alpha_2$-微球蛋白，这是出现透明小滴的部分原因，不明外源物质与其结合并储存于溶酶体，不能被分解从而造成负荷过重，因而在雄性大鼠产生肾病。在电镜下观察可见颗粒样物，是由次级溶酶体形成的不规则小体（图5.20）。$\alpha_2$-微球蛋白通过免疫组化染色可以鉴别（图5.21）[24]。若这种过负荷持续、长期存在，会导致变性和管型形成，并进展为再生性增生，甚至肾小管腺瘤。这种发现和人类无关，仅是雄性大鼠的特异性病变[25]。与$\alpha_2$-微球蛋白无关的透明小滴可能由其他药物引起，可以造成雌、雄两性大鼠的病变并可在其他种属实验动物中观察到。

在皮质小管的色素沉着可见于脂褐质、含铁血黄素、血红蛋白（如溶血危象）、三价铁及铜与蛋白结合形成的铜毒性（图5.23~5.25）。外源性色素可见于受试物或其代谢物蓄积，如苯二氮䓬类和某种抗精神病药物。雌激素治疗也可导致肾皮质小管的色素沉着。在铅和铋中毒时可见核内包涵体。皮质肾小管胞核内嗜酸性球形包涵体偶见于某些药物治疗中（图5.26）[5]。它们一般不会进展至细胞变性，但恢复较慢。

某些外源性物质能诱导药物代谢酶活性增强和滑面内质网增生，从而导致肾重量增加及近曲小管

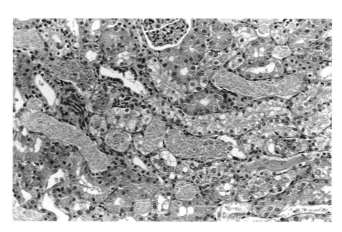

**图5.14** 坏死和空泡化，近曲小管，大鼠。部分小管内可见管型和脱落细胞。H&E

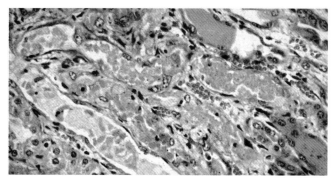

**图5.15** 肾小管坏死，直部，某种抗生素处理的大鼠。可见小管管型、脱落细胞及再生小管。H&E

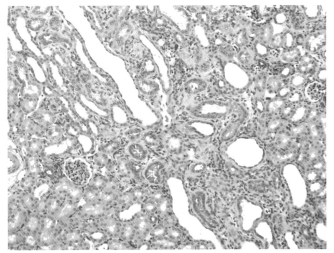

**图5.16** 嗜碱性肾小管、扩张肾小管及间质纤维化，提示用肾毒性药物处理后的大鼠的肾脏修复。H&E

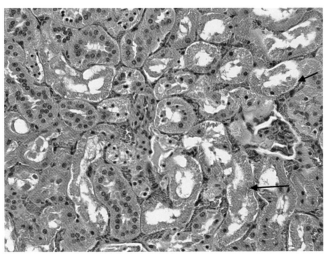

**图5.17** 肾小管破坏（箭头所示），肾皮质（人为现象），大鼠。表明死后类似于坏死的人为假象。H&E

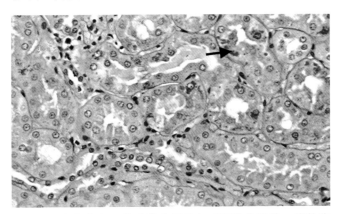

**图5.18** 胞浆内包涵体（箭头所示），PAS染色阳性，淀粉酶抵抗，某种农药处理的大鼠的皮质肾小管。PAS染色

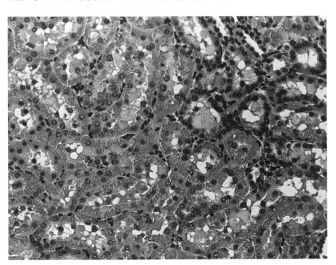

**图5.19** 玻璃小滴浸润，近端小管，用某种碳氢化合物衍生物处理的雄性大鼠。H&E

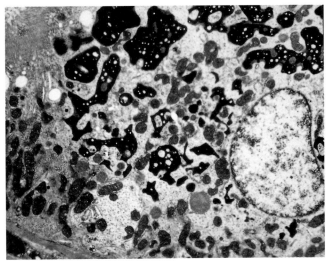

**图5.20** 胞浆异质性颗粒包涵体，近曲小管。电镜图（经 Springer Science+Business Media B. V[5]许可）

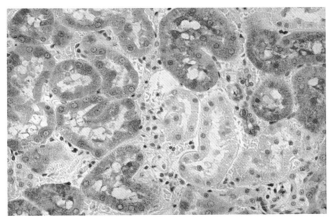

**图5.21** 近曲小管，$\alpha_2$-微球蛋白染色，用某种碳氢化合物衍生物处理的大鼠。免疫组化染色

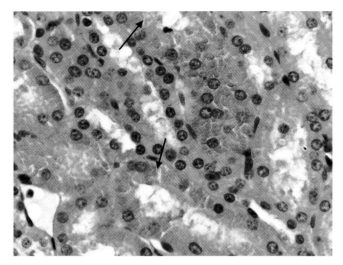

**图5.22** 胞浆内嗜酸性包涵体（箭头所示），近曲小管，用某种新药处理的雌性犬。H&E

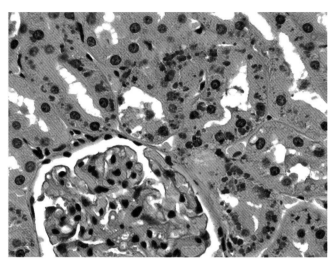

**图5.23** 肾小管上皮内棕色色素，间质内含色素的巨噬细胞，某种农药处理的大鼠。H&E

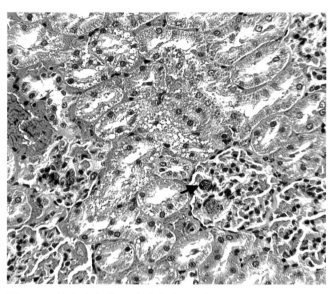

**图5.24** 肾小球色素细胞（箭头所示），铁螯合剂处理的大鼠。H&E

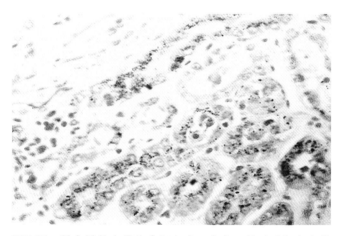

**图5.25** 肾皮质肾小管的含铜色素，绵羊，显示了铜中毒的证据。Rubeanicacid染色

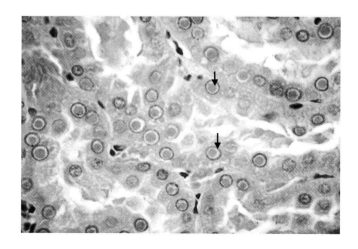

**图5.26** 核内嗜酸性包涵体（箭头所示），近曲小管，某种新药处理的大鼠。H&E

直部（PR）肥大（图5.27）。类似的情况可由某些降血脂药物导致的PR内过氧化物酶体增生引起。

呋塞米等利尿剂可诱导肾小管扩张（图5.28，5.29）。变性和坏死通常伴随着肾小管碱性化和扩张。集合管的阻塞性损伤可致梗阻段之前的肾单位扩张。糖醇可致犬肾小管扩张，锂可致啮齿类动物的相似改变。锂还可致集合管肥大，某些利尿药治疗和氯化钠摄入过多也可致集合管肥大。给予妊娠大鼠皮质类固醇激素，子代大鼠可见由于集合管发育缺陷而导致的髓质肾小管囊性扩张（图5.30）。

晶体性肾病是由于可引起晶体沉积在集合管而产生的一种梗阻性肾病（图5.31）。除了引起梗阻，结晶还会引起局部炎症（图5.32）。梗阻部位之前的肾单位出现扩张、管型形成及上皮受损。病变常呈线状分布，肾实质部分不受累及（图5.33）。受累区域有时可见间质炎症。引起此类肾病的药物有嘌呤类似物，如别嘌呤醇、喹诺酮类抗生素、阿昔洛韦、甲氧氟烷及磺胺类药物[26]。已知可引起集合管晶体沉积的有草酸盐和其他外源性物质，有些可致肉芽肿性炎，其余可致髓质集合管局灶性上皮增生（图5.34）。大部分结晶沉积物在偏振光下具有双折光性。

雌性啮齿类动物肾髓质外带集合管可自发小管间矿物质沉积。外源性物质使用会加重病变。复合饲料、乙酰唑胺、维生素D和钙盐均可诱导矿化发生（图5.35）。矿化可在坏死、管型形成和结晶沉积之后形成。甲状旁腺功能亢进可致矿化形成，累及实质（多灶性）和基底膜（图5.36）。

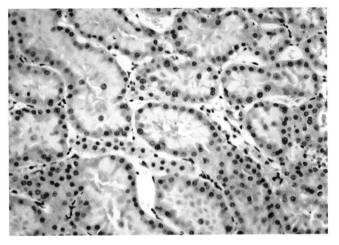

图5.27 肾小管上皮肥大，直部，某种农药处理的大鼠。细胞高而大，几乎阻塞了管腔。H&E

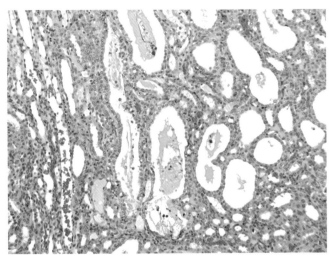

图5.28 肾小管扩张和管型，集合管，用某种抗菌药处理的大鼠。H&E

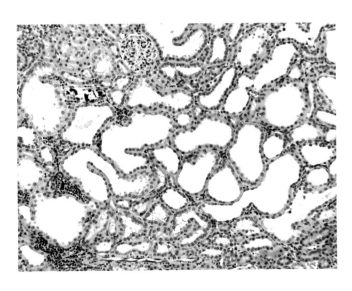

图5.29 小管扩张，皮质，大鼠。注意间质炎症和矿化，多灶性。H&E

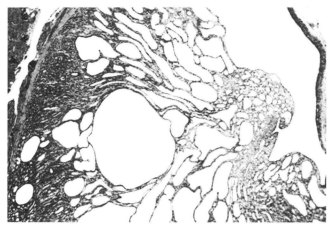

图5.30 小管囊性扩张，内皮质和髓质，某个生殖研究的大鼠。H&E

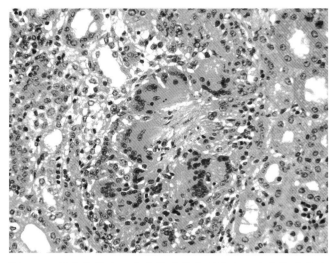

图5.31 晶体性肾病，某种抗菌药处理的犬。注意扩张集合管中的晶体，部分炎性细胞及间质炎症。H&E

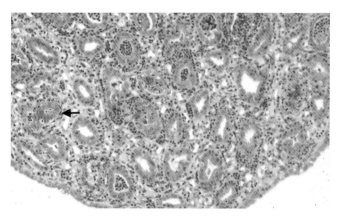

图5.32 集合管中的色素晶体（箭头所示），猴。乳头部集合管增生及间质炎症。H&E

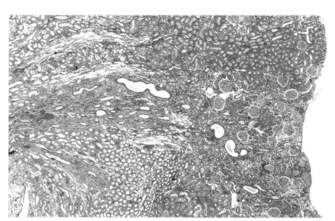

图5.33 皮质线性瘢痕，肾脏，大鼠。瘢痕显示小管嗜碱性，扩张，间质纤维化和炎症。相邻实质未受累。H&E

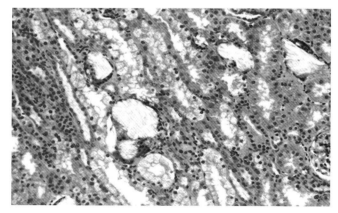

图5.34 肾小管空泡化及晶体，部分有巨细胞反应，二氯甲烷处理猴。H&E

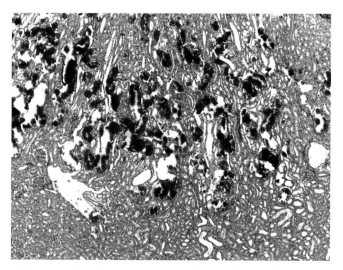

图5.35 矿化，显著，内皮质和髓质，用维生素D类似物处理的大鼠。H&E

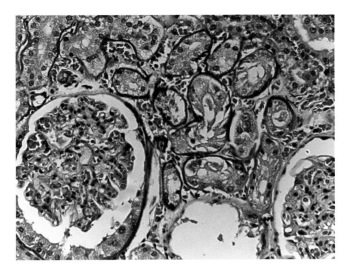

图5.36 矿化，基底膜，皮质，大鼠。H&E

偶然可见某些致癌物，如黄曲霉毒素、双稠吡咯啶生物碱和其他外源性化学物质引起巨大核和巨细胞，累及集合管和皮质小管上皮（图5.37）。受累细胞突入腔面，深染泡状核（图5.38）。

坏死及细胞缺损后常见再生性小管增生（图5.39）。受累小管呈现嗜碱性，有时呈多层，泡状核（图5.40）。小管细胞数目增多的单纯增生可见于慢性肾病。上皮可轻微折叠。若是复杂增生或非典型性增生，增殖的上皮形成乳头状突出于管腔，非典型性增生的上皮可过度增殖使管腔消失。最重要的特点是基底膜的维持（肾小管轮廓）（图5.41）。偶可见增生仅累及肾小管上皮一局限区域（图5.42）。这曾在除草剂处理的大鼠中被观察到（作者个人观察）。局灶性小管表型改变可在慢性研究和老龄动物中观察到（图5.43）。可以表现为肾小管增大，内衬细胞染色特性有所改变，如嗜酸性增强、嗜碱性增强或透明胞质（图5.44~5.46）。细胞肥大，出现内褶，并且可以是多层的。这类改变的本质尚不清楚，已知在某些外源物长期暴露时可诱导此类小管变化。

### 5.1.4 肾乳头

已知一些非甾体类抗炎药（NSAIDs）、镇痛剂和农药可致实验动物肾乳头坏死（RPN）（图5.47）[27, 28]。肾乳头坏死是指肾乳头基质、间质细胞和血管及乳头小管的急性坏死（图5.48，5.49）。病变首先起始于肾乳头尖部，局灶性间质变性，呈现玻璃样变的淡粉色病灶（图5.50）。病损延伸至血管和集合管，最终引起整个乳头尖部的坏死。出血带区隔开坏死区与周围的正常肾乳头组织，通常没有炎症。由于糖胺聚糖的丢失，阿辛蓝染色变淡。此外，还会出现间质变性、脂质沉积和毛细血管内皮变性。可引起肾乳头坏死的物质有2-溴乙胺氢溴酸盐、氨苯砜、环磷酰胺和阿司匹林。有些病例中坏死区会脱落，再生的乳头上皮会进行修复和（或）瘢痕产生。由于上皮的再生性增生，乳头尖部可呈不规则形（图5.51）。

非甾体类抗炎药和糖精可诱导乳头上皮增生（图5.52，5.53）。一些外源性物质，如碳酸酐酶抑制剂，可诱导空泡化和胞浆包涵体形成（图5.54）[29]。给予工业化学品处理大鼠乳头管胞浆内嗜酸性颗粒形成（图5.55）。

长期给予非甾体类抗炎药可诱导肾盂扩张（图5.56）。给予皮质类固醇可致犬肾盂上皮轻度增厚。这不是真正的增生，因为基底层没有变化，只是表层的细胞数目轻度增多，细胞出现小的固缩核，看起来更像是有缺陷的细胞发生了缺损而不是增殖。在给予一种药物中间体时可见大鼠肾盂的黏膜下炎症和肉芽肿（图5.57）。

### 5.1.5 血管病变

已经发现给予猴高胆固醇饮食引起的系统反应，如动脉粥样硬化会累及肾脏血管。维生素D过多和甲状旁腺素过多会导致肾血管和基底膜的转移性钙化。

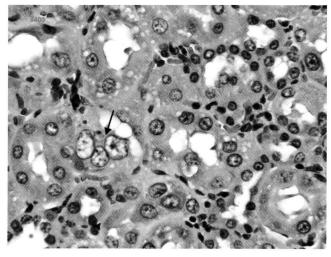

图5.37 巨细胞和巨大核（箭头所示），肾皮质，某种工业化合物处理的大鼠。H&E

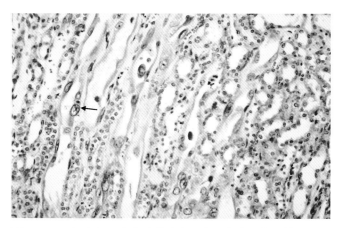

图5.38 巨细胞和巨大核（箭头所示），髓质，集合管，用某种抗炎药物处理的大鼠（经Springer Science+Business MediaB. V）[5]许可（H&E）

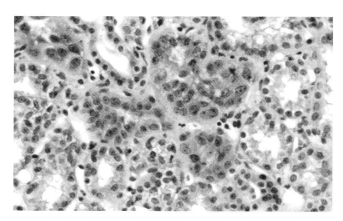

图5.39 再生性增生，近曲小管，大鼠。注意嗜碱性的多层上皮。H&E

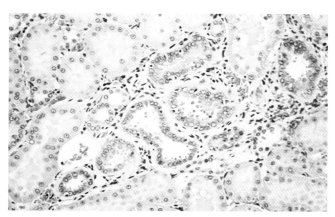

图5.40 皮质肾小管再生性增生，大鼠。注意扩张的肾小管，嗜碱性上皮，泡状核及灶性多层上皮（经Springer Science+Business Media B.V[5]许可）

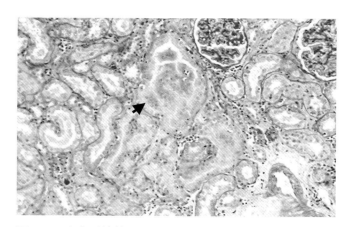

图5.41 非典型性增生，肾皮质，大鼠。注意扩张的小管内的乳头状增生（箭头所示）和完整的基底膜。PAS染色（经Springer Science+Business Media B. V[5]许可）

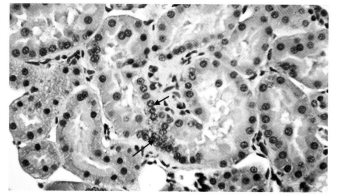

图5.42 肾小管增生，小管内，局部，直部，除草剂处理的大鼠。注意核拥挤及嗜碱性增强的区域（箭头所示）。H&E

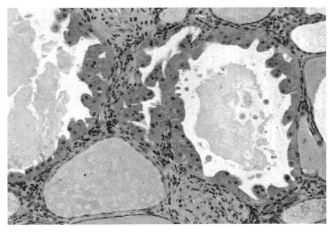

**图5.43** 肾小管嗜酸性和肥大，大鼠。注意增大的、扩张的肾小管，被覆肥大的嗜酸性上皮。H&E（经Springer Science + Business Media B. V [5]许可）

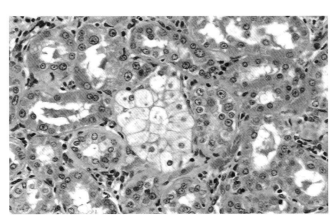

**图5.44** 透明小管，肾皮质，大鼠。注意小管被覆增大的、透明胞质的细胞。H&E（经Springer Science + Business Media B. V [5]许可）

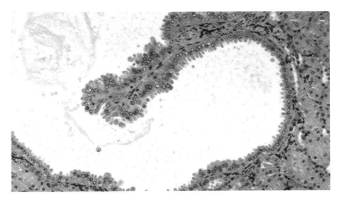

**图5.45** 肾小管囊性增生，皮质，大鼠。被覆嗜酸性细胞的囊性小管，呈乳头状向内生长。H&E

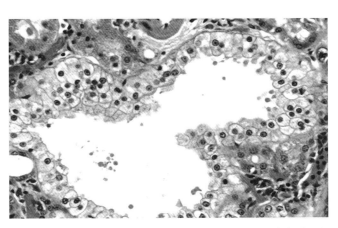

**图5.46** 透明肾小管，肾皮质，大鼠。注意增大的小管被覆透明的多层细胞。H&E（经Springer Science + Business Media B. V [5]许可）

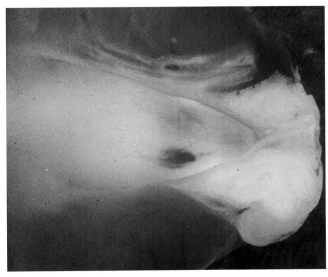

**图5.47** 肾乳头坏死，用某种非甾体类抗炎药处理的大鼠。注意乳头尖部灰白色和出血区

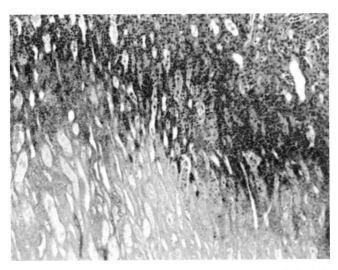

**图5.48** 肾乳头坏死，乳头坏死区，某种非甾体类抗炎药（NSAID）处理的大鼠。坏死区被炎症带隔离。H&E

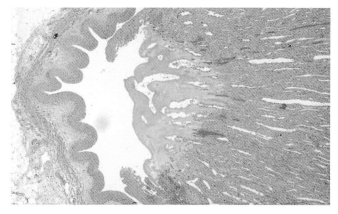

图5.49 肾乳头坏死，某种非甾体类抗炎药（NSAID）处理的猴。注意很少有炎细胞浸润。H&E

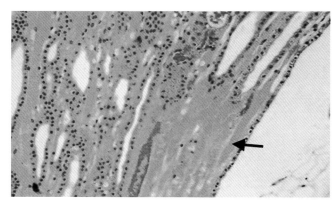

图5.50 肾乳头坏死，早期，某种非甾体类抗炎药（NSAID）处理的大鼠。肾乳头小部分区域玻璃样变及早期变性（箭头所示）。H&E

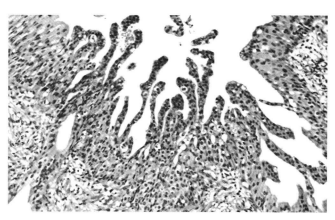

图5.51 肾乳头增生，某种非甾体类抗炎药（NSAID）处理的猴，注意乳头上皮绒毛样增殖。H&E

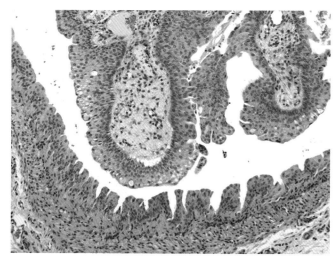

图5.52 上皮增生，乳头和肾盂，某种抗菌药处理的猪。H&E

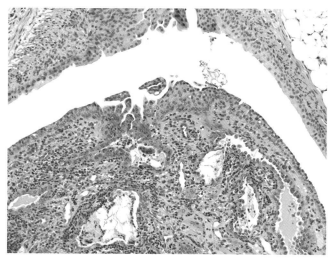

图5.53 上皮增生和炎症，乳头和肾盂，某种抗菌药处理的猪。注意乳头小管的晶体和间质炎症。H&E

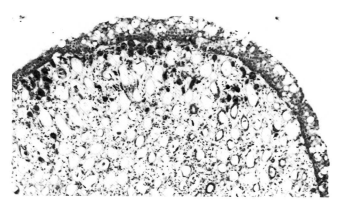

图5.54 空泡化，肾乳头上皮，大鼠。H&E（经Springer Science+Business Media B. V[5]许可）

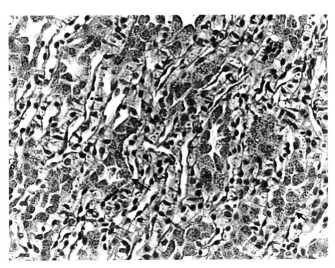

图5.55 胞质内嗜酸性颗粒样包涵体，乳头部小管（箭头所示），某种工业化合物处理的大鼠。H&E

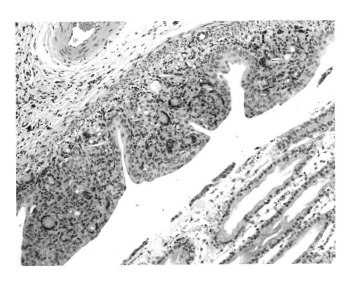

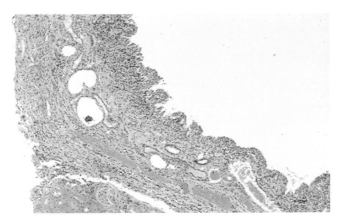

图5.56 肾盂炎和肾盂扩张，某种农药处理的大鼠。H&E

图5.57 肾盂炎症和增生，某种工业化合物处理的大鼠。上皮下的肉芽肿性炎，有多核巨细胞。H&E

在高血压大鼠肾小动脉内可见小动脉肥大、闭塞性增厚和纤维素样坏死。在给予大鼠环孢菌素后可见纤维素样坏死。给予大鼠血管扩张性抗高血压药、磷酯酶抑制剂和柔红霉素后可见肾血管炎发生（图5.58，5.59）。五羟色胺可诱导血栓形成和梗死。某种新型降血脂药可致猴的肾弓形静脉血栓形成。

血管紧张素转换酶抑制剂可致肾小球旁器肾素生成细胞增生（图5.60，5.61）[30, 31]。肾小球入球小动脉增生。这种病变见于所有实验室动物物种，但其是可逆的[10, 30, 31]。由于长期给药引起过度增生，小鼠病变可呈结节样（图5.62）。血管紧张素转换酶抑制剂的毒性作用，肾实质可表现为嗜碱性萎缩的肾小管基底膜增厚、管周纤维化及间质淋巴细胞浸润

（图5.63）。

长期给予磺胺类、别嘌呤醇、西咪替丁和利福霉素可诱导间质性肾炎。间质纤维化和慢性炎症可部分由免疫反应介导。给予犬顺铂和雌激素可见间质纤维化。

### 5.1.6 肿瘤

遗传毒性物质，如二甲基亚硝胺（DMN）、铅盐和黄曲霉毒素可诱导肾腺瘤和腺癌产生（图5.64，5.65）。慢性暴露于烃衍生物可诱导雄性大鼠产生肾腺瘤。已有对此致癌机制的研究[32]，对啮齿类动物肾增生和肿瘤进行分类及阐述的指导规范也已存在[1, 12]。据报道，大鼠的一种肾小管肿瘤可能具有家族史[33, 34]，具有以下特征性表型：分叶状外观、细胞有双染性、

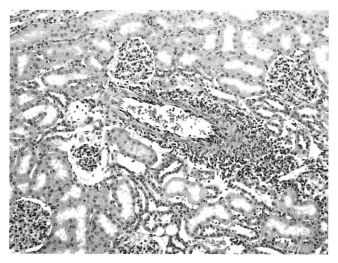

图5.58 血管炎，肾皮质，某种新型免疫调节剂处理的猴。H&E

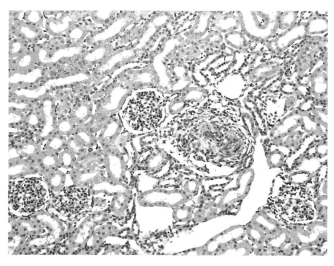

图5.59 血管炎，肾皮质，某种磷酸二酯酶-4（PDE-4）的抑制剂处理的大鼠。H&E

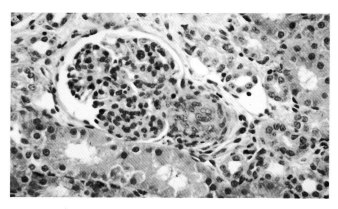

图5.60 动脉肥大，入球小动脉，肾小球，某种血管紧张素转换酶（ACE）抑制剂处理的大鼠。H&E

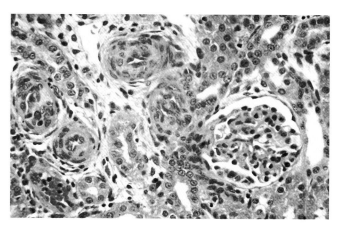

图5.61 动脉肥大，肾皮质，某种血管紧张素转换酶（ACE）抑制剂处理的大鼠。皮质可见多发肥大的小动脉。H&E（经 Springer Science+Business MediaB. V [5]许可）

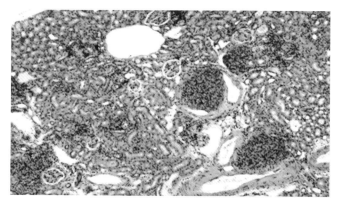

图5.62 小动脉肥大，结节性，肾皮质，某种血管紧张素转换酶（ACE）抑制剂长期处理的小鼠。H&E

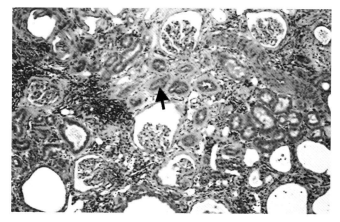

图5.63 间质和小管周纤维化（箭头所示）和间质炎症，嗜碱性及扩张的肾小管，某种血管紧张素转换酶（ACE）抑制剂长期处理的小鼠。H&E

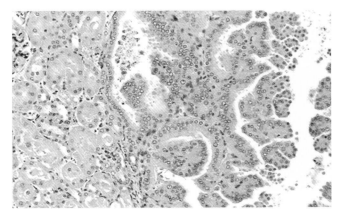

**图5.64** 肾小管腺瘤，小鼠

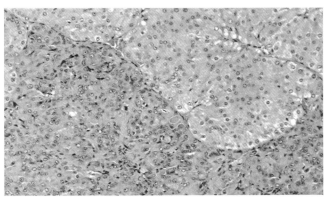

**图5.65** 肾小管癌，大鼠。肿瘤细胞呈小梁状，也可见实性片状嗜碱性更强的细胞。H&E

细胞质呈空泡状。这种表型可见从增生到腺瘤到腺癌的连续性过程。建议在进行安全性评价时将这类肿瘤与肾脏其他肿瘤区分开解释。

乙基硝基脲可诱导大鼠肾母细胞瘤，DMN和苏铁素可诱导肾间质肿瘤[35-37]。非那西丁和非那宗可诱导大鼠肾盂肿瘤（移行细胞癌）[38]。

## 5.2　膀胱

诱导性膀胱病变少见，这是由于膀胱对损伤的反应有限，在毒性研究中膀胱本就是一个很罕见的靶器官。推荐对膀胱黏膜进行适当的固定：用固定剂小心充盈膀胱以避免褶皱及人为造成黏膜增厚的表现。可见到的病变有：

- 黏膜坏死、糜烂、溃疡
- 黏膜增生
- 结石
- 血管病变

• 肿瘤

许多化学物质可引起黏膜损伤，导致坏死、炎症、出血和再生性增生。受累上皮有时可见胞浆内红细胞。如甲基磺酸酯、甲基磺酰萘甲酸盐、磺酰胺和环磷酰胺等化学物质均有细胞毒性。尿路上皮增生可以是局灶性的或弥漫性的，可以是单纯增生、乳头状增生或结节状增生（图5.66，5.67）。可以是灶性鳞状化生，也可以与炎症相关（图5.68，5.69）。一旦停止暴露，大部分的增生是可逆的。一些药物，如非

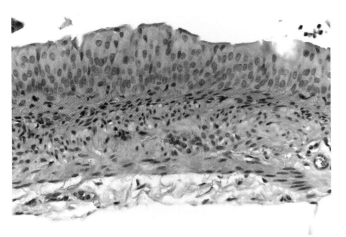

**图5.66** 尿路上皮增生，膀胱，大鼠。H&E

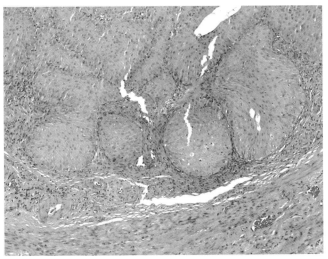

**图5.67** 结节性增生，膀胱，过氧化物酶体增殖物激活受体（PPAR）激动剂处理的大鼠。H&E

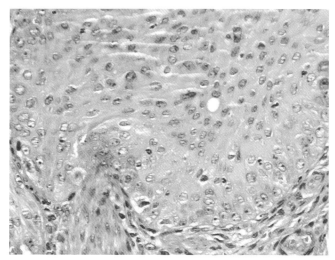

图5.68　鳞状化生，膀胱，大鼠。H&E

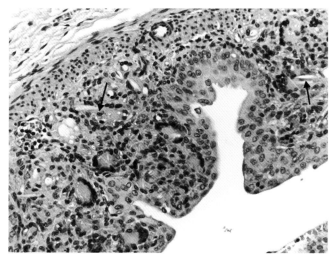

图5.69　肉芽肿性炎（箭头所示）和尿路上皮增生，膀胱，某种工业化合物处理的大鼠。H&E

那西丁、糖精和维生素A缺乏可导致无坏死性增生。某些过氧化物酶体增殖物激活受体激动剂（抗糖尿病药物）和Raf激酶抑制剂可致啮齿类动物膀胱增生和肿瘤形成[39-41]。有些药物可致猴膀胱上皮空泡化，但无增生[42]。乙酰唑胺可致炎症和增生。由结石、结晶或异物引起的机械刺激可致啮齿类动物尿路上皮增生和肿瘤形成。高剂量皮质类固醇应用可致犬的膀胱上皮变薄或萎缩。碳酸酐酶抑制剂[43]、磺胺类药物及能改变尿液pH值或引起饮食中钙、钾或镁失衡的药物均可诱导膀胱结石形成。结石由磷酸钙、磷酸镁和

（或）草酸钙组成。多数结石由这几种物质混合而成。

　　长期给予小鼠精神类药物可导致局灶性上皮下血管扩张、血管瘤样增生及膀胱黏膜血管瘤（图5.70，5.71）。

　　一些药物可引起持续性增生，一段时间后变成不可逆增生，并进展为瘤前病变和肿瘤。肿瘤可以是乳头状瘤、尿路上皮癌、鳞状细胞癌或混合性的。PPAR激动剂和糖精对啮齿类动物具有致癌性（图5.72，5.73）。

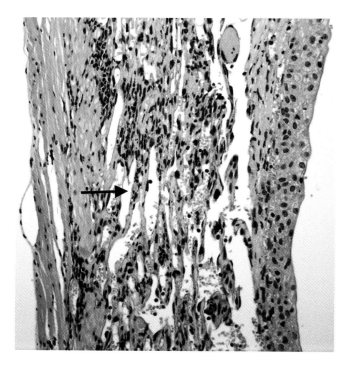

图5.70　血管瘤样增生（箭头所示），黏膜下，膀胱，某种精神类药物处理的小鼠。H&E

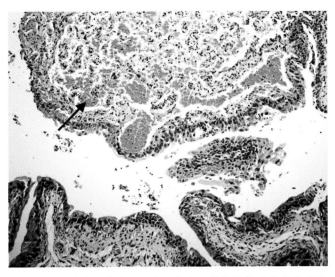

图5.71 血管瘤（箭头所示），膀胱，某种精神类药物处理的小鼠。H&E

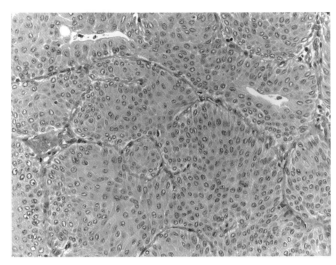

图5.72 尿路上皮癌，膀胱，大鼠。不典型肿瘤细胞排列成群，环绕基底膜。H&E

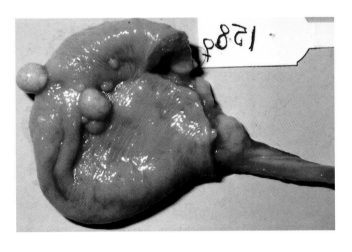

图5.73 癌，膀胱，犬。H&E

（刘毓敏　译，刘克剑　校）

# 参考文献

1. Frazier KS, Seely JC, Hard GC, Betton G, Burnett R, Nakatsuji S, et al. Proliferative and nonproliferative lesions of the rat and mouse urinary system. Toxicol Pathol. 2012;40:14S–86.

2. Ryan GB, Karnovsky MJ. An ultrastructural study of the mechanisms of proteinuria in aminonucleoside nephrosis. Kidney Int. 1975;8:219–32.

3. Weening JJ, Rennke HG. Glomerular permeability and polyanion in adriamycin nephrosis in the rat. Kidney Int. 1983;24:152–9.

4. Tucker MJ. Some effects of prolonged administration of a progestogen to dogs. Proc Eur Soc Study Drug Toxic. 1971;12: 228–38.

5. Gopinath C, Prentice DE, Lewis DJ. The urinary system. In: Atlas of experimental toxicological pathology. Lancaster: MTP Press Ltd; 1987. p. 77.

6. Mazue G, Newman AJ, Scampini G, Della TP, Hard GC, Iatropoulos MJ, et al. The histopathology of kidney changes in rats and monkeys following intravenous administration of massive doses of FCE 26184, human basic fi broblast growth factor. Toxicol Pathol. 1993;21:490–501.

7. Robinson CJ, Egoron I, Balazs T. Strain differences in the induction of antinuclear antibodies by mercuric chloride, gold sodium thiomaleate and D-penicillamine in inbred mice. Fed Proc. 1983;42:1213.

8. Robinson CJ, Abraham AA, Balazs T. Induction of anti-nuclear antibodies by mercuric chloride in mice. Clin Exp Immunol. 1984;58:300–6.

9. Wright NG, Nash AS. Experimental ampicillin glomerulonephropath. J Comp Pathol. 1984;94:357–61.

10. Crabtree C. The structure of Bowman's capsule and castrate and testosterone treated mice as an index of hormonal effect on the renal cortex. Endocrinology. 1941;29:197–203.

11. Greaves P. Urinary tract. In: Histopathology of preclinical toxicity studies. Amsterdam: Academic; 2007. p. 570.

12. Hard GC, Seely JC. Recommendations for the interpretation of renal tubule proliferative lesions occurring in rat kidneys with advanced chronic progressive nephropathy (CPN). Toxicol Pathol. 2005;33:641–9.

13. Hard GC, Seely JC. Histological investigation of diagnostically challenging tubule profi les in advanced chronic progressive nephropathy (CPN) in the Fischer 344 rat. Toxicol Pathol. 2006;34:941–8.

14. Hard GC, Betz LJ, Seely JC. Association of advanced chronic progressive nephropathy (CPN) with renal tubule tumors and precursor

hyperplasia in control F344 rats from two-year carcinogenicity studies. Toxicol Pathol. 2012;40:473–81.

15. Travlos GS, Hard GC, Betz LJ, Kissling GE. Chronic progressive nephropathy in male F344 rats in 90-day toxicity studies: its occurrence and association with renal tubule tumors in subsequent 2-year bioassays. Toxicol Pathol. 2011;39:381–9.

16. Hard GC, Whysner J, English JC, Zang E, Williams GM. Relationship of hydroquinone-associated rat renal tumors with spontaneous chronic progressive nephropathy. Toxicol Pathol. 1997;25:132–43.

17. Hard GC, Banton MI, Bretzlaff RS, Dekant W, Fowles JR, Mallett AK, et al. Consideration of rat chronic progressive nephropathy in regulatory evaluations for carcinogenicity. Toxicol Sci. 2013;132:268–75.

18. Hard GC, Khan KN. A contemporary overview of chronic progressive nephropathy in the laboratory rat, and its signifi cance for human risk assessment. Toxicol Pathol. 2004;32:171–80.

19. Wold JS. Cephalosporin toxicity. In: Hook JB, editor. Toxicology of the kidney. New York: Raven; 1981. p. 251–66.

20. Bulger RE. Renal damage caused by heavy metals. Toxicol Pathol. 1986;14:58–65.

21. Hottendorf GH, Williams PD. Aminoglycoside nephrotoxicity. Toxicol Pathol. 1986;14:66–72.

22. Mihatsch MJ, Ryffel B, Hermle M, Brunner FP, Thiel G. Morphology of cyclosporine nephrotoxicity in the rat. Clin Nephrol. 1986;25 Suppl 1:S2–8.

23. Phillips RD, Cockrell BY. Kidney structural changes in rats following inhalation exposure to C10-C11 isoparaffi nic solvent. Toxicology. 1984;33:261–73.

24. Hard GC. Some aids to histological recognition of hyaline droplet nephropathy in ninety-day toxicity studies. Toxicol Pathol. 2008;36:1014–7.

25. Alden CL. A review of unique male rat hydrocarbon nephropathy. Toxicol Pathol. 1986;14:109–11.

26. Tucker Jr WE, Macklin AW, Szot RJ, Johnston RE, Elion GB, de Miranda P, et al. Preclinical toxicology studies with acyclovir: acute and subchronic tests. Fundam Appl Toxicol. 1983;3:573–8.

27. Bach PH, Bridges JW. Chemically induced renal papillary necrosis and upper urothelial carcinoma. Part 1. Crit Rev Toxicol. 1985;15:217–329.

28. Bach PH, Bridges JW. Chemically induced renal papillary necrosis and upper urothelial carcinoma. Part 2. CRC Crit Rev Toxicol. 1985;15:331–441.

29. Owen RA, Durand-Cavagna G, Molon-Noblot S, Boussiquet-Leroux C, Berry PH, Tonkonoh N, et al. Renal papillary cytoplasmic granularity and potassium depletion induced by carbonic anhydrase inhibitors in rats. Toxicol Pathol. 1993;21:449–55.

30. Owen RA, Molon-Noblot S, Hubert MF, Siegl PK, Eydelloth RS, Keenan KP. Juxtaglomerular cell hypertrophy and hyperplasia induced in rhesus monkeys by angiotensin II receptor antagonists. Lab Invest. 1994;71:543–51.

31. Owen RA, Molon-Noblot S, Hubert MF, Kindt MV, Keenan KP, Eydelloth RS. The morphology of juxtaglomerular cell hyperplasia and hypertrophy in normotensive rats and monkeys given an angiotensin II receptor antagonist. Toxicol Pathol. 1994; 22:606–19.

32. Hard GC. Mechanisms of chemically induced renal carcinogenesis in the laboratory rodent. Toxicol Pathol. 1998;26:104–12.

33. Hard GC, Seely JC, Kissling GE, Betz LJ. Spontaneous occurrence of a distinctive renal tubule tumor phenotype in rat carcinogenicity studies conducted by the national toxicology program. Toxicol Pathol. 2008;36:388–96.

34. Hall WC, Elder B, Walker CL, Cai SL, Peters DG, Goodman DG, et al. Spontaneous renal tubular hyperplastic and neoplastic lesions in three Sprague–Dawley rats from a 90-day toxicity study. Toxicol Pathol. 2007;35:233–41.

35. Driver HE, White IN, Butler WH. Dose–response relationships in chemical carcinogenesis: renal mesenchymal tumours induced in the rat by single dose dimethylnitrosamine. Br J Exp Pathol. 1987;68:133–43.

36. Hard GC. Experimental models for the sequential analysis of chemically-induced renal carcinogenesis. Toxicol Pathol. 1986;14:112–22.

37. Hara H, Miyao M, Moriki T, Kutsukake F, Yamane T. Histological and ultrastructural studies of nephroblastoma in rats induced transplacentally by ethylnitrosourea. Acta Pathol Jpn. 1982; 32:385–98.

38. Johansson SL. Carcinogenicity of analgesics: long-term treatment of Sprague–Dawley rats with phenacetin, phenazone, caffeine and paracetamol (acetaminophen). Int J Cancer. 1981;27:521–9.

39. Wisler JA, Afshari C, Fielden M, Zimmermann C, Taylor S, Carnahan J, et al. Raf inhibition causes extensive multiple tissue hyperplasia and urinary bladder neoplasia in the rat. Toxicol Pathol. 2011;39:809–22.

40. El Hage H. Preclinical and clinical safety assessments for PPAR agonists. Rockville: Center for Drug Evaluation and Research, FDA; 2004.

41. Yki-Yarvinen H. Drug therapy, thiazolidinediones. N Engl J Med. 2004;351:1106–18.

42. Hardisty JF, Anderson DC, Brodie S, Cline JM, Hahn FF, Kolenda-Roberts H, et al. Histopathology of the urinary bladders of cynomolgus monkeys treated with PPAR agonists. Toxicol Pathol. 2008;36:769–76.

43. Molon-Noblot S, Boussiquet-Leroux C, Owen RA, Irisarri E, Durand-Cavagna G, Peter CP, et al. Rat urinary bladder hyperplasia induced by oral administration of carbonic anhydrase inhibitors. Toxicol Pathol. 1992;20:93–102.

# 6 雄性生殖系统

在过去的20年，由于发现某些药物具有导致人类男性不育的潜在效应，雄性生殖系统的毒性评价已持续受到重视。本章将通过实例对常见的药物相关性病变及其发生机制进行描述，对如何进行雄性生殖系统的药物安全性评价予以概述。

20世纪70年代起，由于二溴氯丙烷等的应用及工业铅的职业暴露，化合物影响男性生殖功能的副作用就凸显出来。几十年来，人们关注的重点已经转移至环境内分泌干扰物的出生前或出生后暴露对雄性个体生殖系统发育和功能的潜在影响。另外，许多类型的药物诸如抗癌药等是与雄性生殖系统毒性相关的。病理学家不仅要对药物，而且对于工农业化合物，均应具备发现其早期及轻微生精方面副作用的能力。另外，如果是儿科用药，必须对雄性生殖器官进行评价，看是否存在影响青春期发育的潜在效应。特殊设计的涵盖单或多代的生殖试验方案常规应用于安全性评价，以观察受试物是否影响器官发育及生育。依据研究类型及法规指南，这些生殖研究一般靠发育阶段标志的大体观察、精子分析及生育参数进行整体评价。在研究结束时，可进行组织病理学评价。事实上，4周和13周的遗传学试验是两个最重要的研究，但只有当睾丸固定方式适当，并且对试验物种生精周期的特点及动力学十分熟悉时，毒性病理学家方可发现及判定生殖紊乱。

Bouin液或改良的Davidson 液可以良好地显示细胞细节并减少人工假象，并代替10%中性福尔马林作为常规睾丸固定液[1]。树脂包埋切片显示细胞结构更优于常规石蜡切片，可提供高清图像以探测早期病变。此外，可参考广泛接受的用以评价雄性生殖系统毒性的规范性文献[2-5]。

动物的年龄使得解释雄性生殖系统病变复杂化，尤其是实验结束时动物尚处于未成熟状态的大动物短期试验。雄性食蟹猴的成熟一般在4.5~6岁，但个体差异很大并受动物体重的影响[6-9]。在常规的安全性评价实验结束，雄性动物常处于幼年，没有进入性成熟阶段，而且生精作用可能尚未开始。雄性比格犬成熟于7~10个月龄，但有可能至12个月也未全成熟。来自同一或者不同供应商及品系的动物也存在着差异[10, 11]（比如Marshall比格犬成熟晚于 Harlan 比格犬）[12]。解释病变时也应考虑到供应商及品系的不同。药物相关性效应在Han Wistar大鼠和S–D大鼠可略有不同，性成熟可持续至12周龄[13]。

如果进入实验的为年轻犬（一般5~6个月龄），那么2~4周试验结束时它们通常还未性成熟或刚刚开始性发育，不适于生精毒性评价。在13周的试验结束时，部分成熟，部分将要成熟，个体差异很大。青春期犬更是显示出许多与药物相关性改变类似的病变。甚至在同一个体犬会出现睾丸与前列腺成熟不同步，是由于雄激素受体在两器官的表达不同所致。在青春期，生精功能发育不完善，表现为曲细精管开始生精时间的差异。管腔内可见大量脱落的生殖细胞和多核巨细胞，附睾管内也是如此。动物发育成熟这种现象逐渐减少[10, 11]。由于生精发育的形态学改变类似于药物相关性睾丸毒性（如长形精子减少，生殖细胞变性至多核巨细胞

形成），两者难以甚至不可鉴别。为避免由于成熟状态所致的假阳性或假阴性结果，推荐标准为，在任何试验中至实验结束时犬至少达到10月龄，大鼠至少达到10周龄[2,14]。

广泛多变的直接或间接的机制常常导致雄性生殖系统的改变。间接机制多由于激素紊乱干扰了下丘脑–垂体–性腺轴，也可由于睾丸输出管或血管损坏导致液体吸收障碍。

另外，如果药物是对附睾精子发生影响，也许睾丸和附睾无形态学改变。如果实验设计了精子数量和质量的检测及繁殖能力检测，这种状况才可探测到。

# 6.1 睾丸

熟悉不同种系实验动物的生精周期，对于探测药物的作用及阐明睾丸损伤的机制和预后至关重要。不同种系动物生精时限和生精周期各不相同。重要的是病理学家应熟悉常用实验动物生殖细胞的发育和时相分布。常用实验动物生精过程和时相已被广泛研究并多有描述[15–20]。虽然生精周期的基本原则相似，但种系间细节不尽相同。这在组织病理学改变方面具有影响意义。不同种系动物的生精周期阶段数目及其细胞组合也各有不同。在大多数用于毒理学研究的哺乳类动物（包括猴类），各阶段细胞组合通常是沿着曲细精管纵向排列。所以一个曲细精管横切面通常含有一个期（stage）的细胞组合，而下一段毗邻小管的横切面将含有下一期（stage）的细胞组合。而犬的曲细精管成叶状分布。单独一期（stage）所属长度曲细精管的多个横切面将表现为同一期（stage）的形态学表现。在人类和猕猴各期（stage）细胞组合以螺旋式分布于曲细精管，使得单个小管横切面细胞组合（或期）呈马赛克样镶嵌分布。

血睾屏障是保护睾丸免遭毒性作用的重要结构的一部分，主要由Sertoli细胞之间的紧密连接构成，而毛细血管内皮细胞和管周细胞也为其组成成分。通过血管进入间质液体后，毒物需穿过Sertoli细胞才能作用于生殖细胞。然而，紧邻血睾屏障的精原细胞会首先接触到随间质液体进入的毒性物质。

化合物可通过直接作用于一种或多种类型的细胞，或通过激素的改变，或通过造成代谢的改变或缺陷而导致睾丸毒性作用。啮齿类动物种系间对于受试物的代谢可能存在差异，导致睾丸毒性的敏感性明显不一[22]。种属间也常常存在敏感性的差异，例如某些神经激肽受体拮抗剂可造成Beagle犬睾丸萎缩，而不会引起啮齿类动物睾丸萎缩[23]。

直接作用机制包括作用于Sertoli细胞、Leydig细胞或不同阶段的生殖细胞。然而，因为生殖细胞需在Sertoli细胞内呈阶段性发育，现认为许多毒物是通过Sertoli细胞干扰了其对特殊阶段或类型生殖细胞至关重要的调节和支持作用，而显示出对于这种特殊类型的生殖细胞的毒性作用[24]。毒性物质可能是受试物或其代谢产物，后者或来自体内其他部位的代谢产物经血液循环而致，或在靶细胞或毗邻细胞内代谢而成。代谢需要酶类，Leydig细胞是酶类代谢的主要来源，Sertoli细胞也含有大量的酶类，而生殖细胞主要含有细胞保护酶类。

间接作用机制包括源于下丘脑–垂体–性腺轴和睾丸局部激素紊乱，血液循环和间质液之间的平衡紊乱，血睾屏障损伤及营养缺乏。锌和维生素A缺乏可导致生精作用缺陷，以及体重减轻和食物摄入减少。尽管不同种类的睾丸毒性物质早期作用呈细

或期（stage）特异性，长期暴露后多数毒性物质可导致一种相似的后期改变，即萎缩的曲细精管由数量减少的各阶段生殖细胞被覆，甚至于仅由Sertoli细胞被覆（图6.1）。

下列为见于睾丸的药物相关性改变：

- 间质水肿
- 炎症
- 曲细精管扩张
- 精子滞留
- 发育停滞
- 细胞/期特异性的曲细精管变性
- 曲细精管变性
- 曲细精管萎缩
- Sertoli细胞空泡变/变性
- Leydig细胞变性/萎缩
- Leydig细胞增生/肿瘤
- 精子损伤

镉通过增加血管通透性并造成间质水肿进而导致睾丸血供减少，引起缺血性坏死和炎症的发生。由于血-睾屏障提供的免疫豁免状态，睾丸的药物相关性炎症罕有发生。一旦炎症发生，多由于供试品（如镉、人类绒毛膜促性腺激素）导致血流紊乱，进而引起缺血性坏死并破坏了构成血-睾屏障的Sertoli细胞间的紧密连接所致。曲细精管内的小管液体由Sertoli细胞产生，大部分在睾丸门部及睾丸输出管内被吸收。小管液具有雄激素依赖性，受试物可影响并减少小管液的产生进而可致曲细精管直径减小[4]。由于分泌过多或继发于精子囊肿的阻塞所致小管液的增加，可引起原发性曲细精管扩张及睾丸重量增加。长期积液并扩张可导致曲细精管萎缩（图6.2）。催产素和前列腺素之类的作用是通过控制管周细胞导致曲细精管的收缩，这对于管内液体运输送达睾丸门部是至关重要的。睾丸门部、睾丸输出管或附睾的阻塞可引起广泛的曲细精管扩张及继发性萎缩（图6.3）[4, 26]。

多菌灵、苯菌灵和白三烯A4水解酶受体可造成睾丸输出管的肉芽肿性炎症并导致其闭合。继发性病变诸如曲细精管的扩张、变性萎缩等可发生于睾丸，其病变程度和严重性与受阻塞睾丸输出管的数量有关。尽管通常不会收集位于附睾脂肪垫内的睾丸输出管，但是也可因形成了肉眼可见的肿物而在解剖时取材[26-28]。雌激素和内皮素对于睾丸输出管的液体吸收起到很重要的作用[29,30]。某些5-羟色胺激动剂可造成外睾丸网周围血管的收缩，引起管内液体在睾丸输出管和睾丸网处吸收不良，结果使睾丸网和曲细精管因积液而扩张[31]。

大鼠精子滞留指Ⅷ期（stage）曲细精管释放19步（step）精子细胞发生障碍。尽管这可能是原发毒性引起，也可能是低雄激素水平所致，因为精子释放过程具有雄激素依赖性。硼酸及其他典型的睾丸毒性物质，诸如苯甲酸雌二醇、镰刀菌毒素、2-溴丙烷可造成精子滞留[32-34]。这种改变相当轻微，如果首先镜检睾丸则难以辨识，但一般伴有附睾管内细胞碎片增多。因此，如果附睾显示细胞碎片但睾丸无明显病变，可能预示着存在轻微的精子滞留。这时高倍镜仔细检查Ⅸ～Ⅷ期曲细精管，将看到19步精子细胞仍存在于Ⅸ到Ⅺ期曲细精管腔内，或者在Ⅻ/Ⅷ期曲细精管Sertoli细胞基底部胞浆的精子吞噬现象（图6.4和6.5）。

在仅是鼻部给药的吸入试验的对照组大鼠有时可见曲细精管变性，其发生率高于其他类型的试验。病变程度通常是轻度以下，多灶性，主要表现为双侧生精上皮空泡变和曲细精管变性，后者是以圆形和长形精子细胞变性为特征并伴有管腔面嗜酸性小体形成。这种改变无期特异性。有人为可能是由于吸入过程中的热度及活动受限导致的应激所致[35, 36]。在给予β-肾上腺素能物质和阻燃剂的这类试验中，给药组出现更高的睾丸病变发生率。而这种现象并未出现在全身给药的吸入试验中。这种似乎与给药方式相关的发生率增高，在下结论时应小心考虑其是否也发生于其他方式的药物暴露（图6.6和6.7）[36]。

最好选用2～4周啮齿类动物试验观察细胞和期特异性的曲细精管上皮变性。而在长期毒性试验，这种变化的期特异性减低并且会累及更多类型的细胞。常见的变性包括空泡变、多核巨细胞形成和曲细精管变性/萎缩。多核巨细胞的形成是由于曲细精管内的生殖细胞（常为精子细胞）变性形成，并突

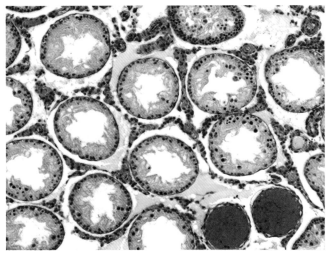

图6.1 大鼠睾丸广泛性曲细精管萎缩（ tubular atrophy），曲细精管明显萎缩，除少数精原细胞（spermatogonia）及精母细胞（spermatocyte）残留外，多数为支持细胞（Sertoli cells）残留。H&E

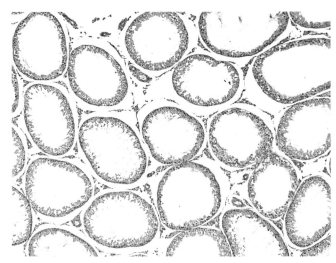

图6.2 大鼠曲细精管扩张（tubular dilation），可见扩张的曲细精管管腔，部分生精上皮细胞分离及空泡变性，多继发于睾丸输出管闭塞。H&E

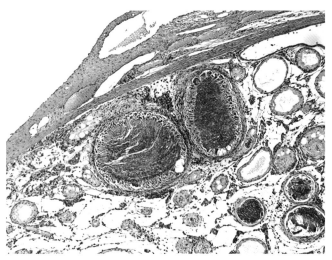

图6.3 精子囊肿（spermatocoele），大鼠睾丸可见睾丸门部两个小管明显扩张，管腔内大量精子细胞（spermatids）聚集，部分矿化，周围有多核异物巨细胞，管壁上皮萎缩。H&E

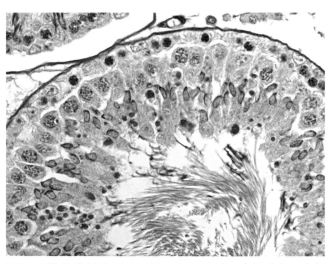

图6.4 精子滞留（spermatid retention），大鼠睾丸。生精时相Ⅸ期的生精上皮长形精子之上仍覆盖有19步精子细胞，后者应该在Ⅷ期就已被释放。PAS/H

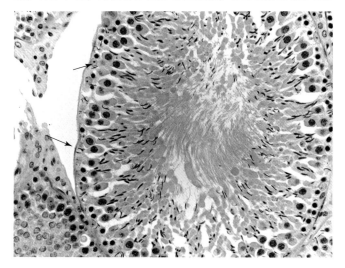

图6.5 滞留精子的吞噬现象（phagocytosis of retained spermatids）（箭头所示），大鼠睾丸，Ⅻ期曲细精管，本期正常可见的12步精子细胞表面仍覆盖有全层19步精子细胞，生精上皮的基底膜处可见少数19步精子细胞被支持细胞所吞噬。H&E

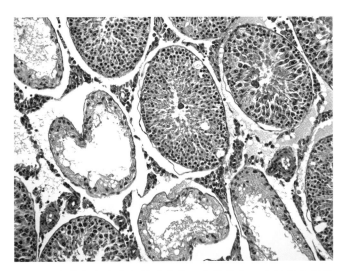

**图6.6** 生精上皮空泡变性及萎缩，大鼠睾丸，变性的长形精子内可见嗜伊红小体。此例来源于鼻部吸入试验的对照组，为操作或给药方式相关性改变。H&E

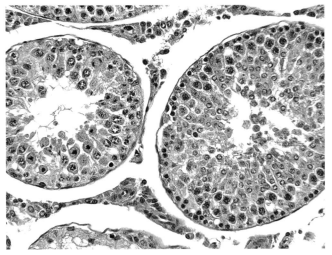

**图6.7** 图6.6的高倍图像，精子细胞减少，精原细胞分离（左侧），部分圆形精子细胞剥离至管腔（右侧）。管腔内可见变性的长形精子内含嗜伊红小体。H&E

入管腔，进而进入到附睾管（图6.8）。生精上皮空泡变源自多种变性，包括液体或脂类的沉积及生殖细胞的丢失[37]。特异类型的生精细胞缺失及特异性期靶向损伤的曲细精管显而易见（图6.9~6.13）。雄激素降低开始会造成Ⅷ期或之后长形精子细胞变性，然后将是普遍性的长形精子和成熟精子减少[4]。

作为工业溶媒的乙二醇单甲基醚是一种研究较完善的导致睾丸毒性的实例，因其靶向作用于粗线期精母细胞而具有生殖细胞类型特异性及曲细精管期特异性。依暴露时间及剂量而言，各期细胞对毒性作用的敏感度不一，分裂期（ⅩⅣ期）及粗线期早期（Ⅰ~Ⅱ期）较之晚期粗线期（Ⅷ~Ⅻ期）更敏感，后者较中期粗线期（Ⅲ~Ⅶ期）更敏感[38]。通常作为抗癌药的靶细胞的精原细胞，也显示出不同的敏感性，快速分裂分化的精原细胞群较缓慢分裂分化的精原干细胞更为敏感。

评价犬类睾丸毒性颇具挑战性，熟悉青春期与成年犬常见背景病变是至关重要的（图6.14）。精子细胞变性和大量多核巨细胞形成在青春期犬尤为常见并且酷似毒性反应（图6.15）。

生精不良为常见的背景性病变，但也可能是与受试物相关，可能是间断或部分的抑制了精原细胞分裂与分化。实验结束如果发现明显与剂量相关的成熟状态较差，可能表明是成熟延迟，但依数量有限且成熟状态不等的组内动物做出这个诊断较为困难（图6.16）。

对Sertoli细胞直接毒性所致的曲细精管变性，通常是因干扰了细胞骨架成分。许多睾丸毒性物质如邻苯二甲酸酯类和二硝基苯是通过影响Sertoli细胞而干扰生精作用[39]。起初，组织学表现为Sertoli细胞的空泡变和稀疏，进而Sertoli细胞与生殖细胞之间丧失连接致使生殖细胞脱失进入管腔（图6.17）。

电镜显示滑面内质网的空泡变及稀疏为邻苯二甲酸酯的早期毒性作用[40]。Sertoli细胞空泡变也见于磷脂质沉积症，推测由于吞噬作用所致（图6.18）。化合物，诸如2,5-己二酮、秋水仙碱、多菌灵和长春新碱，通过影响微管而作用于Sertoli细胞[39, 41]造成细胞骨架支持作用紊乱，并导致Sertoli细胞与生殖细胞的连接断开。二硝基苯对于Sertoli细胞的早期作用是使粗线期精母细胞变性并被Sertoli细胞吞噬[42]。

Leydig细胞毒性主要表现为间质细胞的萎缩，由于直接或通过降低LH间接地抑制雄激素合成而导致雄激素水平降低。苯甲酸雌二醇可抑制大鼠生精作用并引起Leydig细胞萎缩（图6.19a, b）。少数化合物，如二甲磺酸乙烷，具有细胞毒作用而损伤Leydig细胞。电镜下可见细胞核固缩，胞浆微泡形成，脂性包涵体聚集及大的脂褐素颗粒形成[43]。

不同种属间Leydig细胞的数量及功能变化幅度很大，小型猪的睾丸间质几乎充满Leydig细胞，啮齿类动物的Leydig细胞数量较少。种类众多的化合物，如

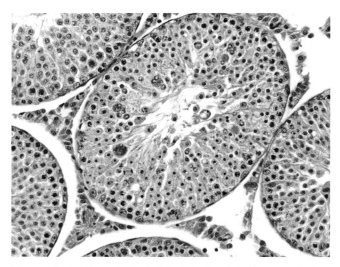

图6.8 大鼠睾丸，ⅩⅣ期生精上皮变性。次级精母细胞变性，分裂产生圆形精子细胞。圆形精子细胞空泡变性，部分融合成多核巨细胞。H&E

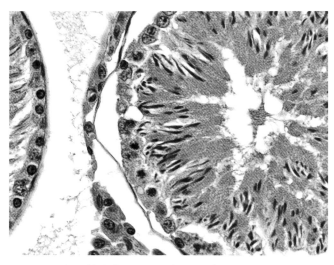

图6.9 ⅩⅡ期生精上皮，大鼠，粗线期精母细胞完全缺失，部分合线期精母细胞消失。基底膜上可见A型精原细胞。左侧的Ⅴ期曲细精管基底膜上排列有多个B型精原细胞，而粗线期精母细胞和圆形精子细胞完全缺失。这是致精原细胞毒药物给药2～4周并短期恢复的典型表现。H&E

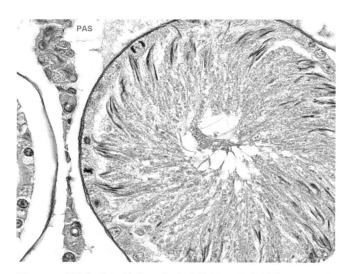

图6.10 ⅩⅣ期曲细精管，给予致精原细胞毒药物后的恢复期。仅有17步精子细胞，而粗线期精母细胞和圆形精子细胞完全缺失。个别散在的精原细胞可见核分裂象。当精原细胞完全破坏后，至少需要8周时间重建正常生精上皮。PAS/H

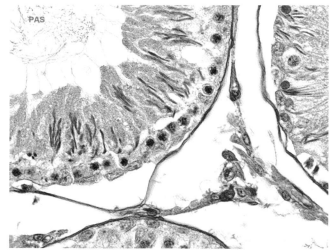

图6.11 大鼠ⅩⅡ期（stage）曲细精管可见粗线期细胞的完全缺失和部分合线期精原细胞减少。PAS/H

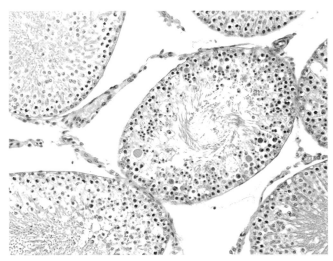

**图6.12** 大鼠睾丸曲细精管变性。视野中心Ⅶ期小管内精原细胞、精母细胞及圆形精子细胞变性，而长形精子显得少有影响。H&E

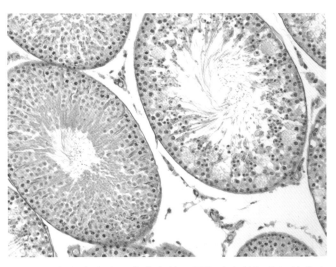

**图6.13** 大鼠睾丸曲细精管变性。Ⅳ期（右侧）曲细精管大量圆形精子细胞脱失，伴有生精细胞的变性及粗线期细胞的显而易见。PAS/H

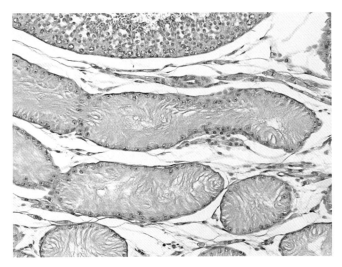

**图6.14** 犬睾丸局灶性发育不良。曲细精管仅被覆有Sertoli细胞而无生精活性。此为幼年或成年犬常见的背景性病变，可能的发病机制是在发育过程中生殖细胞未能成功迁徙而致。完全性曲细精管萎缩与此表现类似。H&E

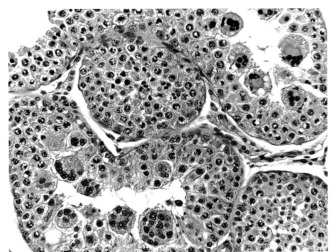

**图6.15** 短期研究的犬睾丸。曲细精管腔内可见数个多核巨细胞形成，含有融合的圆形精子细胞。作为此年龄犬的自发性病变，酷似毒性作用，使诊断复杂化。H&E

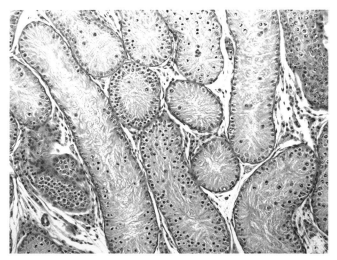

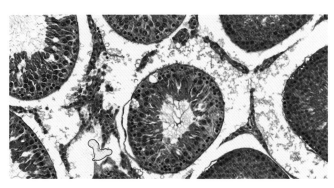

图6.17 大鼠睾丸支持细胞空泡变。视野中央XI期曲细精管数个支持细胞内出现大小不等的空泡，伴有粗线期精母细胞的缺失（右侧）。H&E

图6.16 犬13周研究，曲细精管成熟延迟。形态学表现更像6~7个月龄犬而不是8~9个月龄。曲细精管主要可见支持细胞，管腔发育未完善。在某些曲细精管生殖细胞开始分化，但生精作用尚未开始。基于这种状况，使诠释未成年犬病变成为困难。H&E

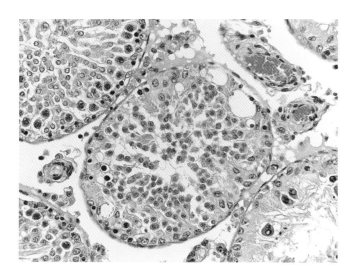

图6.18 大鼠睾丸支持细胞空泡变及曲细精管变性，来自长期毒性试验致磷脂质沉积症。Sertoli细胞胞浆空泡变，并且细胞排列紊乱，后者是由于较大空泡致细胞变形所致。粗线期细胞大多缺失，仅个别残留且细胞发生变性。圆形精子细胞脱失进入管腔。H&E

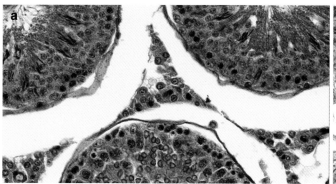

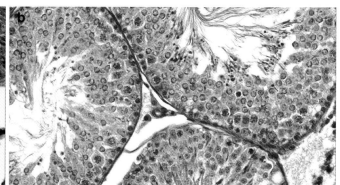

图6.19 a．来自对照组正常密度的Leydig细胞；b．大鼠睾丸Leydig细胞萎缩。间质内Leydig细胞偶见或完全缺如。19步（step）精子数量减少，在上部7或9期（stage）曲细精管基底部胞浆内可见精子滞留，本例雄激素水平低

抗雄激素类、多巴胺激动剂、过氧化酶体增殖剂均可引起Leydig细胞的增生及肿瘤，这种作用发生于大鼠而非其他种属。这些肿瘤的发生机制具有大鼠特异性，与人类不相关。

大鼠Leydig细胞肿瘤的诱发通常是通过抑制甾体类合成或阻断雄激素受体（例如睾酮生物合成抑制剂阻断了17-羟孕酮向雄烯二酮转化）两种机制之一。最终只是睾酮水平降低，增加对Leydig细胞的刺激性，并使来自丘脑下部-垂体轴的反馈抑制缺乏，引起Leydig细胞增生、腺瘤及罕见的腺癌。由于其高LH（促黄体素）水平及在Leydig细胞上LHRH（促黄体生成素释放素）受体的表达，大鼠的这种机制尤其敏感[44,45]。

HMG-CoA还原酶抑制剂可阻断胆固醇的合成。改变多巴胺通路的药物终将影响LH水平引起肿瘤的发生。因为催乳素能够调节Leydig细胞上LH受体，所以催乳素抑制剂也可引起Leydig细胞的增生。许多过氧化酶体增殖剂，包括安妥明，可以引起大鼠Leydig细胞肿瘤，可能是通过减低雄激素水平或增高雌激素水平。钙通道阻滞剂如伊拉地平也可造成Leydig细胞肿瘤。镉可造成睾丸坏死继而引发肿瘤。其通过DNA的损伤或干扰DNA修复，造成Leydig细胞

的破坏进而导致间质细胞肿瘤[46]。

大鼠Leydig细胞的增生和肿瘤为膨胀性（图6.20）。啮齿类动物Leydig细胞肿瘤尽管可生长巨大，对周围曲细精管造成挤压并使之闭合，但一般为良性。

在小鼠，Leydig细胞的增生和肿瘤一般与高雌激素水平相关。他莫昔芬可能通过一种直接的雌激素效应造成小鼠而不是大鼠Leydig细胞肿瘤。小鼠Leydig细胞增生的形态学与大鼠不同，通常是在曲细精管之间浸润生长而非膨胀性，或产生挤压（图6.21）。啮齿类动物良性和恶性的Leydig细胞肿瘤形态学相似，恶性的诊断基于侵犯和转移的生物学行为（图6.22和6.23a、b）。

化合物可通过对精子高能量需求不同程度的干扰而产生对精子的直接影响。直接影响精子的化合物一般是通过在不同水平地干扰其高能量需求。化合物如氯醚是通过减少ATP水平导致精子活动力缺陷。特别是当化合物进入到精液内，可干扰在附睾管内精子复杂的成熟过程，也可造成精子的氧化损伤。

在幼年试验或使用未成熟动物的试验，与对照组比较，尽管用药组无明显毒性反应，但可见延迟发育或成熟。

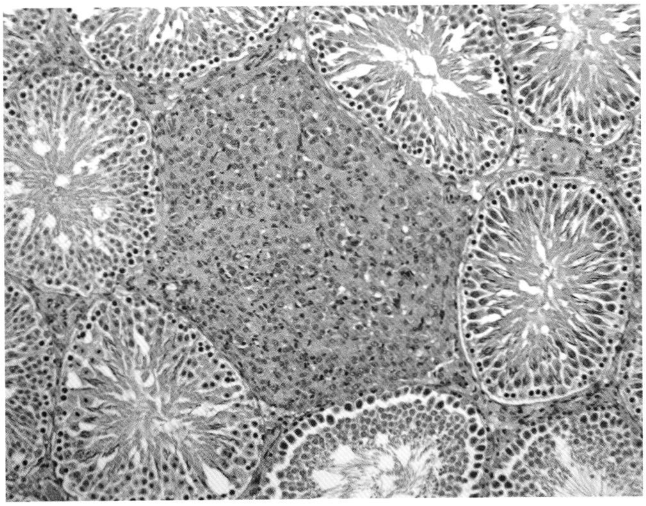

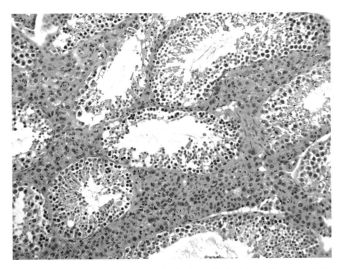

图6.20　大鼠睾丸Leydig细胞增生为局灶性，对周围曲细精管造成轻度挤压。H&E

图6.21　小鼠睾丸Leydig细胞增生。增生的Leydig细胞在形态基本正常的曲细精管周围弥漫浸润。H&E

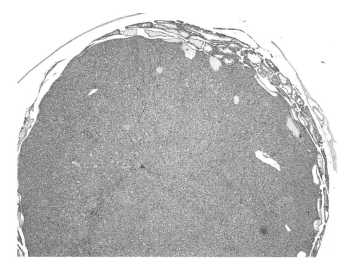

图6.22 小鼠睾丸Leydig细胞腺瘤。肿瘤由成片的淡嗜伊红细胞组成并取代了正常睾丸结构，周边可见少数萎缩的曲细精管。通常与小鼠雌激素水平增加有关。H&E

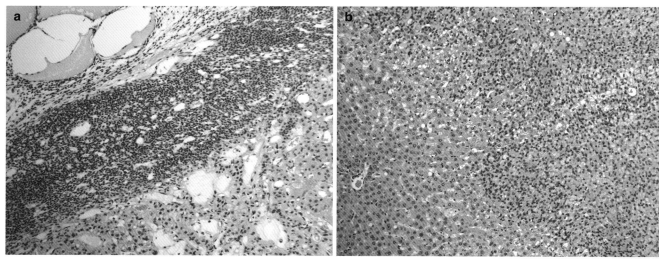

图6.23 a. 大鼠睾丸Leydig细胞癌。肿瘤由2种细胞成分构成：较小的含少量胞浆的嗜碱性细胞和较大的浅色具有圆形细胞核和嗜酸性空泡性胞浆的细胞。b. 同一肿瘤转移至肝脏，转移细胞分化较好但具侵袭性。H&E

## 6.2 附睾

发生于附睾的毒性改变通常继发于睾丸毒性，如精子生成减少及细胞碎片增加。然而因发生在其内精子成熟的作用，附睾本身也可能是受试物的靶器官，附睾毒性可导致生殖障碍，这可能伴随组织学改变，亦可能无任何组织学变化可见。这些毒性效应可通过各种各样的机制直接或间接作用于附睾而发生[28]。减低的激素水平可能是最为常见的间接毒性的发生机制。常见的病理学改变如下：

- 精子减少/缺如
- 细胞碎片增加
- 附睾萎缩
- 精子肉芽肿
- 上皮细胞空泡变/包含体形成
- 上皮细胞凋亡
- 上皮细胞增生

附睾精子减少/缺如和细胞碎片增加通常是继发于睾丸毒性（图6.24）。然而，氯甲烷之类的毒物可通过炎性细胞产物进而致使附睾精子的DNA氧化的损伤。

附睾萎缩通常伴有因睾丸萎缩而致的精子减少及液体输出减少。由于附睾功能具有雄激素依赖性，雄激素水平降低或给予抗雄激素药物将导致附睾组织的细胞凋亡及萎缩。伴随睾丸萎缩，附睾萎缩也是一种老年大鼠的常见自发性病变。常见于萎缩附睾的筛样改变，有时被认为是增生的一种形式，但其实更可能是因管腔收缩致上皮细胞的堆砌而成（图6.25）[47]。

许多不同的化合物通过不同的机制导致实验动物精子肉芽肿。吸入给予氯甲烷，影响大鼠附睾特定阶段的上皮细胞，导致远端尾部精子肉芽肿的形成[47]。棉酚靶向作用于年轻大鼠附睾上皮造成细胞变性脱落[48]。其他化合物，如二溴氯丙烷及镉，可增加毛细血管通透性，造成血管和上皮的损伤及水肿（图6.26），进而引起精子囊肿，后者破裂便形成精子肉芽肿。精子肉芽肿组织学表现为局部精子堆积，周围出现包括异物巨细胞，组织细胞及程度不等的纤维化的肉芽肿性反应（图6.27）。2-甲基咪唑可引起小鼠精子肉芽肿，特别是在附睾远端头部和（或）睾丸输出管[49]。磷酸二酯酶抑制剂在导致睾丸输出管和附睾管扩张的基础上也造成精子肉芽肿[50]。L-半胱氨酸可影响年轻大鼠的成熟并造成附睾管破裂，可能是由于阻碍附睾管的发育或由于血管通透性增强而使液体增加所致[51, 52]。有报道，影响自主神经系统的药物和血管扩张性降压药可减少啮齿类动物精子肉芽肿的形成。环化酶抑制剂可致犬类精子肉芽肿，有学者认为是继发于附睾上皮变性[53]。

能够引起磷脂质沉积症的药物可同时导致附睾管上皮细胞空泡变（图6.28）。形态学上见于附睾上皮的微细空泡一般代表沉积的磷脂质，无证据显示伴有上皮的变性及坏死。病变可累及全部附睾上皮，也可累及特殊区域的附睾上皮，如附睾头部上皮组织。尽管细胞内微细空泡出现在附睾尾部上皮的透明细胞属正常现象，个人认为抗精神病药物可增加它的发生率（图6.29）。

给予氯化镉可致透明细胞分泌功能障碍及附睾管周围间质增加[54]。抗肿瘤烷化剂乙二甲磺酸（EDS）和氯甲基磺酸（CMS）均可造成透明细胞的损伤并使得附睾尾部精子数量减少，并伴有雄激素水平的降低，其机制与Leydig细胞毒性无关[28]。在啮齿类动物，雄激素水平降低与附睾上皮细胞凋亡相关，特别是对于附睾头部的上皮（图6.30），雌激素会减低雄激素水平并改变附睾液的成分[55]。给予雌激素可致附睾管上皮细胞的空泡变及凋亡[56]。

啮齿类动物附睾管上皮增生在组织学上难以确认，但在给予上皮细胞生长因子的食蟹猴确有发生[57]。氯醚等化合物可影响精子从附睾通过的能力。低剂量即可抑制糖酵解使附睾精子运动及受精能力减弱。氯代糖类的毒性机制与此类似。

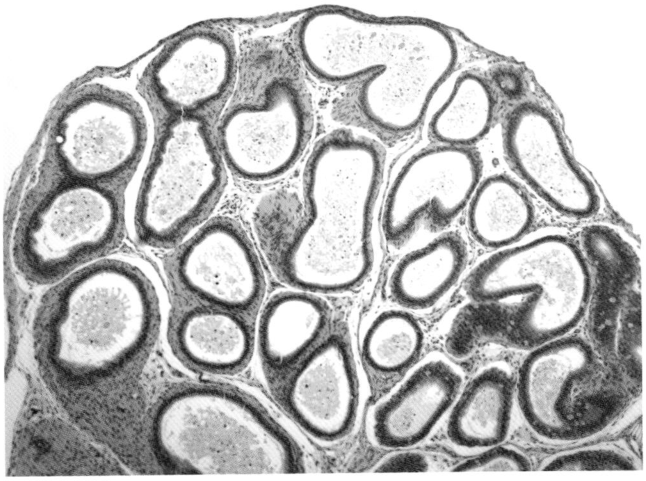

图6.24 大鼠附睾尾部精子减少，细胞碎片增多，附睾管轻度萎缩，内含细胞碎片及嗜伊红物质。H&E

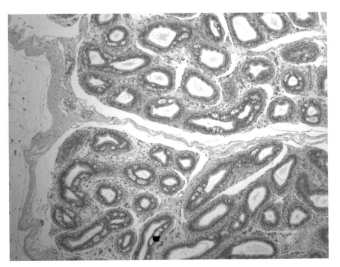

图6.25 小鼠附睾萎缩。附睾体积较正常小，附睾管内精子缺如，许多管腔上皮呈筛状排列并缺乏精子，其中部分呈假腺样改变，需与增生进行鉴别。H&E

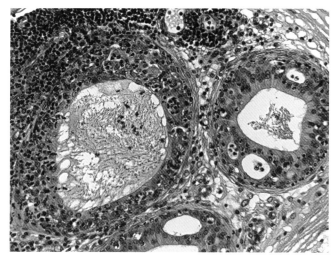

**图6.26** 大鼠附睾管上皮炎症及坏死。可见上皮细胞内空泡及混合性炎细胞浸润，左侧附睾管可见上皮细胞变性

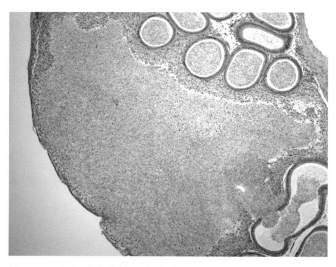

**图6.27** 小鼠附睾体精子肉芽肿。明显可见大量精子溢出于一破裂的附睾管，并引起组织细胞反应。H&E

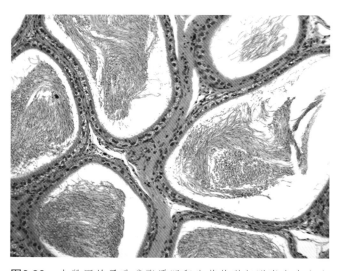

**图6.28** 大鼠因给予致磷脂质沉积症药物引起附睾上皮空泡变。附睾管上皮细胞内可见微细空泡，并伴有极轻微的上皮细胞增生。H&E

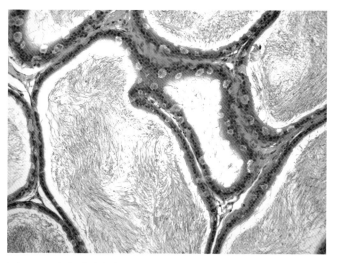

**图6.29** 大鼠附睾尾部透明，细胞内微细空泡增加，大小不等的嗜伊红颗粒出现在上皮细胞内。这些微细空泡的出现是正常的，但因给予某些供试品，空泡变的细胞数量可增多。H&E

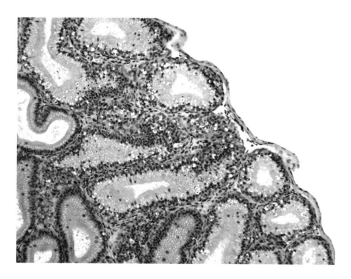

**图6.30** 小鼠附睾上皮单个细胞坏死。附睾头上皮层可见多个凋亡细胞，这种改变与雄激素水平降低有关。小鼠体重减轻是造成雄激素水平降低的原因。H&E

## 6.3 附属性腺

### 6.3.1 精囊腺/前列腺

发生在这些器官的药物相关性改变可因直接或间接毒性引起。间接毒性多由于激素紊乱所致，精囊腺/前列腺常受到影响，常见病变如下：

- 炎症
- 萎缩
- 上皮增生
- 鳞状上皮化生/鳞状细胞癌
- 腺瘤/腺癌

前列腺的化脓性炎，有时进展为脓肿，是老龄大鼠常见的背景性病变。包括工业化合物及雌二醇的多种化合物均可引起前列腺炎症（图6.31）[58–59]。除草剂阿特拉津可影响到前列腺发育，出生前（产前）接触此化合物可引起前列腺炎症。

由于影响到下丘脑–垂体–性腺轴（HPG axis）或类固醇生成所致的雄激素水平降低，是导致啮齿类动物附属性腺萎缩常见的原因。5α–还原酶抑制剂、雌激素、抗雄激素制剂可引起前列腺精囊腺萎缩[60]。形态学上起初可见精囊腺分泌减少，之后出现活性降低的上皮呈扁平状并且管腔（直径）减小（图6.32和6.33）。对于组织学还无法探测到的萎缩，器官重量（减低）不失为检测这些器官萎缩的敏感指标。合成的孕激素类可引起犬前列腺萎缩，组织学可见空腔腺泡衬以扁平的上皮细胞（图6.34）。西咪替丁、苯二氮䓬类可引起犬前列腺重量减低，西咪替丁也可引起大鼠前列腺及精囊腺重量减少。推测雄激素合成抑制是造成这些器官重量减少的原因。

给予雄激素可造成多种实验动物前列腺上皮增生（图6.35~6.37）。上皮细胞生长因子可造成猴前列腺及精囊腺上皮增生[57]。长期给予雌激素、前列腺素类、卤化烃化物，以及维生素A缺乏均可导致啮齿类动物前列腺及精囊腺上皮的鳞状细胞化生[61]。这种改变，尤其是在前列腺是很明确的，并有可能进展为鳞状细胞癌。亚硝胺类可导致大鼠前列腺鳞状细胞

癌[62]。大量的工业化合物如三甲基胆蒽、亚硝基脲、多氯联苯类均可诱导大鼠前列腺腺瘤及腺癌[63, 64]。有报道称眼科抗病毒药物曲氟尿苷可致大鼠前列腺的癌肉瘤[65]。

尽管在老龄啮齿类动物的其他附属性腺存在许多背景性病变，但药物相关性病变极为少见。小鼠阴茎充血、出血、炎症及相应的尿路症候常作为自发病变的一部分而发生（图6.38）。这些病变也可能是药物引起的。

包皮腺是一种特化的皮脂腺，在雌性对应为阴蒂腺。囊性萎缩在老龄大鼠是常见的年龄相关性改变。包皮腺脓肿也是常见的背景性病变。其肿瘤性病变偶见，包括腺瘤、腺癌、乳头状瘤和鳞状细胞癌（图6.39）。许多具有遗传毒性及非遗传毒性的供试品，如7，12–二甲基苯并蒽、氧化偶氮甲烷及丙酸睾丸酮等可诱发大鼠这些腺体的肿瘤[66,67]。包皮腺及阴蒂腺肿瘤常与其他器官皮脂腺肿瘤同时发生。抗病毒药物更昔洛韦可诱发小鼠包皮腺及阴蒂腺肿瘤[68]。萘啶酸也可引起大鼠在这些腺体的肿瘤[62]。

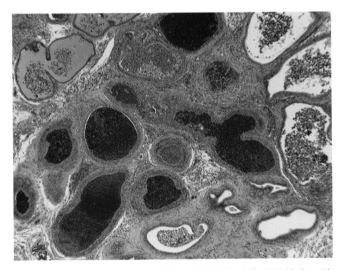

**图6.31** 短期给予工业化合物所致大鼠前列腺化脓性炎。腺腔塌陷，内含大量变性的中性粒细胞和上皮碎片，部分腺体的上皮出现明显的变性及增生。H&E

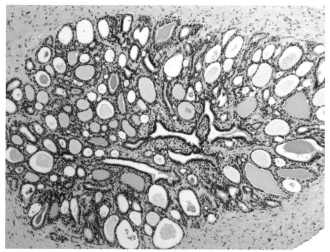

**图6.32** 大鼠精囊腺萎缩，腺体直径减小伴有腔内分泌减少，缩小的腺泡衬以无活性扁平上皮。雄激素刺激减少是此改变最为常见的原因。H&E

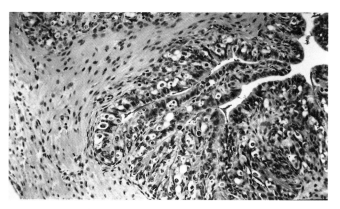

**图6.33** 大鼠精囊腺上皮单个细胞坏死。部分腺泡消失，大量的凋亡细胞出现于腺泡及管腔内衬的上皮。H&E

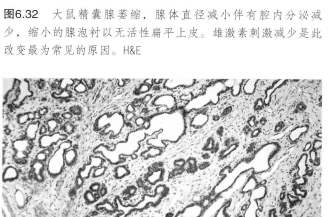

**图6.34** 犬前列腺萎缩。腺泡明显减小，上皮扁平，无分泌。H&E

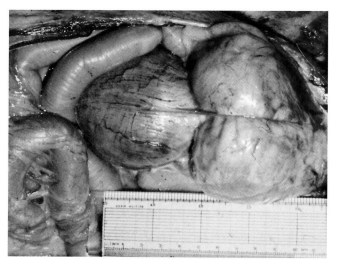

**图6.35** 犬前列腺肥大，雌激素类诱导所致。H&E

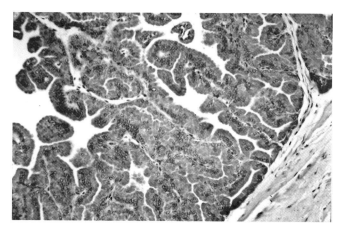

**图6.36** 犬前列腺增生。可见上皮反复折叠及管腔扩张，内衬高柱状上皮细胞。这种改变可由性激素类化合物引起。H&E

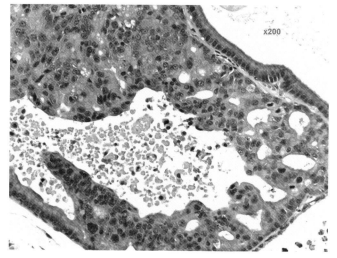

**图6.37** 大鼠前列腺局灶性不典型性增生。前列腺上皮多灶性细胞肥大，层数增加。左上可见结节状增生

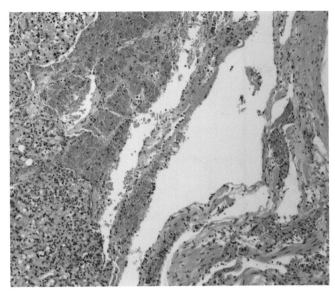

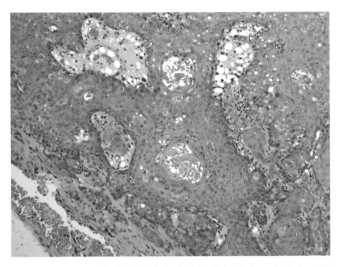

图6.38　尿道腺、阴茎海绵体及球海绵体肌充血、出血和炎症，这些改变常为小鼠自发性病变，见于尿道堵塞所致的尿路综合征，但也可以是药物相关性改变。H&E

图 6.39　大鼠长期毒性试验包皮腺鳞状细胞癌，左下角可见部分残留腺体，肿瘤已替代了绝大部分腺体。肿瘤细胞中等分化，有角化珠形成。H&E

（胡春燕　译）

# 参考文献

1. Latendresse JR, Warbrittion AR, Jonassen H, Creasy DM. Fixation of testes and eyes using a modifi ed Davidson's fl uid: comparison with Bouin's fl uid and conventional Davidson's fl uid. Toxicol Pathol. 2002;30:524–33.

2. Lanning LL, Creasy DM, Chapin RE, Mann PC, Barlow NJ, Regan KS, et al. Recommended approaches for the evaluation of testicular and epididymal toxicity. Toxicol Pathol. 2002; 30:507–20.

3. Creasy DM. Histopathology of the male reproductive system II: interpretation. Curr Protoc Toxicol. 2002. Chapter 16:Unit 16.

4. Creasy DM. Pathogenesis of male reproductive toxicity. Toxicol Pathol. 2001;29:64–76.

5. Creasy DM. Evaluation of testicular toxicity in safety evaluation studies: the appropriate use of spermatogenic staging. Toxicol Pathol. 1997;25:119–31.

6. Meyer JK, Fitzsimmons D, Hastings TF, Chellman GJ. Methods for the prediction of breeding success in male cynomolgus monkeys (Macaca fascicularis) used for reproductive toxicology studies. J Am Assoc Lab Anim Sci. 2006;45:31–6.

7. Smedley JV, Bailey SA, Perry RW, O Rourke CM. Methods for predicting sexual maturity in male cynomolgus macaques on the basis of age, body weight, and histologic evaluation of the testes. Contemp Top Lab Anim Sci. 2002;41:18–20.

8. Haruyama E, Ayukawa Y, Kamura K, Mizutamari M, Ooshima Y, Tanimoto A. Morphometric examination for development of reproductive organs in male cynomolgus monkeys. Toxicol Pathol. 2012;40:918–25.

9. Haruyama E, Suda M, Ayukawa Y, Kamura K, Mizutamari M, Ooshima Y, et al. Testicular development in cynomolgus monkeys. Toxicol Pathol. 2012;40:935–42.

10. Rehm S. Spontaneous testicular lesions in purpose-bred beagle dogs. Toxicol Pathol. 2000;28:782–7.

11. Goedken MJ, Kerlin RL, Morton D. Spontaneous and agerelated testicular fi ndings in beagle dogs. Toxicol Pathol. 2008;36:465–71.

12. Dorso L, Chanut F, Howroyd P, Burnett R. Variability in weight and histological appearance of the prostate of beagle dogs used in toxicology studies. Toxicol Pathol. 2008;36:917–25.

13. Campion SN, Carvallo FR, Chapin RE, Nowland WS, Beauchamp D, Jamon R, et al. Comparative assessment of the timing of sexual maturation in male Wistar Han and Sprague–Dawley rats. Reprod Toxicol. 2013;38C:16–24.

14. Creasy DM. Reproduction of the rat, primate, dog and pig. In: McInnes EF, editor. Background lesions in laboratory animals: a colour atlas. Edinburgh: Saunders Elsevier; 2012.

15. Clermont Y, Leblond CP, Messier B. Duration of the cycle of the seminal epithelium of the rat. Arch Anat Microsc Morphol Exp. 1959;48(Suppl):37–55.

16. Clermont Y, Leblond CP. Differentiation and renewal of spermatogonia in the monkey, Macacus rhesus. Am J Anat. 1959;104:237–73.

17. Clermont Y, Leblond CP. Spermiogenesis of man, monkey, ram and other mammals as shown by the periodic acid-Schiff technique. Am J Anat. 1955;96:229–53.

18. Clermont Y, Leblond CP. Renewal of spermatogonia in the rat. Am J Anat. 1953;93:475–501.

19. Dreef HC, van Esch E, de Rijk EP. Spermatogenesis in the cynomolgus monkey (Macaca fascicularis): a practical guide for routine morphological staging. Toxicol Pathol. 2007;35: 395–404.

20. Russell LD, Ettlin RA, Sinha-Hikim AP, Clegg ED, editors. Histological and histopathological evaluation of the testis. Clearwater: Cache River Press; 1990.

21. Moss EJ, Thomas LV, Cook MW, Walters DG, Foster PM, Creasy DM, et al. The role of metabolism in 2-methoxyethanol-induced testicular toxicity. Toxicol Appl Pharmacol. 1985;79:480–9.

22. Roberts A, Renwick AG, Ford D, Creasy DM, Gaunt I. The metabolism and testicular toxicity of cyclohexylamine in rats and mice during chronic

dietary administration. Toxicol Appl Pharmacol. 1989;98:216–29.

23. Losco PE, Leach MW, Sinha D, Davis P, Schmahai TJ, Nomier A, et al. Administration of an antagonist of neurokinin receptors 1, 2, and 3 results in reproductive tract changes in beagle dogs, but not rats. Toxicol Pathol. 2007;35:310–22.

24. Creasy DM, Chapin RE. Male reproductive system. In: Haschek W, Rousseaux C, editors. Handbook of toxicologic pathology. Philadelphia: Elsevier; 2013.

25. Everds NE, Snyder PW, Bailey L, Bolon B, Creasy DM, Foley GL, et al. Interpreting stress responses during routine toxicity studies: a review of the biology, impact, and assessment. Toxicol Pathol. 2013;41:560–614.

26. La DK, Creasy DM, Hess RA, Baxter E, Pereira ME, Johnson CA, et al. Efferent duct toxicity with secondary testicular changes in rats following administration of a novel leukotriene A(4) hydrolase inhibitor. Toxicol Pathol. 2012;40:705–14.

27. Gotoh Y, Netsu J, Nakai M, Nasu T. Testicular damage after exposure to carbendazim depends on the number of patent efferent ductules. J Vet Med Sci. 1999;61:755–60.

28. Hess RA. Effects of environmental toxicants on the efferent ducts, epididymis and fertility. J Reprod Fertil. 1998;53:247–59.

29. Hess RA, Bunick D, Lee KH, Bahr J, Taylor JA, Korach KS, et al. A role for oestrogens in the male reproductive system. Nature. 1997;390:509–12.

30. Hess RA, Bunick D, Lubahn DB, Zhou Q, Bouma J. Morphologic changes in efferent ductules and epididymis in estrogen receptor-alpha knockout mice. J Androl. 2000;21:107–21.

31. Piner J, Sutherland M, Millar M, Turner K, Newall D, Sharpe RM. Changes in vascular dynamics of the adult rat testis leading to transient accumulation of seminiferous tubule fluid after administration of a novel 5-hydroxytryptamine (5-HT) agonist. Reprod Toxicol. 2002;16:141–50.

32. Son HY, Kim YB, Kang BH, Cho SW, Ha CS, Roh JK. Effects of 2-bromopropane on spermatogenesis in the Sprague–Dawley rat. Reprod Toxicol. 1999;13:179–87.

33. Ikegawa S, Hata J, Nakatomi K, Asaga H, Kaji M, Sugawara S, et al. Collaborative work to determine the optimal administration period and parameters to detect drug effects on male rat fertility—study on estradiol benzoate effects. J Toxicol Sci. 1995;20:251–63.

34. Sprando RL, Collins TF, Black TN, Olejnik N, Rorie JI, Eppley RM, et al. Characterization of the effect of deoxynivalenol on selected male reproductive endpoints. Food Chem Toxicol. 2005;43:623–35.

35. Lee P, Frame SR, Sykes GP, Valentine R. Testicular degeneration and spermatid retention in young male rats. Toxicol Pathol. 1993;21:292–302.

36. Brock WJ, Trochimowicz HJ, Farr CH, Millischer RJ, Rusch GM. Acute, subchronic, and developmental toxicity and genotoxicity of 1,1,1-trifluoroethane (HFC-143a). Fundam Appl Toxicol. 1996;31:200–9.

37. Creasy D, Bube A, de Rijik E, Kandori H, Kuwahara M, Masson R, et al. Proliferative and nonproliferative lesions of the rat and mouse male reproductive system. Toxicol Pathol. 2012;40: 40S–121.

38. Foster PM, Creasy DM, Foster JR, Gray TJ. Testicular toxicity produced by ethylene glycol monomethyl and monoethyl ethers in the rat. Environ Health Perspect. 1984;57:207–17.

39. Moffit JS, Bryant BH, Hall SJ, Boekelheide K. Dose-dependent effects of sertoli cell toxicants 2,5-hexanedione, carbendazim, and mono-(2-ethylhexyl) phthalate in adult rat testis. Toxicol Pathol. 2007;35:719–27.

40. Creasy DM, Foster JR, Foster PM. The morphological development of di-N-pentyl phthalate induced testicular atrophy in the rat. J Pathol. 1983;139:309–21.

41. Russell LD, Malone JP, MacCurdy DS. Effect of the microtubule disrupting agents, colchicine and vinblastine, on seminiferous tubule structure in the rat. Tissue Cell. 1981;13:349–67.

42. Blackburn DM, Gray AJ, Lloyd SC, Sheard CM, Foster PM. A comparison of the effects of the three isomers of dinitrobenzene on the testis in the rat. Toxicol Appl Pharmacol. 1988; 92:54–64.

43. Kerr JB, Knell CM, Abbott M, Donachie K. Ultrastructural analysis of the effect of ethane dimethanesulphonate on the testis of the rat, guinea pig, hamster and mouse. Cell Tissue Res. 1987;249:451–7.

44. Shirai M, Wakui S, Wempe MF, Mutou T, Oyama N, Motohashi M, et al. Male Sprague–Dawley rats exposed to in utero di(nbutyl) phthalate dose dependent and age-related morphological changes in leydig cell smooth endoplasmic reticulum. Toxicol Pathol. 2013;41(7):984–91.

45. Wakui S, Takahashi H, Mutou T, Shirai M, Jutabha P, Anzai N, et al. Atypical Leydig cell hyperplasia in adult rats with low T and high LH induced by prenatal Di(n-butyl) phthalate exposure. Toxicol Pathol. 2013;41:480–6.

46. Waalkes MP, Rehm S, Devor DE. The effects of continuous testosterone exposure on spontaneous and cadmium-induced tumors in the male Fischer (F344/NCr) rat: loss of testicular response. Toxicol Appl Pharmacol. 1997;142:40–6.

47. Foley GL. Overview of male reproductive pathology, Toxicol Pathol. 2001;29:49–63.

48. Chapin RE, White RD, Morgan KT, Bus JS. Studies of lesions induced in the testis and epididymis of F-344 rats by inhaled methyl chloride 1. Toxicol Appl Pharmacol. 1984;76:328–43.

49. de Andrade SF, Oliva SU, Klinefelter GR, De Grava KW. Epididymis-specifi c pathologic disorders in rats exposed to gossypol from weaning through puberty. Toxicol Pathol. 2006;34: 730–7.

50. Tani Y, Foster PM, Sills RC, Chan PC, Peddada SD, Nyska A. Epididymal sperm granuloma induced by chronic administration of 2-methylimidazole in B6C3F1 mice. Toxicol Pathol. 2005;33:313–9.

51. Heuser A, Mecklenburg L, Ockert D, Kohler M, Kemkowski J. Selective inhibition of PDE4 in Wistar rats can lead to dilatation in testis, efferent ducts, and epididymis and subsequent formation of sperm granulomas. Toxicol Pathol. 2013;41: 615–27.

52. Sawamoto O, Kurisu K, Kuwamura M, Kotani T, Yamate J. Relationship of interstitial edema with L-cysteine-induced sperm granulomas in the pubertal rat epididymis. Exp Toxicol Pathol. 2003;55:121–7.

53. Pyrah IT, Kalinowski A, Jackson D, Davies W, Davis S, Aldridge A, et al. Toxicologic lesions associated with two related inhibitors of oxidosqualene cyclase in the dog and mouse. Toxicol Pathol. 2001;29:174–9.

54. Zschauer A, Hodel C. Drug-induced histological changes in rat seminiferous tubular epithelium. Arch Toxicol. 1980;4:466–70.

55. Jenkins AD, Lechene CP, Howards SS. The effect of estrogen administration in vivo on the elemental composition of the intraluminal fluids of the seminiferous tubules, rete testis, and epididymis of the rat. J Androl. 1983;4:272–5.

56. Dunn TB, Green AW. Cysts of the epididymis, cancer of the cervix, granular cell myoblastoma, and other lesions after estrogen injection in newborn mice. J Natl Cancer Inst. 1963;31:425–55.

57. Reindel JF, Gough AW, Pilcher GD, Bobrowski WF, Sobocinski GP, de la Iglesia FA. Systemic proliferative changes and clinical signs in cynomolgus monkeys administered a recombinant derivative of human epidermal growth factor. Toxicol Pathol. 2001;29:159–73.

58. Foley GL. Overview of male reproductive pathology. Toxicol Pathol. 2001;29:49–63.

59. Harris MT, Feldberg RS, Lau KM, Lazarus NH, Cochrane DE. Expression of proinflammatory genes during estrogeninduced inflammation of the rat prostate. Prostate. 2000;44: 19–25.

60. Hossaini A, Dalgaard M, Vinggaard AM, Pakarinen P, Larsen JJ. Male reproductive effects of octylphenol and estradiol in Fischer and Wistar rats. Reprod Toxicol. 2003;17:607–15.

61. Andersson H, Tisell LE. Morphology of rat prostatic lobes and seminal vesicles after long-term estrogen treatment. Acta Pathol Microbiol

Immunol Scand. 1982;90:441–8.

62. Greaves P. Male genital tract. In: Histopathology of preclinical toxicity studies. Philadelphia: Elsevier; 2011.

63. Stoica G, Koestner A. Diverse spectrum of tumors in male Sprague–Dawley rats following single high doses of N-ethyl-Nnitrosourea (ENU). Am J Pathol. 1984;116:319–26.

64. Cooper TP, Barham RE, Ansell JS. Methylcholanthrene-induced adenocarcinoma of the prostate in rat. Surg Forum. 1974; 25:546–7.

65. Monarch Pharmaceuticals. Viroptic (trifl uridine) 1 % ophthalmic solution prescribing information. Bristol: Monarch Pharmaceuticals Inc.; 2000.

66. Ward JM. Dose response to a single injection of azoxymethane in rats. Induction of tumors in the gastrointestinal tract, auditory sebaceous glands, kidney, liver and preputial gland. Vet Pathol. 1975;12:165–77.

67. Yoshida H. Preputial tumors induced by intragastric intubations of 7,12-dimethylbenz(a)anthracene in gonadectomized female and male rats. J Cancer Res Clin Oncol. 1983;105:299–302.

68. ClinicalTrials.gov. Neonatal CMV Ganciclovir Follow-up study; 2013. Accessible at http://clinicaltrials.gov/ct2/show/NCT000 31421.

# 7

# 雌性生殖系统

本章强调了不同种属在动情（或月经）周期不同阶段各种形态特征的重要性，对其他外部因素，如年龄、营养和应激，对动情周期的影响进行了讨论。本章包含了诱发于不同种属卵巢、子宫、宫颈和阴道的病变，对一些可诱发于雌性生殖道的肿瘤也进行了说明。

## 7.1 引言

成年雌性动物的生殖系统存在周期性变化，在动情周期的不同阶段其形态和功能均不同。这些变化，包括形态和各阶段持续的时间，在种属间均存在相当大的差异。清晰了解各实验动物种属的正常组织学及其特有的变化与背景病变，是对各种毒性研究结果作出正确解释的基础[1-5]。毒性研究尤其是采用类固醇的研究中产生许多变化，尽管发生顺序不同，但与动情周期中看到的形态改变相似。诱发于生殖道不同部位变化可能由于受试物的直接毒性或通过激素介导而发生。年龄是重要因素，因为它也引起形态的变化。此外，还要牢记动物的营养状况和环境应激，因为这些可以影响动情周期。内源性激素的失衡或给予外源性激素可导致明显的形态学改变。

## 7.2 卵巢

毒性可以通过直接或间接方式发生。直接毒素是指那些直接作用而无需激素介导的物质，这些毒素或其代谢产物与卵巢结构内的大分子结合。其他毒素通过激素介导产生效应，可模拟周期不同阶段所见变化，但发生后持续的时间间隔更长，或者表现出就像周期的某一阶段暂停一样。各种因素引起的卵巢变化有：

- 卵母细胞变性/丢失
- 卵泡闭锁
- 无黄体
- 黄体持续/黄体增多
- 卵泡囊肿
- 卵巢萎缩

- 管状/基质增生
- 卵巢系膜平滑肌增生
- 间皮增生
- 卵巢肿瘤

电离辐射和抗癌药物，如环磷酰胺，可引起卵母细胞变性与丢失（图7.1）[6]。辐照引起生殖细胞坏死，最先累及原始卵泡。多环芳烃影响生殖细胞，但不影响颗粒细胞[7]。卵母细胞和卵泡计数（必要时采用免疫组织化学标志）有助于衡量卵泡活力与闭锁[8, 9]。某些影响细胞生长的抗癌药物可抑制卵泡的发育，导致卵泡闭锁和卵泡计数下降（图7.2）。在啮齿类动物，这会导致黄体数目减少。使动情周期暂停的激素类药物可引起与不动情期变化类似的改变，导致黄体及卵泡数量减少，卵泡发育抑制，闭锁卵

泡增多。给予犬一些避孕类固醇以后可导致大小一致的次级卵泡数量增多（图7.3）。垂体切除术、口服避孕药、呋喃妥因、雌激素或孕激素可引起卵泡变性，导致卵巢萎缩（图7.4和7.5）。促黄体激素释放激素（LHRH）激动剂抑制卵泡发育。短期给予啮齿类动物雌激素可使黄体溶解延迟，导致黄体的数量和大小增加。促泌乳药物，如丁酰苯，可导致啮齿类动物黄体持续，并使黄体数量增多（图7.6~7.8）[10]。有些抗组胺药物也可引起大鼠黄体数量增多。某些外源性化合物引起黄体细胞空泡化并伴随黄体数量增多（图7.9）。某些磷酸二酯酶抑制剂可能通过激素介导的机制增加小鼠大型黄体的数量[11]。给予大鼠氟他胺使黄体增多。这种情况下卵巢重量与黄体计数是有意义的。已知一些芳香化酶抑制剂可引起大鼠囊状卵泡闭

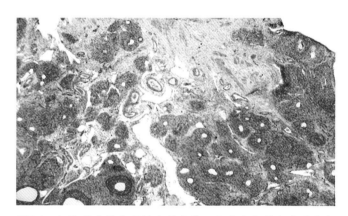

图7.1 细胞毒药物处理的大鼠卵巢，卵泡与卵母细胞丢失与变性。H&E（经Springer Science + Business Media B.V许可[45]）

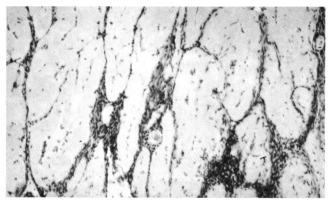

图7.2 合成的孕激素长期处理后的猴卵巢，闭锁的卵泡。H&E（经Springer Science + Business Media B.V许可[45]）

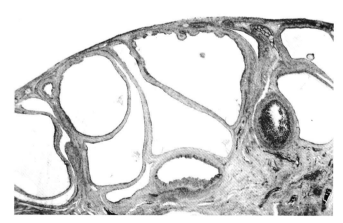

图7.3 性类固醇处理的犬卵巢，多个次级卵泡同时发育。H&E

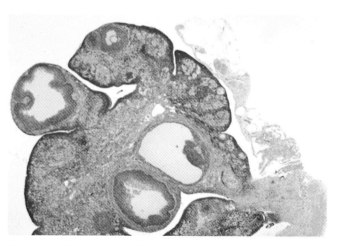

图7.4 孕激素长期处理的大鼠，卵巢萎缩。注意黄体缺失，卵泡减少，基质增生。H&E

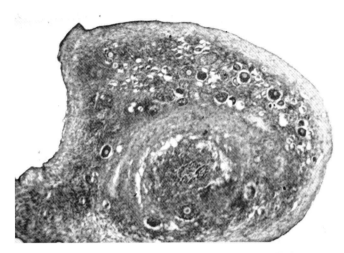

图7.5 猴经孕激素长期处理，卵巢萎缩。注意卵巢减小，卵泡发育不良，基质细胞密度增加。H&E

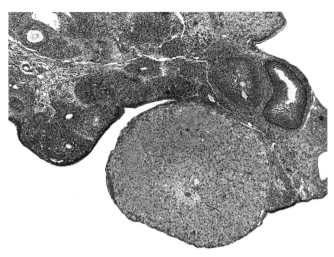

图7.6 激素类药物处理的大鼠卵巢，持续增大的黄体。H&E

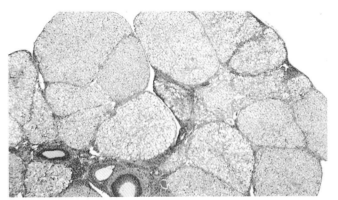

图7.7 神经安定剂处理的大鼠，黄体数目增多。H&E

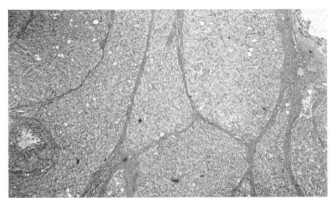

图7.8 芳香化酶抑制剂处理的犬，黄体数目增多，卵泡黄素化。H&E

锁，黄素化卵泡增多，卵巢间质细胞增生，伴有子宫萎缩和阴道的黏液化[12]。长期用一些雌激素和多巴胺能药物如溴隐亭治疗，可导致催乳素抑制，引起黄体溶解，卵泡囊肿形成。芳香化酶抑制剂可使犬产生卵泡囊肿。他莫昔芬和β-受体激动剂也可导致啮齿类动物产生卵泡囊肿（图7.10和7.11）[13、14]。卵泡囊肿表现为不同大小的囊肿腔，被覆一层薄薄的扁平颗粒细胞。

有些制剂可引起卵巢基质增生。大鼠垂体切除术、生长激素和某些农药可引起基质管状增生[15、16]。这一变化是促性腺激素介导的，有时表现为斯托里小管（Sertoli tubules）或斯托里样小管（Sertoli-like tubules）增生（图7.12）。抗雄激素药物、他莫昔芬和呋喃妥因可引起斯托里细胞增生（图7.13）[14]。大鼠

用某些神经安定剂处理后可引起间质细胞增生（图7.14）。犬经某些芳香化酶抑制剂处理后可见到各种类型卵泡和间质小管的明显黄素化（作者个人观察）（图7.15和7.16）。合成的雌激素，如己烯雌酚，处理犬13～26周，可使其卵巢浆膜间皮增生。卵巢浆膜呈现出绒毛状和乳头状增生，类似间皮瘤（图7.17）[17]。用合成雌激素处理恒河猴后，有时显示卵巢子宫内膜异位的发生率增加，这时岛状的子宫内膜组织出现在卵巢的浆膜表面（图7.18）。

大鼠用大量的β-肾上腺素能受体激动剂处理后，显示邻近卵巢的卵巢系膜悬韧带平滑肌增生（图7.19）。这种变化是一种受体介导的、种属及部位特异的改变，是药理活性放大的结果。这种变化可以被合并应用β-受体阻滞剂而阻断[18]。

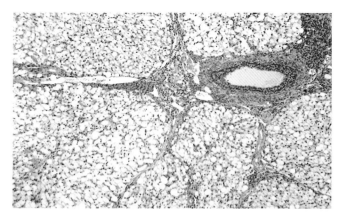

图7.9 外源性化合物处理的大鼠，黄体数目增多伴空泡化的黄体细胞。H&E

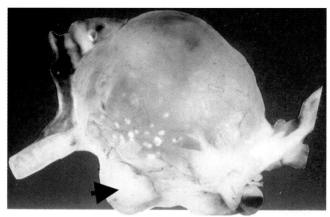

图7.10 β-肾上腺素能受体激动剂处理的大鼠，卵巢囊状卵泡。注意腹侧面的囊肿以及结节状白色肿胀（箭头）为平滑肌瘤。H&E

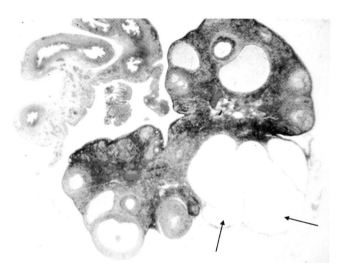

图7.11 β-受体激动剂处理的大鼠，囊状卵泡（箭头）。H&E（经Springer Science + Business Media B.V许可[45]）

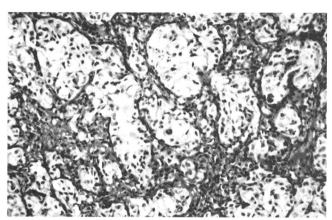

图7.12 大鼠卵巢基质，斯托里型小管增生。H&E

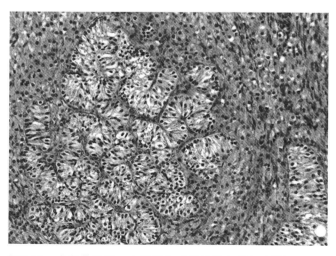

图7.13 犬卵巢基质，小管增生（斯托里小管）。H&E

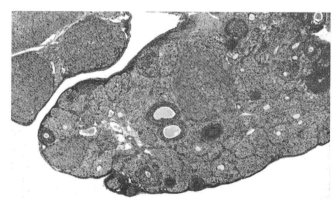

图7.14 神经安定剂处理的大鼠，卵巢基质，间质腺增生。H&E

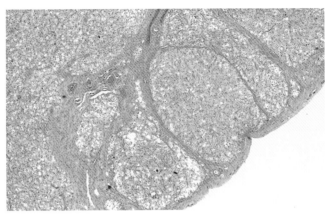

**图7.15** 芳香化酶抑制剂处理的犬、卵巢、卵泡、卵巢基质显著黄素化。H&E

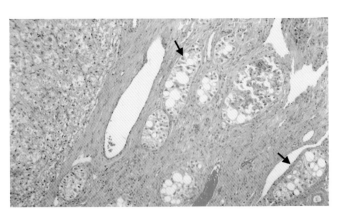

**图7.16** 芳香化酶抑制剂处理的犬，卵巢，黄素化累及初级卵泡以及卵巢基质小管（箭头）。H&E

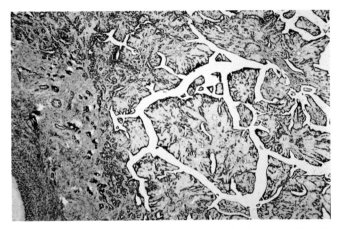

**图7.17** 合成的雌激素处理的犬，卵巢浆膜乳头状间皮增生。H&E（经Springer Science + Business Media B.V许可[45]）

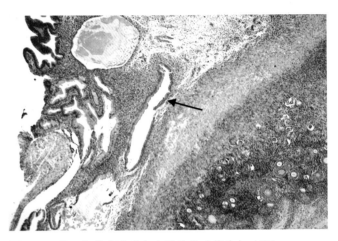

**图7.18** 猴，卵巢浆膜子宫内膜异位（箭头）。H&E

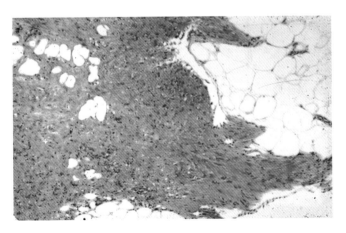

**图7.19** β-肾上腺素能受体激动剂处理的大鼠，卵巢悬韧带平滑肌增生。H&E

## 卵巢肿瘤

如果长期暴露，多种β-肾上腺素能受体激动剂均能导致大鼠发生悬韧带或卵巢的平滑肌瘤（图7.20~7.22）[18]。这些肿瘤由平滑肌增生发展而来，后者因药理活性放大而由受体介导产生。这种变化是种属特异的，与人类的安全无相关性。

对卵巢皮质产生损伤的药物引起代偿性的刺激过度，这种刺激过度由促性腺激素介导，反过来通过非遗传毒性机制使啮齿类动物产生颗粒细胞或其他性索基质肿瘤（图7.23和7.24）[19]。雷洛昔芬，一种雌激素受体调节剂，可引起大鼠颗粒细胞增生，伴随孤立发生的颗粒细胞瘤[19]。本节仅讲述啮齿类动物诱导型卵巢肿瘤的一些示例。

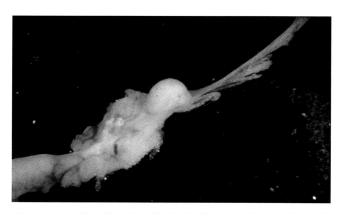

图7.20　β-肾上腺素能受体激动剂处理的大鼠，卵巢悬韧带平滑肌瘤

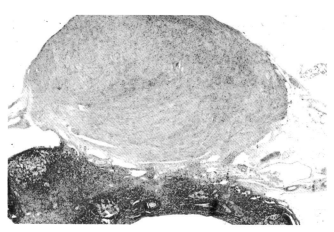

图7.21　β-受体激动剂处理的大鼠，卵巢平滑肌瘤。注意瘤体由成束平滑肌细胞组成，呈限制性生长。H&E

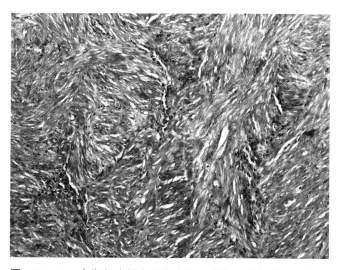

图7.22　β-受体激动剂处理的大鼠，卵巢平滑肌瘤。注意平滑肌细胞束纵横交错，被胶原纤维所分隔。Masson三色染色

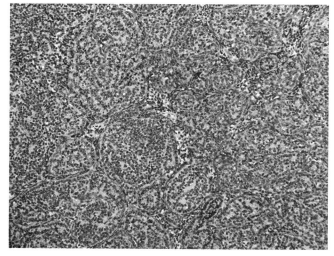

图7.23　小鼠颗粒细胞瘤。注意主要由颗粒细胞组成的卵泡模式。H&E

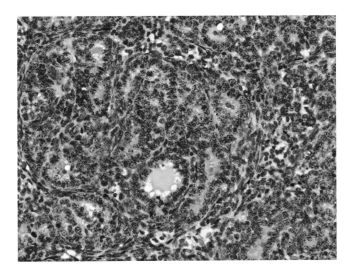

**图7.24** 小鼠卵巢颗粒细胞瘤。注意颗粒细胞以不同模式排列，肿瘤细胞核具有点彩状染色质。H&E

# 7.3 子宫

与卵巢一样，许多激素介导的发生在子宫的变化，与那些发生在动情周期不同阶段的改变类似。出现在子宫的诱导性变化有：

- 子宫腔扩张
- 鳞状上皮化生
- 子宫内膜增生
- 子宫内膜炎
- 子宫萎缩
- 子宫内膜异位
- 子宫腺肌症
- 子宫内膜蜕膜化
- 子宫肌层的肥大
- 间皮的增生
- 子宫肿瘤

子宫腔持续扩张是病理性的，可能是高雌激素的一种征象。雌激素和维生素A缺乏引起被覆细胞与腺体的鳞状上皮化生（图7.25）。长期用雌激素处理猴导致子宫腺鳞状上皮化生（图7.26）。子宫内膜增生，以黏膜增厚、过度折叠和腺体增多为特征，可以在实验动物上通过雌激素处理而产生（图7.27）。在恒河猴，雌激素处理引起子宫内膜增生，有时还伴有息肉或子宫内膜腺肌症[20]。孕激素可使犬子宫内膜显著增生（图7.28和7.29）。如果持续时间长，可发展为子宫内膜囊性增生，可导致受处理犬的子宫内膜腺体产生黏液过多

并向腺腔内乳头状生长（图7.30）[21, 22]。孕激素处理的犬，其子宫被覆上皮变得肥大、空泡化。犬在这点上与假孕形态相似。在某些情况下子宫内膜增生可进展为子宫积液和子宫内膜炎（图7.31和7.32）。由于药物的多巴胺能作用，溴隐亭可使大鼠也产生这些结果。多巴胺阻断催乳素，进而导致啮齿类动物黄体溶解，并随之产生高雌激素[14]。持续的高雌激素可使大鼠产生子宫内膜增生、子宫内膜炎以及子宫内膜肿瘤[23]。

某些雌激素已经使犬产生广泛的子宫肌层肥大。长期给予小鼠β-受体激动剂可诱发子宫肌层肥大与增生。子宫壁显著增厚。给予犬己烯雌酚可使子宫浆膜产生间皮增生（图7.33）[24]。子宫内放入器械，如孕酮环，可导致受处理猴的子宫内膜形成蜕膜斑块（图7.34）。蜕膜斑以上皮样细胞岛出现在表层的基质内，其中上皮样细胞含有丰富的嗜酸性胞浆[25]。用合成的孕激素长期处理猴也可诱导这些病变。给予年轻雌鼠以合成生长激素，使子宫角发生蜕膜化并深入延伸至子宫壁（图7.35）。给予大鼠一种干扰激素平衡的中枢神经系统药物后，可诱导子宫广泛的多灶性蜕膜化（图7.36和7.37）。

子宫内膜异位症是一种子宫内膜（腺体和间质）呈岛状异位出现的状态，通常局限于盆腔（子宫浆膜、卵巢、肠、膀胱和肠系膜）（图7.38）。可作为自发性病变见于恒河猴和小鼠。雌激素处理可加重

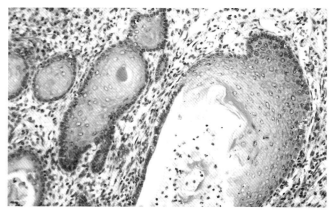

图7.25 雌激素处理的大鼠，子宫内膜腺体鳞状上皮化生。H&E

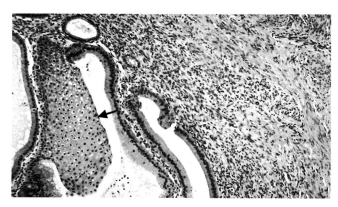

图7.26 雌激素处理的猴，子宫内膜腺体鳞状上皮化生（箭头）。H&E（经Springer Science + Business Media B.V.许可[45]）

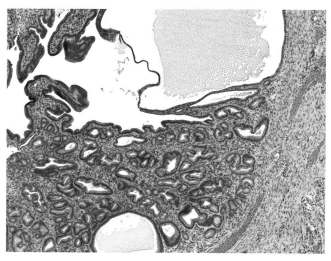

图7.27 合成孕激素处理的大鼠，子宫内膜增生。H&E

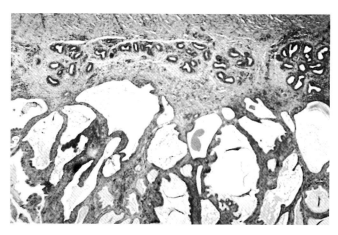

图7.28 孕激素处理的犬，子宫内膜增生。H&E（经Springer Science + Business Media B.V.许可[45]）

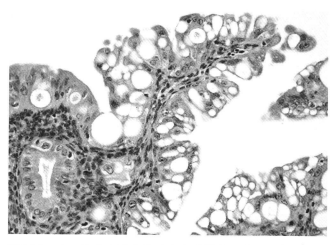

图7.29 犬，孕激素诱导的子宫内膜增生，被覆上皮肥大与空泡化。H&E

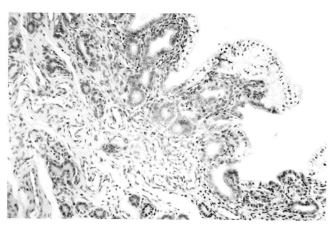

图7.30 孕激素处理的犬，子宫内膜增生，乳头状突出物，上皮细小空泡形成。H&E

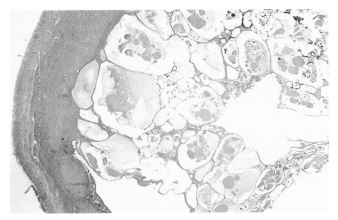

图7.31　孕激素处理的犬，子宫积液。注意扩张的囊性腺体及黏液分泌。H&E

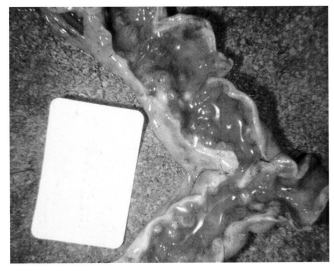

图7.32　大鼠子宫角积脓。注意内膜增厚及颜色改变。H&E

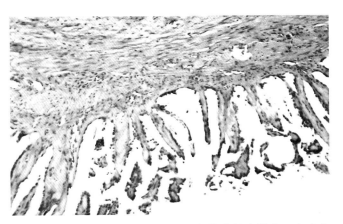

图7.33　合成雌激素处理的犬，子宫浆膜间皮增生。注意浆膜表面纤毛状增生。H&E

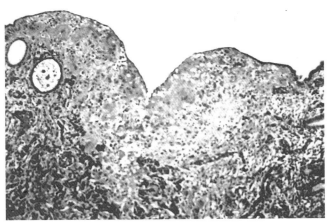

图7.34　孕激素处理的猴，子宫内膜蜕膜斑。注意临近子宫腔的嗜酸性蜕膜细胞。H&E

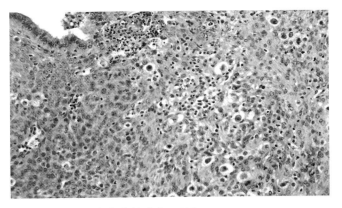

图7.35　大鼠子宫内膜蜕膜化。H&E

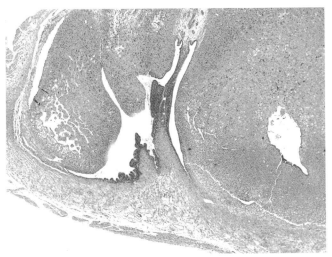

图7.36　激素类药物处理的大鼠，子宫内膜多灶性蜕膜化。H&E

猴的子宫内膜异位症，并诱发兔子宫内膜异位症。子宫内膜腺肌症报道见于小鼠，当增生与肥大的肌层成分中出现增生的子宫内膜腺体时予以诊断，当小鼠用雌激素处理与催乳素血症时这种状态的严重程度和发生率增加（图7.39）[26, 27]。小鼠的这种变化与子宫内膜腺癌类似，鉴别诊断很重要。子宫内膜腺肌症时，腺体正常，未见任何异型性。采用雌激素可诱发兔子宫内膜腺肌症。

　　用避孕类固醇长期处理实验动物会导致促性腺抑制和子宫萎缩（图7.40和7.41）。已有报道称神经激肽受体拮抗剂可使雌性比格犬成熟延迟[28]，表现为卵巢和子宫不活跃。神经安定剂如丁酰苯，以及

雌激素拮抗剂他莫西芬可引起子宫萎缩。表现为子宫的大小和重量减小；子宫内膜腺体形成不良，基质致密、着色深；子宫肌层薄而致密，细胞染色质丰富、胞浆少。子宫腔及其直径明显降低。

　　长期用精神药物处理小鼠，其子宫内膜显示处理相关的血管增生和血管扩张，一些血管可见血栓（图7.42）。犬用某些雌激素处理后可见子宫内膜出血（图7.43）。

### 7.3.1　子宫肿瘤

　　长期用避孕类固醇处理啮齿类动物可增加子宫内膜息肉和子宫内膜间质细胞肉瘤（endometrial stromal cell sarcomas）的发生率（图7.44）[29]。在致癌试验中

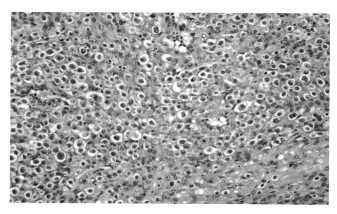

图7.37　激素类药物处理的大鼠，子宫内膜蜕膜化。注意大的蜕膜细胞。H&E

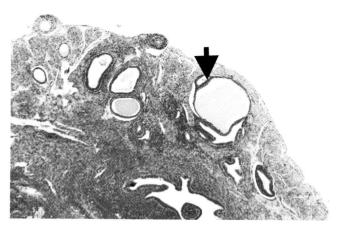

图7.38　大鼠子宫壁子宫内膜异位症（箭头所示）。注意在肌层与浆膜层的具有腺体的子宫内膜岛。H&E

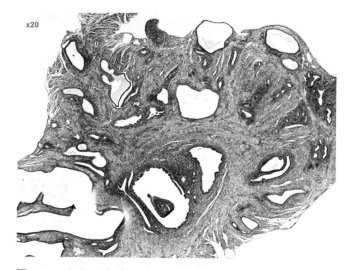

图7.39　小鼠子宫腺肌症。注意在肌层与浆膜层的内膜腺体。同时注意增生的肌层。H&E

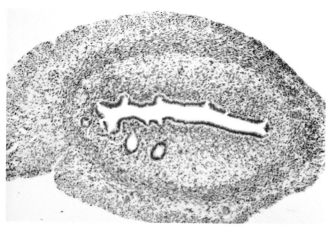

图7.40　神经安定剂处理的大鼠，子宫萎缩。注意子宫角大小与直径减小，子宫内膜腺体稀疏。H&E

培高利特（pergolide，硫丙麦角林）和炔诺酮分别在大鼠和小鼠中产生子宫内膜间质细胞肉瘤。在啮齿类动物致癌试验中，高剂量雌激素使子宫内膜腺癌的发病率增加（图7.45）。继发性高雌激素，如使用多巴胺能药物（溴麦角环肽和培高利特），也会产生类似的效应。多巴胺能药物抑制催乳素，导致大鼠黄体溶解，从而产生高雌激素、子宫内膜增生和肿瘤[30]。人们也提出过不同的机制，包括大鼠肝细胞色素P450酶的诱导，它干扰雌激素的羟基化进而导致子宫腺癌[31]。多种β-肾上腺素能药物高剂量暴露后，可使小鼠发生子宫肌层的平滑肌肿瘤（图7.46和7.47）。多种β-肾上腺素能受体兴奋剂长期暴露均能导致小鼠产生受体介导的平滑肌细胞增生和子宫肌层的肿瘤[32~34]。

精神类药物的小鼠致癌性试验发现，通过非遗传毒性机制使子宫血管扩张、血管瘤性增生和血管瘤的发生率增加（图7.48）。

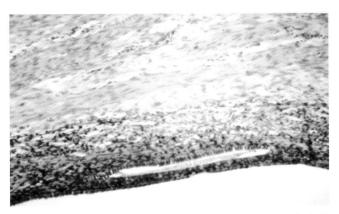

图7.41 长期用孕激素处理的猴，子宫萎缩。注意子宫内膜变薄，腺体减少，基质致密。H&E

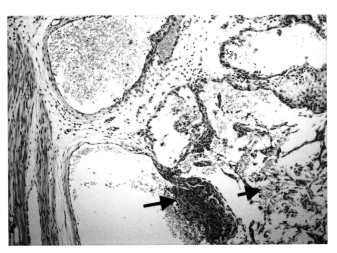

图7.42 精神类药物处理的小鼠，子宫内膜，血管扩张与血管瘤性增生（箭头所示）。H&E

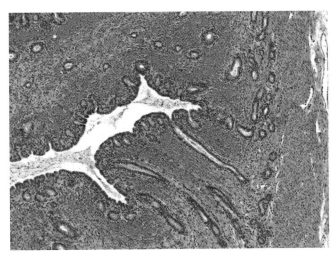

图7.43 雌激素处理的犬，子宫内膜出血。H&E

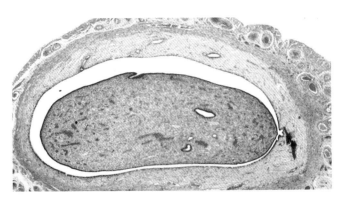

图7.44 大鼠，子宫内膜息肉。H&E

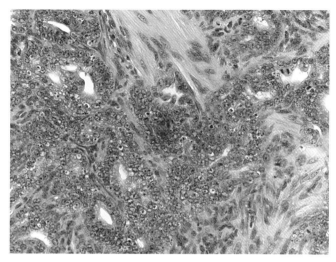

图7.45　多巴胺能药物处理的大鼠，子宫内膜腺癌。注意侵袭肌层的肿瘤性腺体结构。H&E

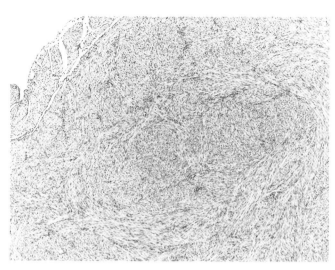

图7.46　β-肾上腺素能药物处理的小鼠，子宫平滑肌瘤。H&E

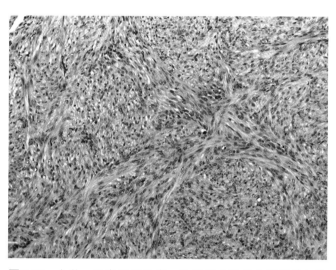

图7.47　小鼠，子宫平滑肌瘤。注意形成肿瘤的平滑肌细胞束纵横交错。H&E

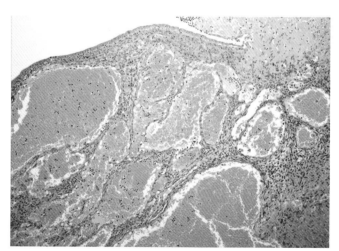

图7.48　精神类药物处理的小鼠，子宫血管瘤。注意由增生的内皮细胞被覆的血管通道替代了正常结构。H&E

## 7.4　阴道与宫颈

性激素可诱导阴道与宫颈黏膜上皮的变化。雌激素和雌激素受体调节剂引起增生和角化过度，有时伴有上皮下层水肿（图7.49）[35]。在较大的实验动物，受累及的黏膜呈现变厚与皮革样观，含许多纵向皱褶。阴道角质化可作为衡量卵巢切除大鼠雌激素水平的指标。孕激素导致黏液化，阴道上皮由柱状细胞和含有黏液的细胞组成（图7.50）。长期用性类固醇处理会导致黏膜的萎缩，表现为黏膜变薄（1～2层）（图7.51和7.52）[36, 37]。用孕激素处理猴和

犬可引起宫颈内膜黏液状膨胀。

由于兔相对敏感，与人类比较时其反应相似，因此，通常用兔来测试开发的经阴道给药药物的刺激性[38]。要注意大体变化，如充血、出血、糜烂和溃疡，并对其进行分级。显微镜下，要注意炎症、水肿、糜烂、溃疡、萎缩和增生，并分级以评价其潜在刺激性。

**阴道和宫颈肿瘤**

抗病毒药物齐多夫定（zidovudine），使大鼠产生阴道癌[14]。

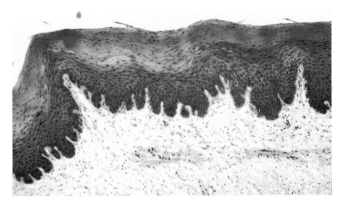

图7.49 雌激素处理的犬，阴道鳞状上皮增厚伴过度角化。H&E

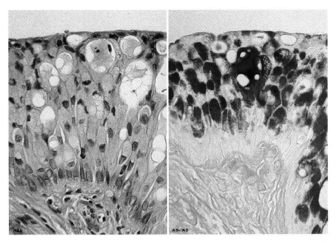

图7.50 孕激素处理的大鼠，阴道上皮黏液化。注意表层的柱状细胞膨大并含有黏液。H&E与过碘酸-希夫（PAS）/阿尔辛蓝染色

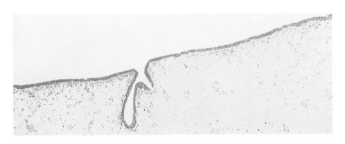

图7.51 孕激素处理的犬，阴道上皮萎缩。注意1～2层的立方上皮。H&E

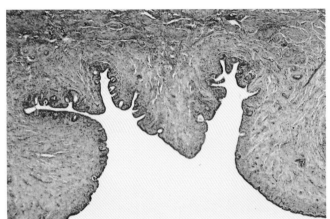

图7.52 孕激素处理的猴，阴道上皮萎缩。上皮被覆单层立方细胞。H&E

## 7.5 乳腺

　　雌性动物尤其是犬的乳腺，在动情周期内发生显著的形态学变化[39, 40]。犬动情周期不同阶段所见变化与激素诱导的变化相似。乳腺的变化总结如下：

- 腺体的发育
- 腺泡/导管增生
- 分泌增强
- 导管/腺泡的扩张
- 增生性结节和肿瘤

　　许多激素对乳腺具有刺激或抑制效应。孕激素和雌激素性化合物（避孕类固醇）引起不同实验动物的乳腺发育和增生。雌激素使小鼠、犬和灵长类动物导管增生[41]。生长激素可在灵长类动物诱发导管扩张和增生（图7.53～7.55）。黄体酮、孕激素以及与雌激素联合使用，可导致犬和啮齿类动物乳腺显著增生（图7.56和7.57）。雄性大鼠的乳腺具有不同的形态，腺泡由较大并且更实性的细胞被覆，腺腔不明显（图7.58）。激素包括生长激素处理会导致雄性啮齿类动物乳腺雌性化和增生（图7.59和7.60）。

　　犬长期用孕激素处理可产生结节性增生以及包括混合性乳腺肿瘤和腺癌在内的肿瘤[42]。犬乳腺肿瘤的发生通过生长激素介导。这个激素通路为犬所独有，不适用于人类[23]。犬的增生结节和肿瘤可包含腺泡、

导管和基质成分。避孕类固醇在啮齿类动物的长期试验可导致良性与恶性乳腺肿瘤的发生率增加。

　　啮齿类动物给予神经安定剂（多巴胺拮抗剂）可导致啮齿类动物腺泡发育、分泌活动增加、增生和乳腺肿瘤，这是由泌乳素介导的（图7.61~7.66）[43]。相反，多巴胺能药物对乳腺活性和泌乳产生抑制[44]。

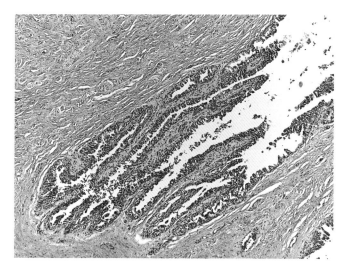

图7.53　生长激素处理的猴，乳腺导管增生与扩张。H&E

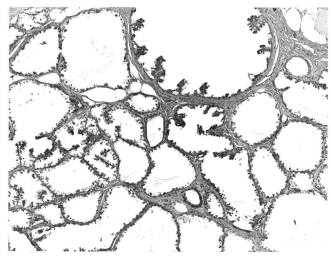

图7.54　激素类药物处理的猴，乳腺腺泡/导管扩张。H&E

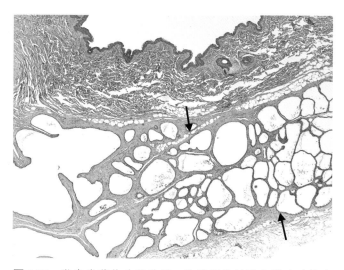

图7.55　激素类药物处理的猴，乳腺腺泡扩张与增生（箭头所示）。H&E

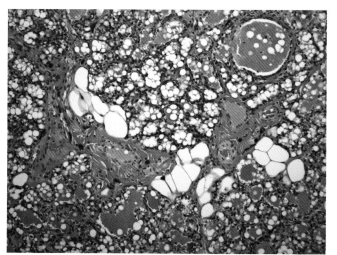

图7.56　神经安定剂处理的大鼠，乳腺小叶增生。H&E

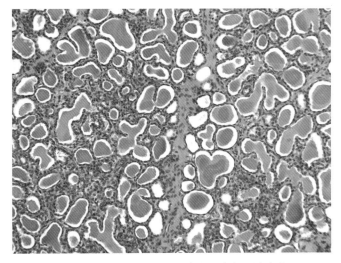

图7.57 激素类药物处理的犬，乳腺明显发育，腺泡分泌。H&E

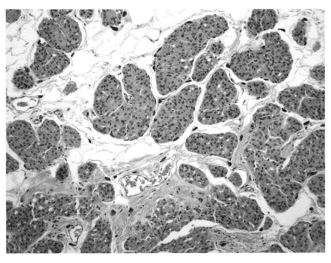

图7.58 雄性大鼠正常乳腺。注意腺泡被覆锥形细胞，腺腔少见，腺泡呈实性。H&E

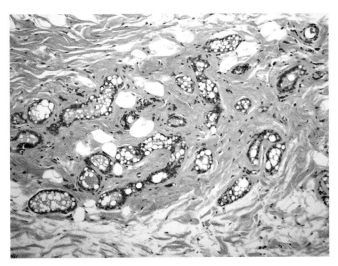

图7.59 激素类药物处理的雄性大鼠，乳腺腺泡雌性化，基质胶原增多。H&E

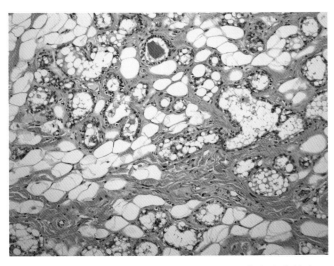

图7.60 用激素类药物处理的雄性大鼠，乳腺腺泡雌性化，小叶增生。腺泡扩张，与雌性乳腺类似。H&E

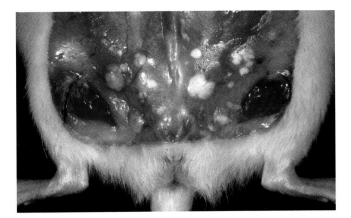

图7.61 大鼠经促泌乳活性的药物处理，乳腺扩张伴分泌。H&E

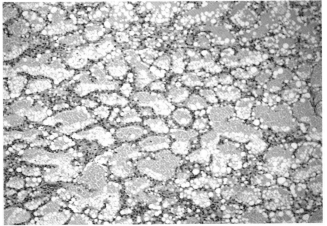

图7.62 大鼠乳腺腺瘤。注意腺泡成片分布，正常结构如中央导管消失。H&E

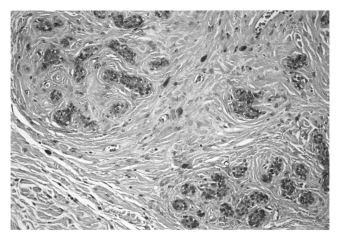

图7.63 大鼠乳腺纤维腺瘤。注意腺泡与纤维基质比例几乎相当。H&E

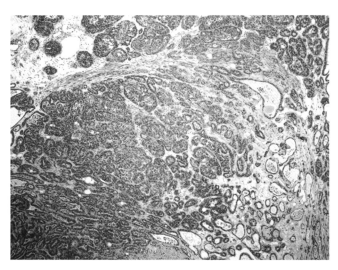

图7.64 小鼠乳腺腺癌。腺泡不规则，被覆多层肿瘤细胞。H&E

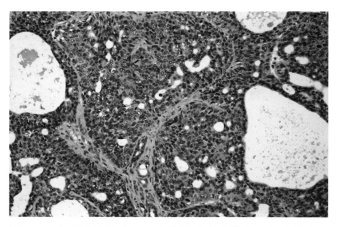

图7.65 大鼠乳腺腺癌。注意实性的小叶模式，嗜碱性肿瘤细胞将腺泡腔塞满。H&E

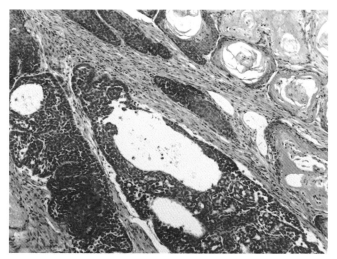

图7.66 小鼠乳腺棘皮癌。注意腺癌模式以及肿瘤内正在角化的鳞状成分。H&E

（王和枚 译）

# 参考文献

1. Westwood FR. The female rat reproductive cycle: a practical histological guide to staging. Toxicol Pathol. 2008;36:375–84.

2. Van Esch E, Cline JM, Buse E, Weinbauer GF. The macaque endometrium, with special reference to the cynomolgus monkey (Macaca fascicularis). Toxicol Pathol. 2008;36: 67S–100.

3. Gopinath C. Toxicology and pathology of female reproductive tract. Cell Biol Toxicol. 2013;29:131–41.

4. Buse E, Zöller M, Van Esch E. The macaque ovary, with special reference to the cynomolgus macaque (Macaca fascicularis). Toxicol Pathol. 2008;36:24S–66.

5. Chandra SA, Adler RR. Frequency of different estrous stages in purpose-bred beagles: a retrospective study. Toxicol Pathol. 2008;36:944–9.

6. Shiromizu K, Thorgeirsson SS, Mattison DR. Effect of cyclophosphamide on oocyte and follicle number in Sprague-Dawley rats, C57BL/6N and

DBA/2N mice. Pediatr Pharmacol. 1984;4:213–21.

7. Mattison DR. Morphology of oocyte and follicle destruction by polycyclic aromatic hydrocarbons in mice. Toxicol Appl Pharmacol. 1980;53:249–59.

8. Regan KS, Cline JM, Creasy D, Davis B, Foley GL, Lanning L, et al. STP position paper: ovarian follicular counting in the assessment of rodent reproductive toxicity. Toxicol Pathol. 2005;33:409–12.

9. Muskhelishvili L, Wingard SK, Latendresse JR. Proliferating cell nuclear antigen—a marker for ovarian follicle counts. Toxicol Pathol. 2005;33:365–8.

10. de Baker SBC, Tucker M. Changes in the reproductive organs of rats and dog treated with butyrophenones and related compounds. In: de Baker SBC, Boisser JR, Koll W, editors. Toxicology & side effects of psychotropic drugs, vol. 9. Amsterdam: Excerpta Medica; 1968. p. 113.

11. Losco PE, Poulet FM, Kaminska-McNamara GZ, Klein MF.

Myocardial and reproductive system toxicity of SCH 351591, a selective phosphodiesterase-4 inhibitor, in CD-1 mice. Toxicol Pathol. 2010;38:568–82.

12. Mirsky ML, Sivaraman L, Houle C, Potter DM, Chapin RE, Cappon GD. Histologic and cytologic detection of endocrine and reproductive tract effects of exemestane in female rats treated for up to twenty-eight days. Toxicol Pathol. 2011;39:589–605.

13. Nelson LW, Kelly WA, Weikel Jr JH. Mesovarial leiomyomas in rats in a chronic toxicity study of mesuprine hydrochloride. Toxicol Appl Pharmacol. 1972;23:731–7.

14. Greaves P. Female genital tract in histopathology of preclinical toxicity studies. 4th Edn. Amsterdam, Academic Press: 2012. p. 667–723.

15. Arias M, Aschheim P. Hypophysectomy and ageing: primary or secondary ovarian senescence. Experientia. 1974;30:213.

16. Moon HD, Simpson LE, Li CH, Evans HM. Neoplasms in rats treated with pituitary growth hormone lll. Reproductive organs. Cancer Res. 1950;10:549–66.

17. Owen NV, Pierce EC, Anderson RC. Papillomatous growths on internal genitalia of bitches administered the synthetic estrogen trans-4,4'-dimethyl-',-diethylstilbene. Toxicol Appl Pharmacol. 1972;21:582–5.

18. Gopinath C, Gibson WA. Mesovarian leiomyomas in the rat. Environ Health Perspect. 1987;73:107–13.

19. Long GG, Cohen IR, Gries CL, Young JK, Francis PC, Capen CC. Proliferative lesions of ovarian granulosa cells and reversible hormonal changes induced in rats by a selective estrogen receptor modulator. Toxicol Pathol. 2001;29:403–10.

20. Baskin GB, Smith SM, Marx PA. Endometrial hyperplasia, polyps, and adenomyosis associated with unopposed estrogen in rhesus monkeys (Macaca mulatta). Vet Pathol. 2002;39:572–5.

21. Anderson RK, Gilmore CE, Schnelle GB. Utero-ovarian disorders associated with use of medroxyprogesterone in dogs. J Am Vet Med Assoc. 1965;146:1311–6.

22. Nelson LW, Kelly WA. Progestogen-related gross and microscopic changes in female beagles. Vet Pathol. 1976;13:143–56.

23. Gopinath C. Comparative endocrine carcinogenesis. In: Harvey PW, Rush KC, Cockburn A, editors. Endocrine and hormonal toxicology. Chichester: Wiley; 1999. p. 156.

24. O'Shea JD, Jabara AG. Proliferative lesions of serous membranes in ovariectomised female and entire male dogs after stilboestrol administration. Vet Pathol. 1971;8:81–90.

25. Wadsworth PF, Heywood R, Allen DG, Sortwell RJ, Walton RM. Treatment of rhesus monkeys (Macaca mulatta) with intrauterine devices loaded with levonorgestrel. Contraception. 1979; 20:177–84.

26. Huseby RA, Thurlow S. Effects of prenatal exposure of mice to "low-dose" diethylstilbestrol and the development of adenomyosis associated with evidence of hyperprolactinemia. Am J Obstet Gynecol. 1982;144:939–49.

27. Mori T, Nagasawa H. Mechanisms of development of prolactininduced adenomyosis in mice. Acta Anat (Basel). 1983;116: 46–54.

28. Losco PE, Leach MW, Sinha D, Davis P, Schmahai TJ, Nomier A, et al. Administration of an antagonist of neurokinin receptors 1, 2, and 3 results in reproductive tract changes in beagle dogs, but not rats. Toxicol Pathol. 2007;35:310–22.

29. Lipschutz A, Iglesias R, Panasevich VI, Salinas S. Pathological changes induced in the uterus of mice with prolonged administration of progesterone and 19-nor-contraceptives. Br J Cancer. 1967;21:160–5.

30. Annon. PERMAX (pergolide mesylate) prescribing information. Auckland: Eli Lilly; 2005.

31. Yoshida M, Katashima J, Ando T, Tanaka T, Uematsu F, Nakae D, et al. Dietary indole-3-carbinol promotes endometrial adenocarcinoma development in rats initiated with N-ethyl-N'- nitro-N-nitrosoguanidine, with induction of cytochrome P450s in the liver and consequent modulation of estrogen metabolism. Carcinogenesis. 2004;25:2257–64.

32. Gibson JP, Sells DM, Cheng HC, Yuk L. Induction of uterine leiomyomas in mice by medroxalol and prevention by propranolol. Toxicol Pathol. 1987;15:468–73.

33. Lewis DJ, Gopinath C. The female reproductive system. In: Turton J, Hooson J, editors. Target organ pathology. London: Taylor & Francis; 1998. p. 407.

34. Sells DM, Gibson JP. Carcinogenicity studies with medroxalol hydrochloride in rats and mice. Toxicol Pathol. 1987;15:457–67.

35. Rehm S, Solleveld HA, Portelli ST, Wier PJ. Histologic changes in ovary, uterus, vagina, and mammary gland of mature beagle dogs treated with the SERM idoxifene. Birth Defects Res B Dev Reprod Toxicol. 2007;80:225–32.

36. Wadsworth PF, Heywood R, Allen DG, Hossack DJ, Sortwell RJ, Walton RM. Treatment of rhesus monkeys (Macaca mulatta) with intravaginal rings impregnated with either progesterone or norethisterone. Contraception. 1979;20:339–51.

37. Wadsworth PF, Heywood R, Allen DG, Hossack DJ, Sortwell RJ, Walton RM. Treatment of rhesus monkeys (Macaca mulatta) with intravaginal rings loaded with levonorgestrel. Contraception. 1979;20:559–67.

38. Eckstein P, Jackson MC, Millman N, Sobrero AJ. Comparison of vaginal tolerance tests of spermicidal preparations in rabbits and monkeys. J Reprod Fertil. 1969;20:85–93.

39. Cline JM, Wood CE. The mammary glands of macaques. Toxicol Pathol. 2008;36:130S–41.

40. Chandra SA, Mark CJ, Adler RR. Cyclic morphological changes in the beagle mammary gland. Toxicol Pathol. 2010;38: 969–83.

41. Heywood R, Wardsworth PF. The experimental toxicology of estrogens. In: Chaudhury RR, editor. Pharmacology of estrogens. International encyclopedia of pharmacology and therapeutics, Sect. 106. New York: Pergamon; 1981. p. 68.

42. Nelson LW, Weikel Jr JH, Leno FE. Mammary nodules in dogs during four years treatment with megestrol acetate of chlormadinone acetate. J Natl Cancer Inst. 1973;51:1303–11.

43. Horowski R, Graf KJ. Neuroendocrine effects of neuropsychotropic drugs and their possible infl uence on toxic reactions in animals and man. Arch Toxicol Suppl. 1979;2:93.

44. Graf KJ, Freidreich E, Matties S, Hassman SH. Homologous radioimmunoassay for canine prolactin and its application in various physiological states. J Endocrinol. 1977;75:93–103.

45. Gopinath C, Prentice DE, Lewis DJ. The reproductive system. In: Atlas of experimental toxicological pathology. Lancaster: MTP Press Ltd; 1987. p. 91–103.

# 8 内分泌系统

本章图示了影响内分泌腺体的主要病变，进一步分为影响肾上腺、甲状腺、甲状旁腺、垂体和胰岛的病变，描述了与其他内分泌和非内分泌器官的相互关系，也包括一些内分泌腺体的诱发肿瘤，并讨论了其与人类安全的相对重要性。

## 8.1 引言

除肾上腺外，大多数内分泌腺体的直接毒性作用罕见。所见到的改变主要是由于激素的反馈机制。本章不包括广泛分布于非内分泌组织及生殖系统的内分泌细胞。本部分图片使用免疫组织化学代替了较旧的各种染料特殊染色方法来研究垂体、甲状腺和胰岛细胞。

## 8.2 肾上腺

从功能上而言，肾上腺髓质和皮质是解剖位置相连的两个独立器官，但它们共用同一血液供应。由于肾上腺相对较高的血供，肾上腺的高脂类含量使其易于储存脂溶性毒性物质；在类固醇合成过程中肾上腺可产生自由基；肾上腺在生物活化中起作用、存在细胞色素P450酶；作为脂质过氧化的底物；激素反馈导致的改变等导致肾上腺易受毒性影响[1]。毒性物质直接或代谢活化后发挥其功效，许多外源物通过酶系统代谢在局部生成有毒自由基。四氯化碳、氯仿和1-（O-氯苯基）-1-（对氯苯基）-2，2-二氯乙烷（DDD）的毒性是通过代谢生物转化产生。肾上腺的诱发病变概括如下：

- 皮质
- 球状带
- 肥大
- 萎缩
- 变性/坏死
- 束状带/网状带
- 肥大
- 萎缩

- 空泡
- 坏死
- 炎症
- 包涵体
- 棕色变性
- 囊性变性
- 增生
- 肿瘤
- 髓质
- 空泡
- 坏死
- 萎缩
- 增生和肿瘤

### 8.2.1 肾上腺皮质病变

球状带是毒性研究中最少受累的区域。利尿剂如喃苯胺酸可引起肥大，受累细胞变大胞浆变浅。低钠高钾可引起球状带肥大。在患者和一些实验动物，螺内酯可拮抗醛固酮并引起细胞肥大伴胞浆内包涵体（螺内酯小体）形成[2]，在犬的肾上腺球状带产生多灶性扩大和螺旋状外观（图8.1）。在犬常伴增生（灶性多层相互挤压的细胞核）（图8.2）。这种变化见于与多尿症相关犬的研究（作者个人观察）。钙通道阻滞剂可引起大鼠肾上腺皮质局灶性或弥漫性肥大（图8.3和8.4）。催乳素对球状带有营养作用。

钠/钾比增加、硫酸黏多糖、马来酸噻吗洛尔、卡托普利可导致球状带萎缩[3,4]。某些药物可抑制肾素释放，抑制血管紧张素转换酶并引起萎缩。生长激素释放抑制素也诱导萎缩并抑制醛固酮。海地美铵通过组胺介导可引起急性球状带变性[5]。给予促肾上腺皮质激素（ACTH）可引起球状带细胞界限不清，原因可能是束状带的肥大或扩张。

束状带是肾上腺皮质最大的部分，根据种属的不同负责产生皮质类固醇或皮质醇。非特异性应激针对ACTH的释放可引起肾上腺重量增加和束状带及网状带肥大（图8.5）。由于类固醇或脂质减少引起皮质增宽和细胞密度轻微降低，嗜酸性增强。糖皮质激素和儿茶酚胺引起急性应激反应，应激反应提供葡萄糖并维持血管反应。很快，皮质类固醇降低免疫力和通过反馈机制阻断应激反应。类固醇合成抑制剂和雌激素引起ACTH释放、束状带及网状带肥大。降血脂药物例如洛伐他汀引起束状带肥大（图8.6）。肾上腺重量是肥大的敏感指标。

另一方面，皮质类固醇可抑制ACTH并引起束状带退化，导致萎缩。束状带细胞出现凋亡和缺失。垂体切除、糖皮质激素和孕激素引起给药动物的肾上腺皮质萎缩（图8.7和8.8）[6,7]。萎缩部分出现含有色素的巨噬细胞。停止给药或给予ACTH可引起明显

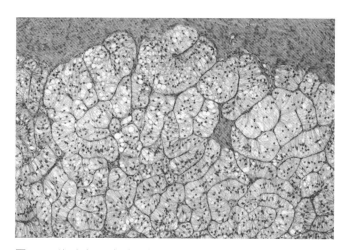

图8.1 给予犬一种利尿剂处理，球状带局灶性肥大。注意H&E染色的球状带细胞灶性增大和螺旋状外观（经Springer Science + Business Media B.V许可[39]）

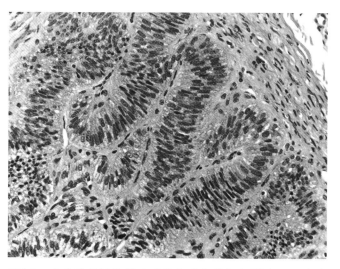

图8.2 犬给予拟甲状腺素药物的球状带肥大/增生。细胞嗜碱性增强，显示核挤压。H&E

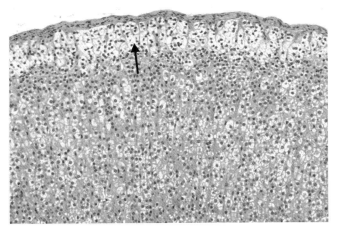

图8.3　给予钙通道阻滞剂的大鼠球状带弥漫性肥大（箭头所示）。H&E

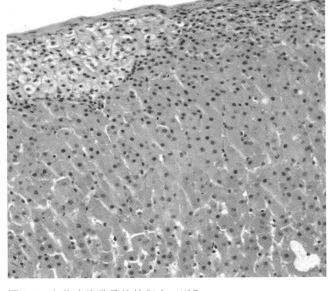

图8.4　大鼠球状带局灶性肥大。H&E

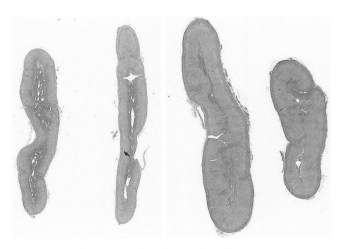

图8.5　大鼠皮质肥大伴皮质宽度增加。H&E

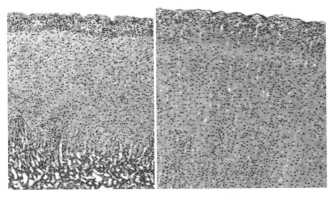

图8.6　大鼠皮质肥大，主要是束状带。细胞增大，束状带宽度增加。H&E（经Springer Science + Business Media B.V许可[39]）

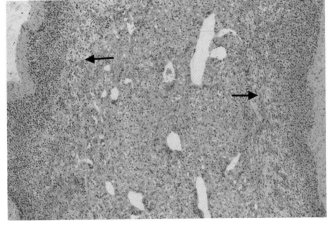

图8.7　皮质类固醇处理的大鼠皮质萎缩，主要是束状带。皮质宽度减少。H&E

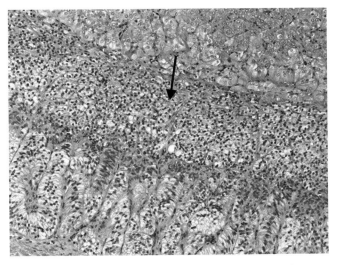

图8.8　皮质类固醇处理的犬皮质萎缩，束状带（箭头所示）。H&E

恢复。

四氯化碳引起束状带内区坏死，是通过细胞色素P450酶介导的，细胞色素P450酶在皮质内带细胞含量很高。丙烯腈、半胱胺、吡唑、硫代乙酰胺和二甲基苯并蒽是属于坏死原药物（necrogenic agents）[8, 9]。海地美铵可在束状带引起梗死样病变（图8.9）[10]。偶见肾上腺皮质出血性坏死（图8.10）。髓质细胞逆行性栓塞被认为可导致这种类型的坏死。维生素B缺乏也可引起大鼠出血性坏死。实验动物双侧全皮质坏死是致命的（图8.11）。

束状带空泡变性是多种外源物的常见毒性反应。必须理解正常皮质细胞含有丰富的类固醇，中性脂肪出现则说明有变性存在。氨鲁米特抑制类固醇生成并引起脂质沉积[2]。氯仿、四氯化碳和甲醇可引起束状带脂肪空泡。空泡可为局灶性或弥漫性，可出现在束状带内带或外带或散在于束状带（图8.12~8.15）。O，P'DDD [2, 2-双（2-氯苯基-4-氯苯基）-1，1-二氯乙烷] 可产生显著的弥漫性空泡变性（图8.16）[10, 11]。抗真菌剂，如酮康唑和克霉唑在大鼠和狗引起脂质沉积[12]。充满脂质的巨噬细胞可同时存在空泡变性。长期暴露则多灶性类脂增生随之发生。脂质沉积的独特分布特征表现为在束状带出现一条空泡化变性或坏死细胞，其他细胞未受累或仅有轻微肥大。这种改变在灵长类动物给予某种抗真菌剂时可出现（作者个人观察）（图8.17和8.18）。

出血性囊性变性是老龄雌性大鼠自发性变化，

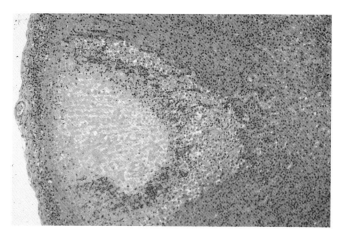

图8.9 大鼠楔形皮质坏死区。H&E（经Springer Science+Business Media B. V许可[39]）

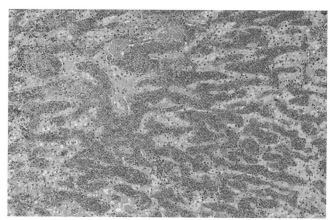

图8.10 大鼠弥漫性皮质坏死伴显著充血。H&E

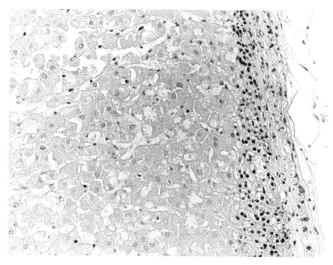

图8.11 大鼠束状带弥漫性坏死。H&E

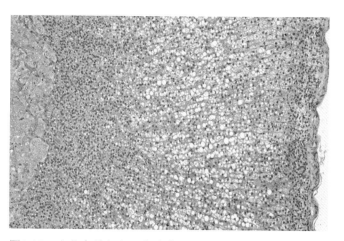

图8.12 大鼠皮质空泡，束状带。H&E

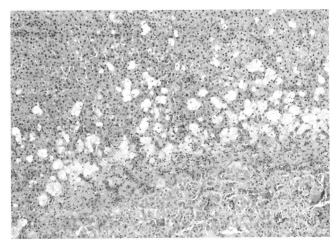

图8.13 大鼠肾上腺皮质内带空泡。H&E

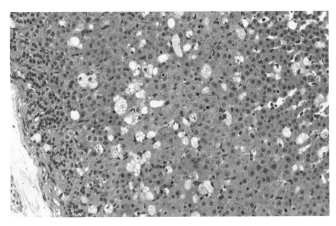

图8.14 大鼠束状带散在细胞空泡。H&E

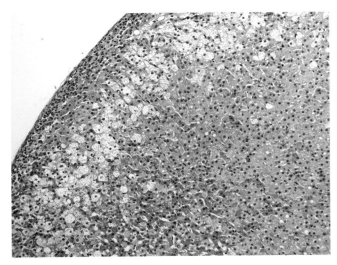

图8.15 大鼠肾上腺皮质外带空泡。H&E

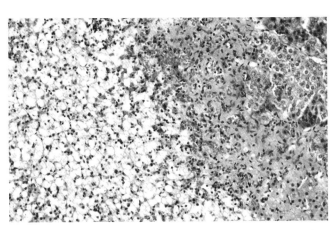

图8.16 工业化学物处理犬，显著弥漫性空泡。H&E（经 Springer Science+Business Media B. V许可[39]）

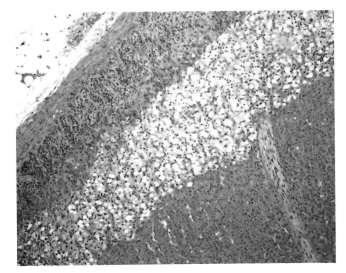

图8.17 抗真菌药处理猴，束状带中央带空泡变性。H&E

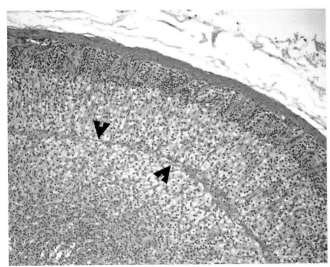

图8.18 猴束状带皮质薄层纤维化（箭头所示）。H&E

雌激素处理可加重大鼠该变化（图8.19）。棕色变性在肾上腺皮质可见含有色素的巨噬细胞，通常与细胞变性有关。合成雌激素、丙硫氧嘧啶及酮康唑引起蜡样脂色素在肾上腺皮质沉积，胞浆内嗜酸性包涵体在饥饿和给予氨鲁米特、农用化学品和一些类固醇处理的皮质细胞非常显著（图8.20）。色素沉着见于铁螯合剂处理大鼠的肾上腺皮质外带（图8.21）。

有报道称，在给予合成的甲状腺激素处理的猴可见肾上腺皮质的灶性炎症（图8.22和8.23）[13]，炎症细胞灶与单个细胞坏死有关，该病变被认为是超敏反应引起。抗肿瘤药物处理的猴肝窦细胞空泡显著。

局灶性皮质增生由长期给予坏死原药物（necrogenic agents）处理所引起，在大鼠是再生反应（图8.24）。类脂增生由类固醇合成抑制剂产生，包括氨鲁米特、苯胺和安菲诺梅等药物[14]。

在啮齿类动物致癌性试验中，雌激素、尿烷、促红细胞生成素或黄曲霉毒素处理可导致肾上腺皮质局灶性增生和皮质肿瘤（图8.25~8.28）。

### 8.2.2 肾上腺髓质病变

半胱胺盐酸盐、丙烯腈和吡唑导致髓质局灶性坏死[10]，坏死与细胞缺失和炎症有关。坏死性病变

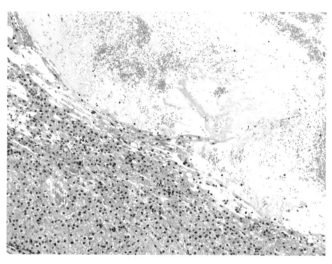

图8.19 大鼠皮质囊性变性。大囊性区域伴细胞缺失和出血。H&E

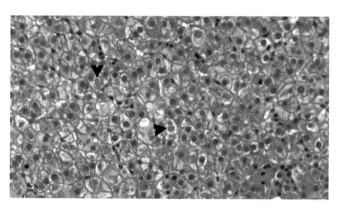

图8.20 给予大鼠农用化学品处理，肾上腺皮质细胞胞质内嗜酸性包涵体（箭头所示）。H&E（经Springer Science+Business Media B. V许可[39]）

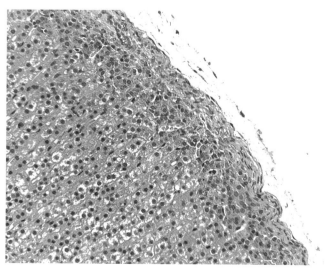

图8.21 铁螯合剂处理大鼠的肾上腺皮质色素沉着。H&E

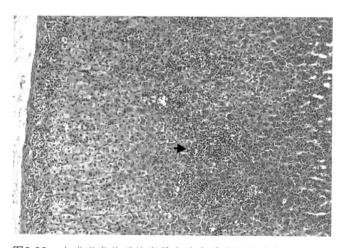

图8.22 合成激素处理的猴肾上腺皮质的局灶性炎症（箭头所示）。H&E

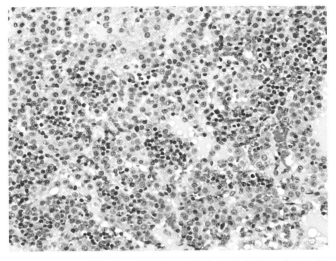

**图8.23** 新型药物处理的大鼠肾上腺皮质的局灶性淋巴细胞炎症。H&E

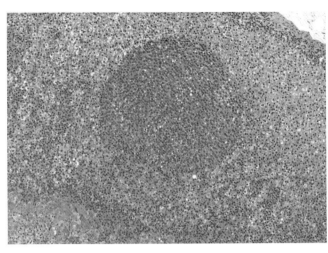

**图8.24** 大鼠肾上腺皮质局灶性增生。增生的细胞呈嗜碱性并且较小。H&E

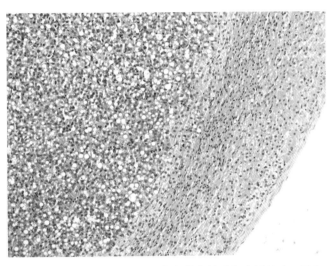

**图8.25** 大鼠皮质腺瘤。大的扩张性病灶引起皮质压迫。H&E

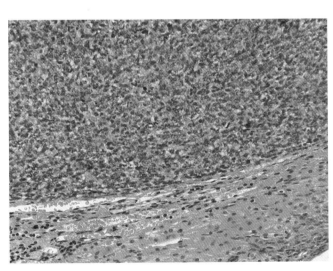

**图8.26** 小鼠肾上腺皮质腺瘤。梭形嗜碱性细胞引起压迫。H&E

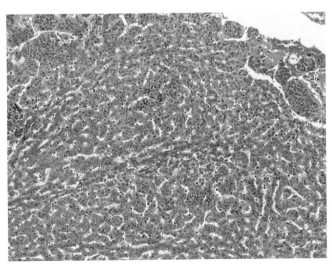

**图8.27** 小鼠肾上腺皮质癌。肿瘤皮层细胞排列成不规则多细胞条索或小梁结构。H&E

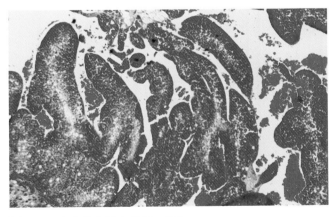

**图8.28** 大鼠肾上腺皮质癌。H&E

内分泌系统 **159**

之后发生纤维化和萎缩（图8.29和8.30）。多氯联苯处理的猴胞浆内可见嗜酸性包涵体。有报道在新型抗癌剂处理的猴髓质细胞有空泡形成。三苯乙醇可诱导髓质细胞磷脂沉积。

很多种药物，如尼古丁、合成的类视黄醇、硫尿嘧啶、生长激素、β–受体阻滞剂、止痛剂、精神安定药和许多糖醇，在大鼠和小鼠可诱导色素细胞灶性增生[10, 15-17]。增生的细胞嗜碱性较强，泡状核，细胞通常较小（图8.31和8.32）。啮齿类动物钙稳态与给予高剂量的糖醇时肾上腺髓质增生性病变

的发生有关[15]。对儿茶酚胺的抑制被认为是木糖醇的毒性致病机制之一。自主神经系统和激素失平衡的刺激也被认为是啮齿类动物产生髓质增生的致病因素。导致增生的药物往往在啮齿类动物肾上腺髓质产生肿瘤。啮齿类动物良性髓质肿瘤（嗜铬细胞瘤）是无功能的，即使其儿茶酚胺染色阳性。肿瘤细胞排列成小巢状或簇状，围绕瘤细胞巢有明显的基底膜（图8.33~8.35）。大鼠对生长刺激剂的刺激高度敏感：色素细胞对生长因子的体外反应已经表明大鼠比小鼠、狗或人类更敏感[18]。

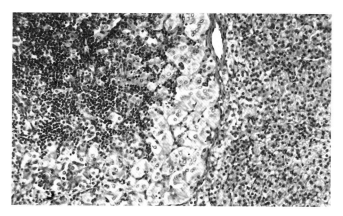

图8.29　新型药物处理犬的髓质坏死和炎症。H&E

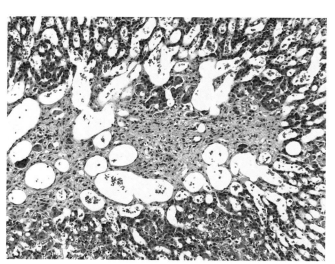

图8.30　新型药物处理大鼠的髓质萎缩（色素细胞缺失）和纤维化。H&E

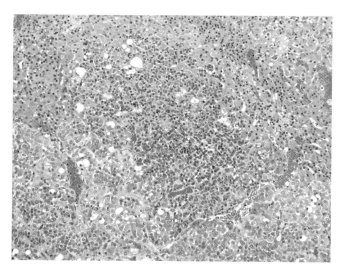

图8.31　大鼠髓质增生，增生的细胞小呈嗜碱性。H&E

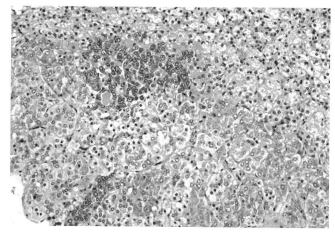

图8.32　大鼠局灶性髓质增生（一组嗜碱性细胞）。H&E（经Springer Science+Business Media B. V许可[39]）

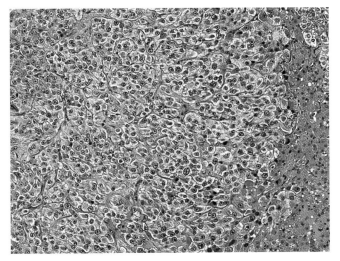

**图8.33** 大鼠大细胞型嗜铬细胞瘤。胞浆丰富的色素细胞聚集排列为团块状，由纤细的结缔组织包围并引起压迫。H&E

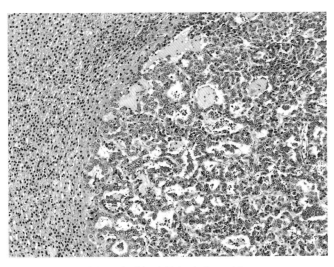

**图8.34** 大鼠（小细胞型）嗜铬细胞瘤。H&E

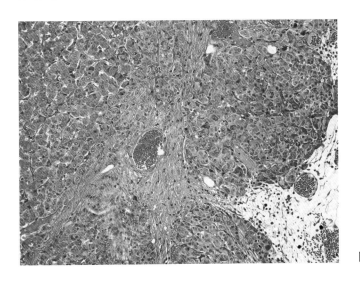

**图8.35** 大鼠恶性嗜铬细胞瘤。有局部浸润的证据。H&E

## 8.3 甲状腺

甲状腺可能是毒性研究中最常受累的内分泌腺，多数情况下，甲状腺发现的变化与激素有关，改变的范围相当小，如下给出：

- 甲状腺诱发的改变
- 滤泡肥大/增生
- 滤泡萎缩
- 滤泡色素沉着
- 慢性甲状腺炎
- 滤泡肿瘤
- C细胞再生和肿瘤

**甲状腺的诱发改变**

年龄和饮食中碘含量影响滤泡的形态。幼龄大鼠滤泡上皮相对较高；老年大鼠滤泡被覆上皮薄而扁平，滤泡充满胶质较为扩张（图8.36～8.38）。抗甲状腺药物（致甲状腺肿物质）诱导滤泡细胞肥大和增生。减少甲状腺激素（$T_4$和$T_3$）导致促甲状腺激素（thyroid-stimulating hormone, TSH）的分泌增加，TSH对滤泡上皮有营养作用。致甲状腺肿物质如氨基三唑、乙烯亚硝脲、乙硫异烟胺、丙硫氧嘧啶和锂直接作用于滤泡上皮，在不同的生化位点干扰激素的产生[19-22]。碘缺乏和碘过量均可抑制激素的产生。碘运输和结合、过氧化，形成碘甲状腺胺酸、合成甲状腺球蛋白，或甲状腺激素的释放是不同的药物可以干扰的各种步骤。虽然不同的药物生化作用步骤有所区别，但净效应是甲状腺激素水平降低和随后的TSH释放。形态学的效应是TSH依赖性滤泡细胞肥大和增生，尤其是在大鼠。大鼠的滤泡对TSH极为敏感。小鼠、狗和灵长类动物对较高剂量TSH也有反应，受刺激的甲状腺变大，重量增加。滤泡腔减小，胶质减少，被覆较大和较高细胞（图8.39）。在滤泡显著肥大的情况下，整个腺体因为胶体的减少

和滤泡细胞的增大，看起来更呈实性。在光镜下，早期阶段仅可看到肥大，但通过形态测定或DNA分析可知有明显的潜在增生。如果刺激持续较长时间，滤泡上皮显示增生，滤泡内折和核拥挤是证据（图8.40和8.41）。长期给药，内折变得更加清晰。在长期研究中，增生为局灶性并显示为局灶性滤泡囊肿和囊性滤泡增生（图8.42和8.43），囊性卵泡灶显示被覆细胞嗜碱性增强，乳头状内突。由于病变过程的连续性，很难将这些增生病变与早期腺瘤完全区分开。在慢性研究中，肥大或增生持续存在，胶质出现碎裂、凝聚、凝固，有时矿化，如在老年啮

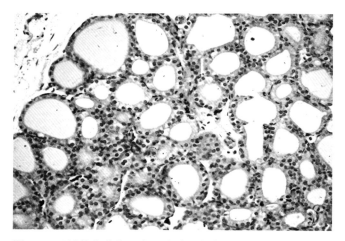

图8.36　8周龄大鼠的正常甲状腺。上皮相当高。H&E

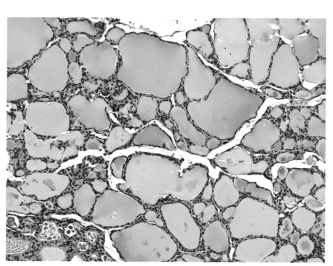

图8.37　70周龄大鼠的正常甲状腺。滤泡被覆薄上皮，一些胶质凝固。H&E

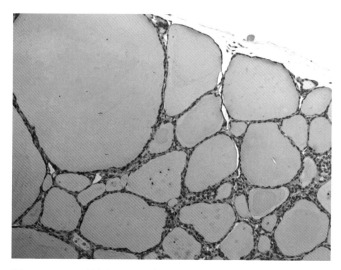

图8.38　100周龄大鼠的正常甲状腺，周围滤泡扩张，被覆扁平/薄细胞。H&E

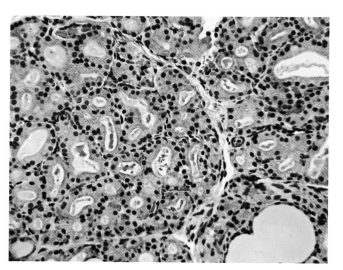

图8.39　给予大鼠致甲状腺肿化学品处理，滤泡肥大/增生，上皮高，胶质和滤泡腔减少。H&E

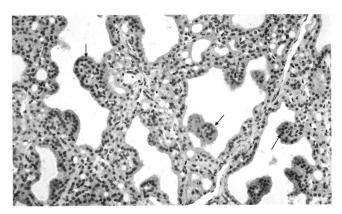

图8.40 磺胺处理犬的甲状腺滤泡增生。滤泡上皮折叠和肥大（箭头所示）。H&E（经Springer Science+Business Media B. V许可[39]）

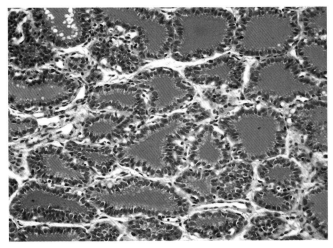

图8.41 工业化学品处理猴的甲状腺滤泡增生。上皮嗜碱性，高细胞数目增多。H&E

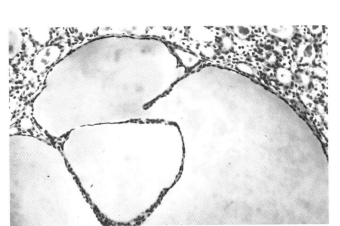

图8.42 大鼠甲状腺囊性滤泡。一个扩张的滤泡灶。H&E

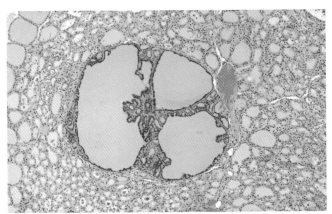

图8.43 大鼠囊性滤泡增生。囊性病变由不同大小的嗜碱性上皮滤泡组成。H&E

齿类动物所见。在短期研究中，众多药物引起的肥大和增生往往在长期研究中进展成滤泡肿瘤，尤其是大鼠。大鼠的敏感性是一个主要因素。

多种药物是间接地通过增加胆汁对甲状腺激素（$T_4$和$T_3$）的清除而导致甲状腺滤泡的变化。大鼠50%的甲状腺素是通过胆汁清除。肝微粒体酶的诱导剂，如苯巴比妥钠或多氯联苯，引起肝细胞摄取甲状腺素、葡糖醛酸共轭及通过胆汁清除甲状腺素的增加[23]。降血脂药物也会引起类似的作用[24]。$T_4$葡萄糖醛酸化是关键，但$T_3$葡萄糖醛酸化也很显著。其他有类似作用的药物包括西咪替丁和一些钙通道阻滞剂。不同药物的甲状腺作用机制不同[25, 26]。

另一类药物可抑制甲状腺素外围转换为$T_3$所需

的酶。其结果是在循环中$T_3$的含量降低，这将触发TSH释放和随后的滤泡刺激。赤藓红、胺碘酮、红霉素和一些造影剂通过该机制引起大鼠滤泡增殖。

甲状腺功能检查有助于理解甲状腺毒性的作用机制。这些实验包括测量循环激素（$T_4$、$T_3$、$rT_3$和TSH）、甲状腺碘的摄取、高氯酸盐放电试验、$^{125}I$-$T_4$的清除、$^{125}I$-$T_3$的清除、$^{125}I$-$T_4$胆汁排泄和肝药物代谢酶的测量等。辐射和甲基亚硝基脲通过遗传毒性机制产生甲状腺肿瘤。

TSH介导的刺激常常导致大鼠产生滤泡肿瘤，是因为其种属特异性的显著灵敏性（图8.44和8.45）。这些肿瘤是TSH依赖的，在去除激素性刺激后会消退。大鼠的甲状腺肿瘤被认为与人类安全不相关，因为大鼠滤泡上皮的种属特异性及灵敏性。诱导大鼠肿瘤的许多机制在人类并不存在[27]。此外，阈值的概念被应用于非遗传毒性药物的安全剂量[27]。流行病学数据表明，巴比妥类和磺胺类药物已经在人类使用数十年，没有任何影响甲状腺的证据。大鼠和人类之间已建立的物种差异总结见表8.1。

表8.1　大鼠和人类甲状腺激素的物种差异

| | 大鼠 | 人类 |
|---|---|---|
| 胆汁排泄T$_4$（%） | 50 | 10~15 |
| TBG | 无 | ++ |
| T$_4$半衰期（天） | >1 | 5~9 |
| T$_3$半衰期（小时） | 6 | 24 |
| TSH水平 | 低 | 高 |
| TRH反应 | 弱 | 强 |

注：TBG，甲状腺素结合球蛋白；TSH，促甲状腺激素；TRH，促甲状腺激素释放激素

合成甲状腺激素处理的猴子中可诱发滤泡萎缩（图8.46）。甲状腺重量降低，显微镜下有滤泡缺失、滤泡塌陷以及上皮细胞的萎缩。垂体切除可诱导大鼠滤泡萎缩（图8.47）。给予犬一种拟甲状腺素药物也导致滤泡萎缩（图8.48）。已知棉酚可引起局灶性萎缩。

实验动物给予米诺环素、长春胺生物碱或某些染发剂处理或与维生素E缺乏症可见滤泡上皮色素沉着（褐色至黑色）（图8.49）[28]。米诺环素引发的色素与黑色素相似。长春胺和米诺环素在啮齿类动物产生色素沉着伴滤泡增生和肥大。色素出现在滤泡细胞胞浆内，严重病例胶质和间质巨噬细胞可见色素（图8.50和8.51）。氯氮平可导致大鼠而非小鼠或犬产生滤泡细胞的褐色色素。宏观上，米诺环素处理使甲状腺呈黑色。

台盼蓝、甲基胆蒽及3-甲基-4-二甲基氨基苯可诱导小鼠、大鼠和猴出现慢性甲状腺炎（图8.52）。如果在未成熟前开始给药，夫仑替唑可引起大鼠甲状腺炎。某些合成雌激素药物可引起犬滤泡鳞状上皮化生[29]。

滤泡上皮空泡形成在磷脂沉积时较明显（图8.53）。上皮空泡也可以在大鼠自发出现。

C-细胞增生是大鼠与年龄相关的自发变化，可以是局灶性或弥漫性（图8.54~8.56）。降钙素免疫组化染色可用于识别和量化啮齿类动物C-细胞的早期增生性改变。在年轻比格犬，C-细胞通常聚集存在于门区，不要与增生混淆（图8.57）。C-细胞瘤是大鼠常见的与年龄有关的自发性病变，但在未经处理的小鼠罕见（图8.58和8.59）。饮食中高剂量的维生素D能引起C-细胞增生。最近，一些抗糖尿病药物，如胰高血糖素样肽受体激动剂已经导致大鼠和小鼠产生C细胞增生和肿瘤（图8.60和8.61）[30, 31]。

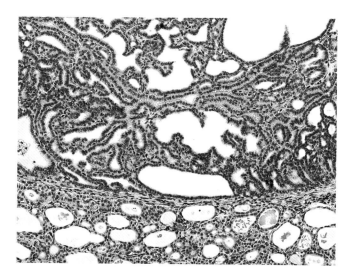

图8.44　大鼠滤泡腺瘤。肿瘤滤泡嗜碱性，引起压迫。H&E

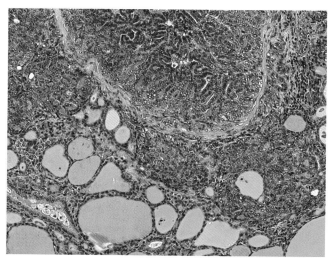

图8.45　大鼠滤泡癌。肿瘤滤泡呈现不同的模式伴局部浸润证据。H&E

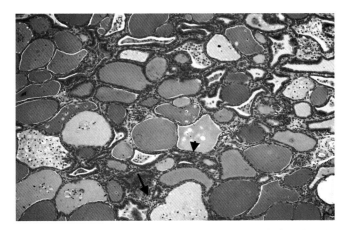

图8.46 合成甲状腺激素处理的猴甲状腺滤泡萎缩。滤泡上皮扁平，伴局灶性塌陷（箭头所示）。H&E

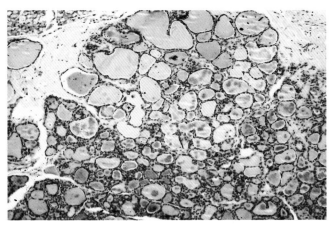

图8.47 垂体切除后大鼠滤泡萎缩。滤泡被覆扁平/薄细胞，胶质扩张。H&E

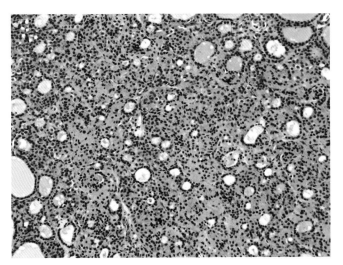

图8.48 拟甲状腺素药物处理犬甲状腺滤泡萎缩。呈现滤泡塌陷和缺失。H&E

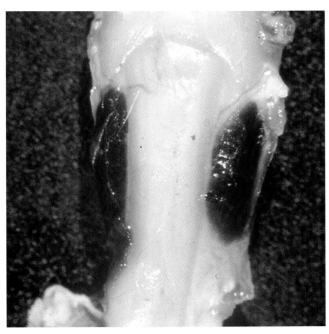

图8.49 抗生素处理的大鼠甲状腺颜色变深。甲状腺增大并呈深褐色

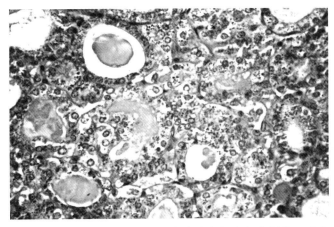

图8.50 抗生素处理的大鼠甲状腺滤泡细胞色素沉着。滤泡细胞、胶质和间质可见棕色颗粒色素。H&E

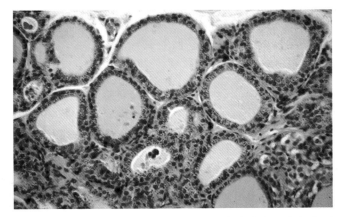

图8.51 长春胺生物碱处理的大鼠甲状腺的滤泡细胞色素沉着。H&E（经Springer Science+Business Media B. V许可[39]）

内分泌系统 **165**

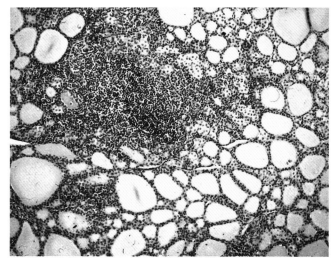

图8.52　大鼠淋巴细胞性甲状腺炎。显示淋巴细胞浸润和聚集，局灶性滤泡细胞肥大。H&E

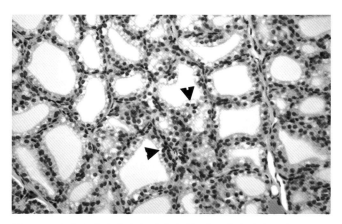

图8.53　大鼠滤泡上皮空泡（箭头所示），表明磷脂沉积。H&E

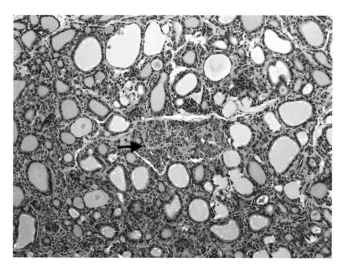

图8.54　大鼠C细胞增生，局灶性（箭头所示）。H&E

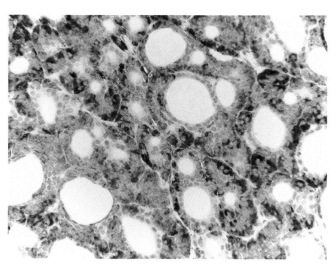

图8.55　胰高血糖素样肽（GLP）受体激动剂处理的大鼠C细胞增生。降钙素免疫组织化学

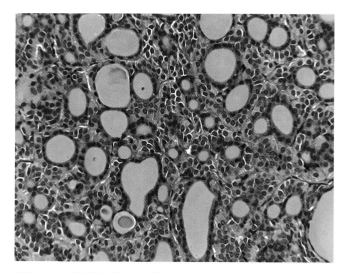

图8.56　大鼠弥漫性C细胞增生。H&E

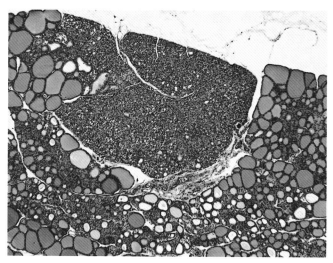

图8.57　犬甲状腺门区，C细胞区域。H&E

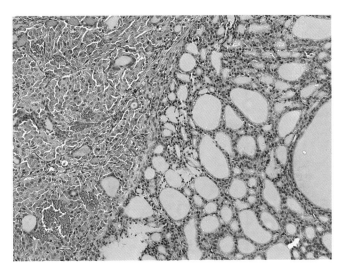

**图8.58** 大鼠C细胞腺瘤。H&E

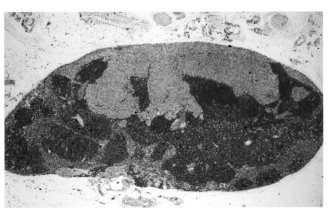

**图8.59** 大鼠C细胞癌淋巴结转移。H&E

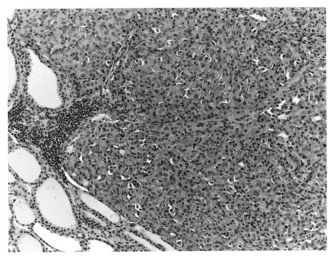

**图8.60** 胰高血糖素样肽（GLP）受体激动剂处理的小鼠C细胞腺瘤。H&E

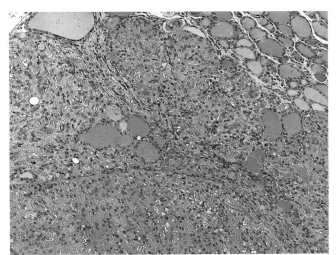

**图8.61** 胰高血糖素样肽（GLP）受体激动剂处理的小鼠C细胞癌。H&E

## 8.4 甲状旁腺

在毒性研究中甲状旁腺只见到以下几种少数病变：

- 增生
- 萎缩/变性
- 甲状旁腺炎

继发性甲状旁腺增生见于重复给药研究，以慢性肾毒性作为终点（图8.62和8.63）。低钙饮食可导致主细胞增生。钙稳态与主细胞营养/抑制作用有关。在家兔，L-门冬酰胺酶导致主细胞凋亡、变性和缺失。暴露于臭氧的犬和家兔可诱导出现甲状旁腺炎，甲状旁腺可见淋巴细胞浸润、血管炎和出血。有人认为甲状旁腺炎是免疫介导的。高钙血症可导致主细胞的萎缩。杀虫剂鱼藤酮在Fischer 344大鼠致癌研究中可见增加甲状旁腺腺瘤的发病率。

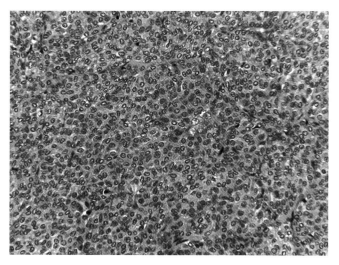

图8.62　大鼠甲状旁腺弥漫性增生。H&E

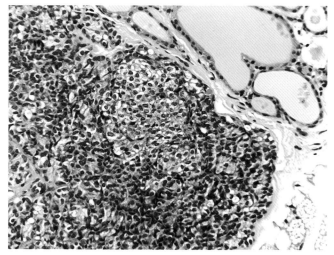

图8.63　大鼠甲状旁腺局灶性增生。H&E

## 8.5　胰岛

胰岛主要由产生胰岛素的β细胞组成。胰高血糖素是由位于外周的α细胞产生。少数δ细胞也位于外围，分泌生长抑素。胰腺也有少数含多肽的细胞。毒性研究表明，胰岛有以下几种类型的改变：

- 空泡化
- 坏死
- 血管扩张
- 玻璃样变/纤维化
- 肥大/增生
- 化生
- 肿瘤

给予大鼠抗组胺药赛克利和赛庚啶曾出现β细胞空泡化[32]。抗生素加替沙星可导致大鼠、狗和猴胰岛产生空泡。环孢菌素和类似的免疫抑制剂也会导致啮齿类动物空泡化和脱颗粒（图8.64），苯并噻二嗪和某些免疫调节剂可增加β细胞的嗜酸性颗粒（图8.65）。合成孕激素、醋酸甲地孕酮或醋酸氯地孕酮长时间给予犬可诱发糖尿病和β细胞空泡化（图8.66）[7,33]。

四氧嘧啶和链脲佐菌素是β细胞的选择性毒素。抗原生动物药——戊脒有类似的效果，这些药物导致β细胞脱颗粒、空泡化和坏死。细胞毒性药物——二甲磺酸丁酯可引起胰岛出血和纤维化。羟基喹啉和双硫腙可与锌结合，产生如缺锌时出现的β细胞坏死。新型免疫调节剂处理的猴可见血管扩张和β细胞的缺失（图8.67和8.68）。长时间用合成孕激素处理的猴胰岛出现玻璃样变和纤维化（图8.69和8.70）。重氮基乙酸酯可导致β细胞萎缩，生长激素可导致胰岛细胞萎缩[34]。上述药物引起的胰岛细胞萎缩，β细胞和胰岛的数量均减少。这些细胞还可以出现空泡变性（图8.71）。细胞激素的免疫染色在这方面有价值。

糖皮质激素引起β细胞的肥大和高血糖（图8.72）[35]。其他营养药物包括生长激素和高血糖素。肥大会导致增生。在啮齿类动物增生表现为胰岛体积增大、胰岛的数目增加，或两者均有（图8.73和8.74）。已知精神抑制药可诱导小鼠胰岛增生。有趣的是，要注意，在处理动物时持续刺激β细胞可导致β细胞的变性、空泡化、萎缩或缺失。

已经注意到，某些过氧化物酶体增殖剂（如环丙贝特）可诱导大鼠胰岛外围细胞肝细胞化生[36]。同样在大鼠中，两种除草剂长期暴露可诱导胰岛外围的嗜酸性细胞出现肝样外观（图8.75）。这些细胞糖原染色阴性，电子显微镜下没有肝细胞的特征。这些细胞有丰富的线粒体，表明它们是瘤细胞。激素处理也可诱导胰岛细胞变性和萎缩。

链脲霉素和四氧嘧啶可诱导胰岛细胞瘤。已知许多精神抑制药及天芥菜素可增加啮齿类动物胰岛细胞瘤的发病率（图8.76和8.77）。

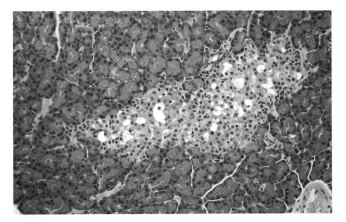

图8.64 免疫抑制剂处理大鼠空泡化的胰岛细胞。H&E

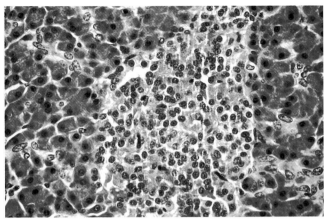

图8.65 免疫调节剂处理大鼠胰岛细胞胞质的嗜酸性颗粒。H&E

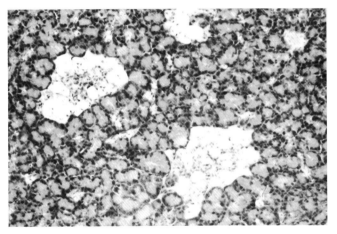

图8.66 长期用合成孕激素处理犬的空泡化胰岛细胞。H&E（经Springer Science+Business Media B.V许可[39]）

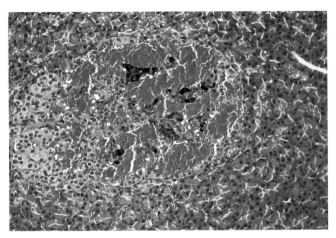

图8.67 免疫调节剂处理的猴胰岛血管扩张。注意扩张的血管和含色素的巨噬细胞。H&E

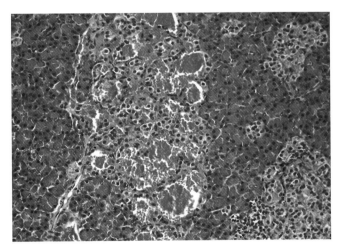

图8.68 猴胰岛血管扩张。H&E

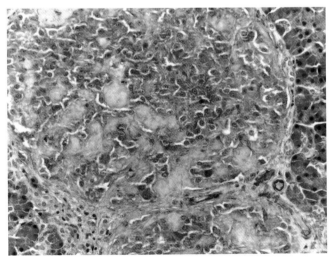

图8.69 长期合成孕激素处理猴胰岛玻璃样变。Heidenhain's azan染色

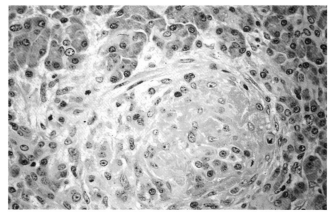

图8.70　犬胰岛细胞纤维化和缺失。H&E（经Springer Science+Business Media B. V许可[39]）

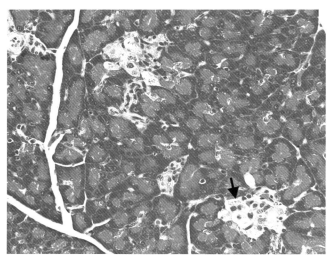

图8.71　大鼠胰腺胰岛细胞萎缩和空泡（箭头所示）。H&E

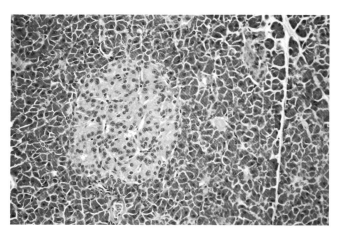

图8.72　糖皮质激素处理大鼠胰岛细胞肥大。H&E

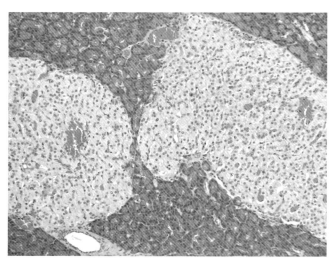

图8.73　激素类药物处理大鼠胰岛细胞增生。注意胰岛增大和数量增加。H&E

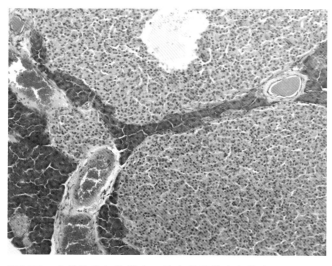

图8.74　小鼠胰岛细胞增生。胰岛数量增多和增大。H&E

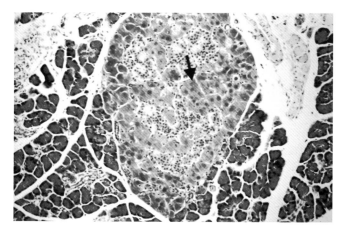

图8.75　大鼠胰岛肝样化生（箭头所示）。H&E

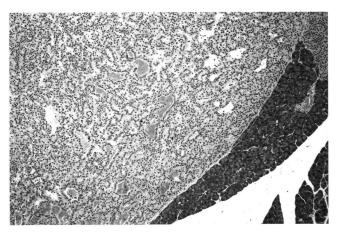

**图8.76** 精神抑制药处理大鼠胰岛细胞腺瘤。肿瘤细胞呈条索状排列并引起压迫。H&E

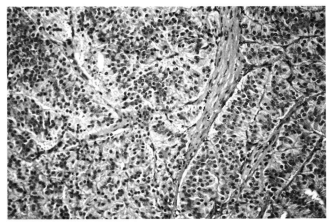

**图8.77** 大鼠胰岛细胞癌。肿瘤细胞排列不同类型的多细胞条索，伴局部浸润的证据。H&E

## 8.6 垂体

　　除了激素介导的变化，垂体很少发现毒性改变。大多数的变化反映了放大的药理作用，这反映在老化、哺乳期或应激过程中的变化。前叶的细胞结构复杂，免疫组织化学是研究变化必需的。前叶的细胞成分包括催乳激素细胞、生长激素细胞、促肾上腺皮质激素细胞、促甲状腺激素细胞和促性腺激素细胞。大多数细胞类型具有控制它们的生长和激素释放的营养和抑制机制。垂体细胞可为多激素细胞，促性腺激素细胞可产生促卵泡激素（FSH）、黄体生成激素（LH）或两者兼而有之。一个细胞既可产生生长激素也可产生催乳激素。这些细胞也包括未分化细胞（嫌色细胞）和间质星形细胞。可遇到以下各种类型改变：

- 梗死/坏死
- 空泡化
- 凋亡
- 肥大/增生
- 肿瘤

　　已经有报道，溴化己二甲铵处理的大鼠垂体前叶梗死。类似的坏死性病变见于某种血管生成抑制剂处理的大鼠（图8.78和8.79），停药后病变可恢复。某种抗癌剂治疗的猴子垂体前叶可见弥漫性空泡。据报道，金属如硒和铅有垂体毒性。垂体大多数改变是激素介导的，并且通常会影响垂体前叶细胞类型之一。

显著的改变是脱颗粒、肥大、增生和（或）空泡化。

　　大鼠甲状腺切除术和致甲状腺肿药物导致促甲状腺激素细胞肥大或增生（图8.80）[37, 38]。过度刺激会导致空泡化和变性，如在某些致甲状腺肿药物处理的大鼠或狗所看到的（图8.81和8.82）。吡哆醇缺乏会导致促甲状腺激素细胞的脱颗粒。给予大鼠雌激素会引发催乳素细胞增生（催乳激素细胞）[39]。给予垂体肽会导致催乳激素细胞增生，停止给药会引起泌乳素细胞凋亡增加（图8.83）。某些精神抑制剂，当给予啮齿类动物可引起催乳素细胞增生，结果是这些啮齿类动物乳腺增生和随后乳腺肿瘤。精神抑制剂通过抑制多巴胺来发挥其作用，多巴胺通常是作为催乳素细胞的抑制剂。

　　给予犬孕激素和其他避孕药类固醇处理会导致生长激素细胞增生（图8.84）[6, 40]。醋酸环丙孕酮刺激切除卵巢犬的生长激素细胞[41]。长期用合成孕激素处理犬诱导乳腺增生和乳腺肿瘤是由生长激素介导的。

　　去势后促性腺激素细胞增加。许多药物（包括抗雄激素药物例如氟他胺）诱导的睾丸萎缩可引起出现去势细胞（促性腺激素细胞的增大和空泡化）（图8.85）。外科肾上腺切除及可引起肾上腺皮质脂质沉积的抗霉菌药物处理实验动物导致促肾上腺皮质激素细胞的肥大。

　　垂体肿瘤在老年大鼠常见。雌激素，黄体生

成激素释放激素（LHRH）类似物如戈舍瑞林和亮丙立德、致甲状腺肿药物，降钙素处理大鼠及辐射或碘缺乏可提高垂体肿瘤发病率[42]。给予啮齿类动物高热量或高蛋白质饮食可增加垂体肿瘤的发病率[43]。垂体腺瘤在大鼠以不同形态模式出现（图8.86~8.89）。限制饮食和使用他莫昔芬（抗雌激素）可减少大鼠垂体肿瘤的发病率。垂体腺瘤大多是激素依赖条件性肿瘤，如果激素刺激停止肿瘤可消退。因此，垂体腺瘤必须与传统的肿瘤区别对待。

雌激素处理的仓鼠垂体中间部黑色素刺激细胞数目增加。溴隐亭降低了大鼠垂体中间部厚度。小鼠长期用血管紧张素转换酶（ACE）抑制剂处理，可在垂体中间部产生淀粉样物质沉积（图8.90）。

垂体神经部很少出现毒性病变。拟甲状腺药物可在犬神经部引起局灶性坏死伴囊肿形成（梗死样）（图8.91和8.92）。在本例中，受影响的动物出现多尿和肾上腺球状带增生（作者个人观察）。

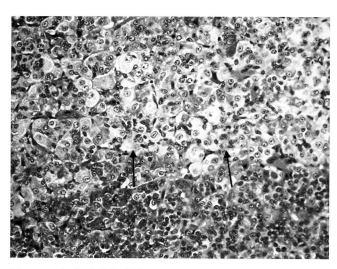

图8.78　血管生成抑制剂处理大鼠的垂体前叶变性和坏死（箭头所示）。一个区域的空泡化和坏死细胞。H&E

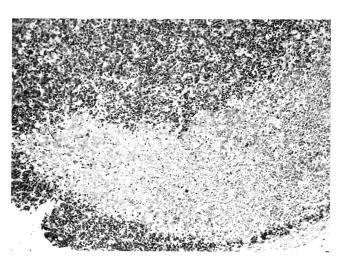

图8.79　大鼠垂体前叶坏死。坏死的区域显示了细胞损失的细节。H&E

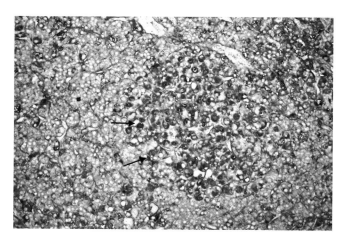

图8.80　致甲状腺肿化学药物处理大鼠的垂体PAS阳性。局灶性促甲状腺激素细胞增生（箭头所示）。PAS/橘黄G染色

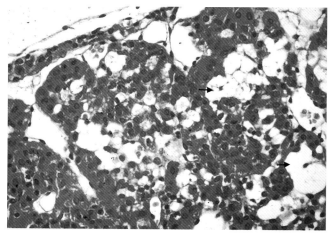

图8.81　致甲状腺肿化学药物处理犬的垂体前叶空泡化细胞（箭头所示）。一些细胞膨胀，核固缩。H&E（经Springer Science+Business Media B. V许可[39]）

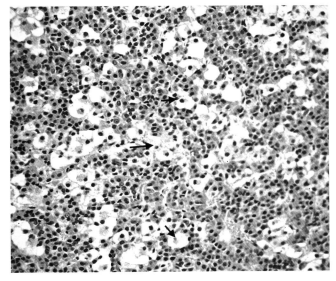

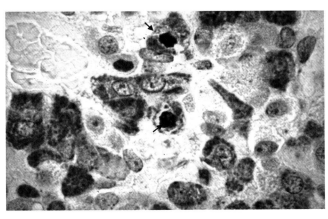

图8.83　激素药物处理犬的垂体催乳素阳性细胞（箭头所示）凋亡。免疫组织化学

图8.82　致甲状腺肿化学药物处理的大鼠前叶空泡化细胞（箭头所示）。H&E

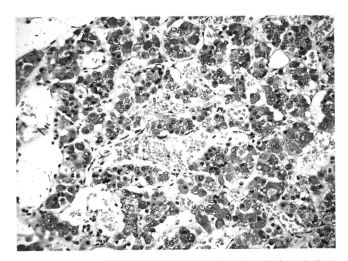

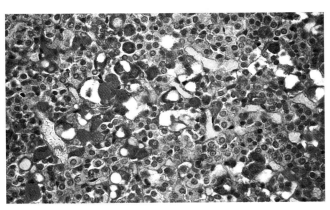

图8.85　给予大鼠抗雄激素药物处理垂体前叶去势细胞（促性腺激素细胞的增大和空泡化）。PAS/橘黄G染色

图8.84　给予犬合成孕激素处理垂体前叶生长激素细胞数目增加（金黄色）。PAS/橘黄G染色

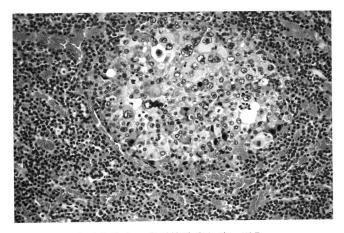

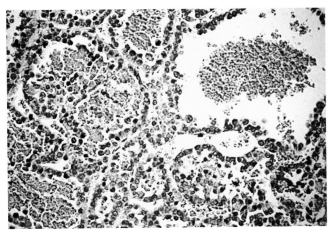

图8.86　大鼠垂体腺瘤。多形性肿瘤细胞。H&E

图8.87　大鼠垂体腺瘤。假腺体形态。H&E

内分泌系统　**173**

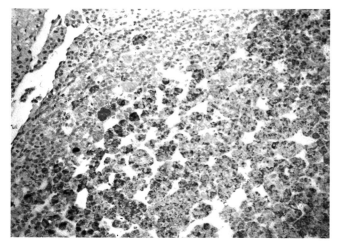

**图8.88** 芳香酶抑制剂处理大鼠的垂体腺瘤，显示FSH阳性细胞。免疫组织化学

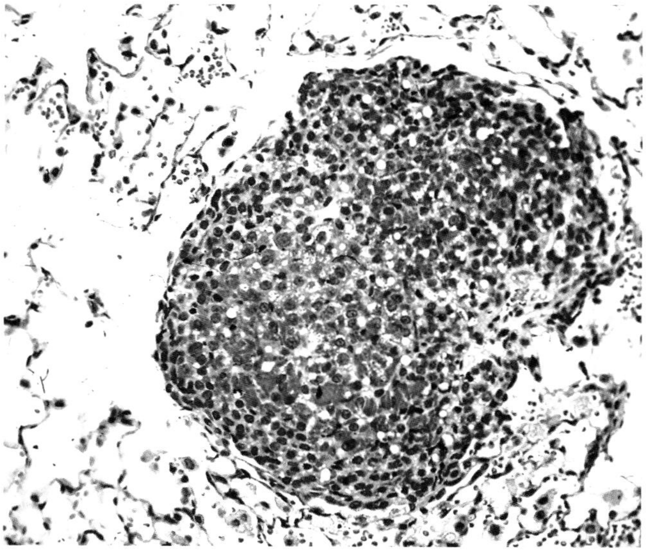

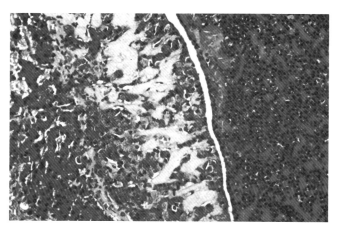

**图8.90** 长期用血管紧张素转换酶（ACE）抑制剂处理小鼠的中间部的淀粉样蛋白沉积。注意玻璃样变的区域。H&E

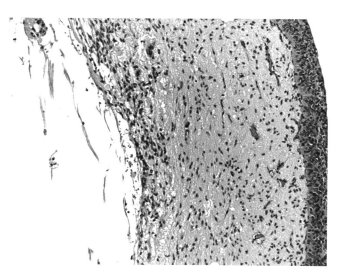

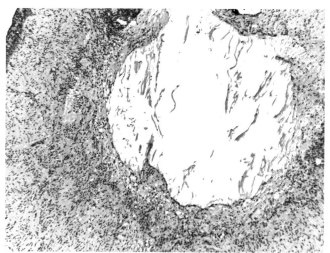

**图8.89** 大鼠垂体癌转移到肺脏。H&E

**图8.91** 用拟甲状腺素药物处理犬神经部液化性坏死。囊性区域代表了坏死和组织缺失。H&E

**图8.92** 犬神经部坏死。有碎屑的囊性区域代表了液化性坏死。H&E

（吕建军　译）

# 参考文献

1. Colby HD, Eacho P. Chemical induced adrenal injury: role of metabolic activation. In: Thomas JA, Korach KS, McLachlan JA, editors. Endocrine toxicology. New York: Raven; 1985. p. 35.

2. Yarrington JT. Chemically induced adrenocortical lesions. In: Jones TC, Mohr U, Hunt RD, editors. Endocrine system. Berlin: Springer; 1983. p. 69.

3. Abbott EC, Monkhouse FE, Steiner JW, Laidlaw JC. Effect of a sulphated mucopolysaccharide (RO1-8307) on the zona glomerulosa of the rat adrenal gland. Endocrinology. 1966;78:651–4.

4. Mazzocchi G, Nussdorfer GG. Long-term effects of captopril on the morphology of normal rat adrenal zona glomerulosa. Exp Clin Endocrinol. 1984;84:148–52.

5. Kovacs K, Carroll R, Tapp E. The pathogenesis of hexadimethrine necrosis of the pituitary and adrenal. Arzneimittelforschung. 1966;16:516–9.

6. El Etreby MF, Graf KJ, Gunzel P, Neumann F. Evaluation of effects of sexual steroids on the hypothalamic-pituitary system of animals and man. Arch Toxicol Suppl. 1979;2:11–39.

7. Nelson LW, Kelly WA. Progestogen-related gross and microscopic changes in female beagles. Vet Pathol. 1976;13:143–56.

8. Szabo S, McComb DJ, Kovacs K, Huttner I. Adrenocortical haemorrhagic necrosis: the role of catecholamines and retrograde medullary-cell embolism. Arch Pathol Lab Med. 1981; 105:536–9.

9. Szabo S, Huttner I, Kovacs K, Horvath E, Szabo D, Homer HC. Pathogenesis of experimental adrenal haemorrhagic necrosis ('apoplexy'). Lab Invest. 1980;42:533–46.

10. Ribelin WE. The effects of drugs and chemicals upon the structure of adrenal gland. Fundam Appl Toxicol. 1984;4:105–19.

11. Tettenborn D. Toxicity of clotrimazole. Postgrad Med J. 1974;50 suppl 1:17–20.

12. Tachibana M, Noguchi Y, Monro AM. Toxicity of fluconazole in experimental animals. In: Fromtling RA, editor. Recent trends in the discovery, development and evaluation of antifungal agents. Barcelona: JR Prous; 1987. p. 93.

13. Gopinath C, Prentice DE, Lewis DJ. Endocrine system. In: Gopinath C, Prentice DE, Lewis DJ, editors. Atlas of experimental toxicological pathology. Lancaster: MTP Press; 1987. p. 104.

14. Zak F. Lipid hyperplasia, adrenal cortex, rat. In: Jones TC, Mohr U, Hunt RD, editors. Endocrine system. Berlin: Springer; 1983. p. 80.

15. Roe FJ, Bar A. Enzootic and epizootic adrenal medullary proliferative disease of rats: influence of dietary factors which affect calcium absorption. Hum Toxicol. 1985;4:27–30.

16. Boelsterli UA, Zbinden G. Early biochemical and morphological changes in the rat adrenal medulla induced by xylitol. Arch Toxicol. 1985;57:25–30.

17. Kurokawa Y, Hyashi Y, Maekawa A, et al. High incidence of pheochromocytomas after long-term administration of retinol acetate to F344/DuCrj rats. J Natl Cancer Inst. 1985;74:715–23.

18. Tischler AS, Riseberg JC. Different responses to mitogenic agents by adult rat and human chromaffin cells in vitro. Endocr Pathol. 1993;14:15–9.

19. Lumb GD, Rust JH. The pathologic response of the liver and thyroid of the rat to potassium prorenoate (SC-23992). Toxicol Pathol. 1985;13:315–24.

20. Heath JE, Littlefield NA. Morphological effects of subchronic oral sulfamethazine administration on Fischer 344 rats and B6C3F1 mice. Toxicol Pathol. 1984;12:3–9.

21. Collins WT, Capen CC, Kazsa L, et al. Effect of polychlorinated biphenyl (PCB) on the thyroid gland of rats. Am J Pathol. 1977;89:119–30.

22. Takayama S, Aihara K, Onodera T, Akimoto T. Antithyroid effects of propylthiouracil and sulfamonomethoxine in rats and monkeys. Toxicol Appl Pharmacol. 1986;82:191–9.

23. Hill RN, Erdreich LS, Paynter OE, Roberts PA, Rosenthal SL, Wilkinson CF. Thyroid follicular cell carcinogenesis. Fundam Appl Toxicol. 1989;12:629–97.

24. Price SC, Chescoe D, Grasso P, et al. Alterations in the thyroids of rats treated for long periods with di-(2-ethylhexyl) phthalate or with hypolipidaemic agents. Toxicol Lett. 1988;40:37–46.

25. Capen CC. Hormonal imbalances and mechanisms of chemical injury of thyroid gland. In: Jones TC, Capen CC, Mohr U, editors. Endocrine system. 2nd ed. Berlin: Springer; 1995. p. 217.

26. McClain RM. The significance of hepatic microsomal enzyme induction and altered thyroid function in rats. Implications for thyroid gland neoplasia. Toxicol Pathol. 1989;17:294–306.

27. Gopinath C. Comparative endocrine carcinogenesis. In: Harvey PW, Rush KC, Cockburn A, editors. Endocrine and hormonal toxicology. New York: Wiley; 1999. p. 155.

28. Benitz KF, Roberts GK, Yusa A. Morphological effects of minocycline in laboratory animals. Toxicol Appl Pharmacol. 1967;11: 150–70.

29. Zayed I, van Esch E, McConnell RF. Systemic and histopathological changes in beagle dogs after chronic daily oral administration of synthetic (ethenyl estradiol) or natural (estradiol) estrogens, with special reference to the kidney and thyroid. Toxicol Pathol. 1998;26:730–41.

30. Knudsen LB, Madsen LW, Andersen S, et al. Glucagon-like peptide-1 receptor agonists activate rodent thyroid-C-cells causing calcitonin release and C-cell proliferation. Endocrinology. 2010;15:1473–86.

31. Madsen LW, Knauf JA, Gottredsen C, et al. GLP-1 receptor agonists and thyroid C-cell effects in mice are mediated via GLP-1 receptor and not associated with RET activation. Endocrinology. 2012;153:1–10.

32. Greaves P. Endocrine pancreas. In: Histopathology of preclinical toxicity studies. 3rd ed. Amsterdam: Academic; 2007. p. 528.

33. Tucker M. Some effects of prolonged administration of progestogen to dogs. Proc Eur Soc Study Drug Toxicity. 1971;12: 228–38.

34. Campbell J, Pierluissi J, Kovacs K. Pancreatic islet ultrastructure, serum and pancreatic immunoreactive insulin in somatotrophic and metasomatotrophic diabetes in dogs. J Submicrosc Cytol. 1981;13:599–608.

35. Gopinath C, Prentice DE, Lewis DJ. Endocrine system. In: Gopinath C, Prentice DE, Lewis DJ, editors. Atlas of experimental toxicological pathology. Lancaster: MTP Press; 1987. p. 109.

36. Reddy JK, Rao MS, Qureshi SA, et al. Induction and origin of hepatocytes in rat pancreas. J Cell Biol. 1984;98:2577–81.

37. Tsuda H. Goitre, adenoma and carcinoma of thyroid gland induced by amitrol and ethylnitrosourea, rat. In: Jones TC, Mohr U, Hunt RD, editors. Endocrine system. Berlin: Springer; 1983. p. 204.

38. Farquahar MG. Lysosome function in regulating secretion: disposal of secretory granules in cells of the anterior pituitary gland. In: Dingle JT, Fell HB, editors. Lysosomes in biology and pathology. Amsterdam: North Holland; 1969. p. 462.

39. Gopinath C, Prentice DE, Lewis DJ. Endocrine system. In: Gopinath C, Prentice DE, Lewis DJ, editors. Atlas of experimental toxicological pathology. Lancaster: MTP Press; 1987. p. 113.

40. El Etreby MF. Practical application of immunocytochemistry of the pharmacology and toxicology of the endocrine system. Histochem J. 1981;13:821.

41. El Etreby MF, Fath El BaB MR. Effect of cyproterone acetate on cells of the pars distalis of the adenophysis in the beagle bitch. Cell Tissue Res. 1977;183:177–89.

42. Stefaneanu L, Kovacs K. Modern approaches to classifi cation of pituitary tumours in human subjects and animals. In: Jones TC, Capen CC, Mohr U, editors. Endocrine system. 2nd ed. Berlin: Springer; 1995. p. 47.

43. Keenan KP, Soper KA, Smith PF, Ballam GC, Clark RL. Diet, overfeeding, and moderate dietary restriction in control Sprague– Dawley rats: I. Effects on spontaneous neoplasms. Toxicol Pathol. 1995;23:269–86.

# 9 淋巴系统

本章包含的器官有胸腺、淋巴结、脾和骨髓。在这些器官中可见的主要反应是由于免疫刺激、免疫抑制、免疫原性或变态反应导致。淋巴器官受很多环境因素的影响而发生变化。胸腺的变化包括凋亡、萎缩和一些增生性反应。淋巴结和脾脏显示不同区域的细胞密度增加或降低。持续性的刺激有时可以引起肿瘤。骨髓受各种因素刺激也发生细胞密度的增加或降低，有时导致坏死和纤维化。

## 9.1 引言

淋巴系统分布广泛，涉及机体大部分器官和组织。为方便起见，本章仅对主要淋巴器官（包括初级淋巴器官如骨髓与胸腺和次级器官如淋巴结与脾脏）的病理进行描述。该系统也包括像肝脏、脑、皮肤以及呼吸道与胃肠道的黏膜等器官或组织，所有这些情况会在其他章节有所述及。

该系统的主要细胞成分是骨髓干细胞、巨噬细胞（来源于骨髓）、T细胞（来源于骨髓或胸腺）、B细胞与浆细胞（来源于骨髓）以及树突状细胞与自然杀伤（NK）细胞（源自骨髓）。巨噬细胞在抗原呈递、吞噬作用和细胞毒性等方面发挥作用。T细胞不同亚群与肿瘤毒性、免疫调节、记忆、淋巴因子生成、过敏和细胞毒性有关。B细胞和浆细胞具有产生抗体和淋巴因子的作用。干细胞对烷化剂和叶酸类似物敏感。巨噬细胞对糖皮质激素敏感，并受颗粒性物质如二氧化硅和免疫佐剂的刺激。T细胞对烷化剂、嘌呤类似物、芳族烃和某些抗生素敏感。白细胞介素-2和干扰素-γ可刺激T细胞。B细胞对烃类敏感，受白介素-2刺激。

形态学上，这些细胞在正常情况下，组织成主要淋巴器官的不同区域。在毒性和其他异常情况下，这些细胞在淋巴器官不同区域的相对比例发生变化，对这些细胞进行评估对于理解淋巴器官的病变十分重要。许多单克隆抗体免疫组化技术被用于标记不同细胞亚型[1]。S-100、ED5和KiM9R可用于鉴定树突状细胞。同样，CD3作为泛T细胞标记物、CD45RA作为泛B细胞标记物应用。这些对于评价淋巴器官内特定类型的细胞其密度增加或降低是很重要的工具。采用体外功能试验研究分离细胞可以为了解细胞的功能状态提供有用信息。尽管这种类型的研究能发现一些关于细胞某些问题的有用信息，但体外试验往往忽略了机体的全身状态，尤其是关于机体的巨大储备池，也会忽略器官间和细胞间稳态的影响。因此，不能孤立地过分强调体外试验结果，因为它们可能不能反映整个机体的健康状况。一般而言，组织病理学检查为个体的健康状况提供了更好和更均衡的信息。对于特定类型的治疗药物，例如免疫调节性生物制剂，免疫组织化学和（或）免疫荧光技术可被用作常规组织病理学筛选工具[2]。

文献中有多篇关于实验动物淋巴组织和器官结构与功能的专论[3-7]。当免疫系统可能为靶器官时，对免疫系统功能的基本理解对于病理学家解释和预测变化至关重要[8]。评价幼龄动物免疫毒性的试验，需要熟悉免疫系统的发育以及幼龄和成年动物之间的功能和组织学差异[9]。胸腺、脾脏和淋巴结的组织病理学检查是研究免疫毒性的重要工具，有大量的文献描述了这些器官的组织病理学变化，并采用加强型筛选方案[10-23]。毒理病理学会（STP）出版的有关免疫系统的病理学评价最佳实践的立场文件和有关淋巴器官组织形态学评价的专论[24, 25]也为毒理病理学家的实践提供了很好的指导。STP也发布了关于肿瘤性和非肿瘤性病变命名的指导性文件[26, 27]。

通常，淋巴组织增生性反应与细胞介导的免疫密切关联。浆细胞增多与生发中心的发育是抗体介导的免疫反应的指针。细胞变性与耗竭是免疫抑制或毒性的证据。巨噬细胞的迁移和突显提示抗原提呈或吞噬作用。血管周围有炎性细胞浸润指示IV型变态反应。

淋巴系统非常容易受到外部因素的影响，其变化往往与那些出现在毒性试验中的变化类似。这些因素包括应激、类固醇、营养、年龄和抗原状态。实验的步骤、实验动物笼中的社会等级以及高剂量效应都能造成应激和皮质类固醇的释放，并对淋巴组织产生后续效应。在淋巴器官的应答方面存在明显的性别差异。营养素的缺乏对淋巴组织的外观具有负面影响。年龄相关的淋巴耗竭众所周知。环境中的抗原荷载也会影响淋巴器官；无菌条件下饲养的动物淋巴结不活跃。

一般而言，淋巴系统的反应表现为免疫刺激、免疫抑制、免疫原性或变态反应。免疫反应可以是固有免疫或获得性免疫。

免疫刺激引起的淋巴器官增大及活跃，往往伴有细胞密度增大。这种改变本身是无害的。淋巴因子、佐剂和动员淋巴细胞的物质均属于免疫刺激剂。

免疫抑制是一种毒性反应，导致对感染的抵抗力降低。许多农药、金属、环境中的因子、化学品和药物都能诱导免疫毒性，通常表现为变性及各种组织中淋巴细胞的丢失。受累及的动物可能发展为支气管肺炎、霉菌感染、乳头状瘤和（或）病毒性脑炎（图9.1～9.3），皮肤感染也可能增多。已知某些因子，如环孢菌素（以及移植手术中用到的其他药物）、环磷酰胺、嘌呤类似物、叶酸类似物、某些抗生素和皮质类固醇，可诱导实验动物和人类出现免疫抑制。

超敏反应是免疫毒性的另一种表现形式。免疫原性和超敏反应是因免疫功能的某些方面受到过度刺激所致。免疫球蛋白和补体C3增加，免疫复合物沉积增多，从而导致各种病症。这种状态可表现为皮疹、皮炎、血小板减少、出血、溶血性贫血、肾小球肾炎、血管炎或哮喘（图9.4）。用于毒性试验的绝大多数药物不具有免疫原性，但某些药物如氯丙嗪、非那西丁和氨基比林可引发药源性超敏反应。免疫原很难从动物试验来预测，因为这些反应可能是种属特异性的。在人类是免疫原性的药物在动物试验中不一定引起免疫原性或超敏反应，反之亦然。

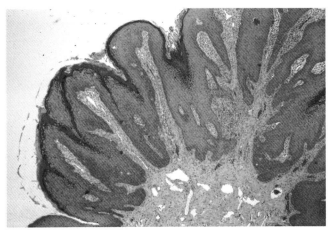

图9.1 犬经高剂量糖皮质激素处理后，上唇的鳞状细胞乳头瘤。H&E

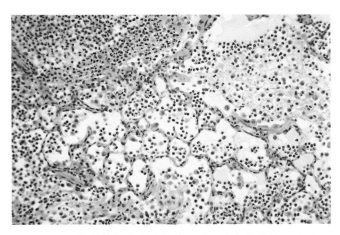

图9.2 犬经高剂量糖皮质激素处理后，支气管肺炎。H&E

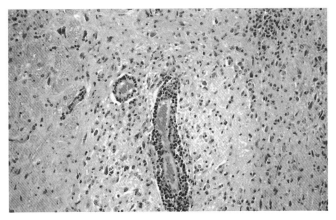

图9.3 大鼠经某种免疫调节剂处理后，大脑脑脊髓膜炎。注意灶性胶质细胞增生和血管套现象。H&E

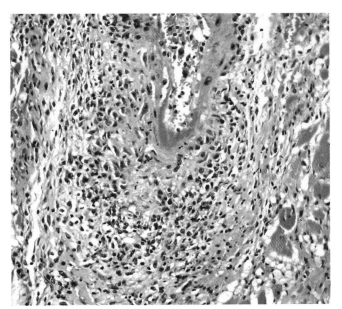

图9.4 犬血管炎。注意动脉壁炎症和纤维素样坏死。H&E

## 9.2 胸腺

胸腺最常见的病变是萎缩，因为该器官非常容易受到非特异性应激和年龄的影响。器官的重量是监测改变的敏感指标。各种各样的工业、环境和药物因素能诱导实验动物胸腺萎缩。本节仅展示一小部分诱导性病变：

- 胸腺萎缩
- 细胞凋亡和丢失
- 淋巴样增生
- 生发中心发育
- 上皮性增生

胸腺中的重要病变已有详细描述[13]。由营养不良、打斗、外伤、过度拥挤或疾病等引起非特异性应激，并通过内源性皮质类固醇介导使胸腺发生萎缩[28]。糖皮质激素对胸腺是有害的。应激、细胞毒性和生长激素的减少均使胸腺缩小，并使细胞密度降低。有机锡、环磷酰胺和其他免疫抑制剂具有细胞毒性，导致皮质淋巴细胞凋亡和丢失增多。如果病变轻微，这些效应表现为散在的凋亡细胞，以巨噬细胞内明显的易染体为特征，给人一种"满天星"样的印象（图9.5）。病变严重时，皮质淋巴细胞群首先出现色素过多、凝集（固缩）及核碎裂，继之皮质出现明显的细胞丢失（图9.6）。在萎缩严重且为时很长的病例中，胸腺呈细索或细带状，甚至完全消失（图9.7和9.8）。绝大多数诱导性胸腺萎缩是可逆的。病理学家应意识到胸腺也发生与年龄相关的退化，表现出相似的组织学外观。

某些强效的免疫调节剂可引起皮质细胞丢失，髓质的细胞密度相对增加，使得皮、髓质交界处变得模糊（图9.9）。有些作者将此效应称为"髓样萎缩"，尽管髓质中某些细胞类型丢失了，但与此同时会有B细胞被动员进入髓质。己烯雌酚可引起胸腺萎缩及上皮增生[29, 30]。老年性胸腺退化的特征为淋巴样细胞丢失，而上皮成分明显增多，以上不应与上皮增生混淆。有机锡和环磷酰胺可引起胸腺萎缩和纤维化[30]。髓质增生也是小鼠与年龄相关的偶发病变（图9.10）。

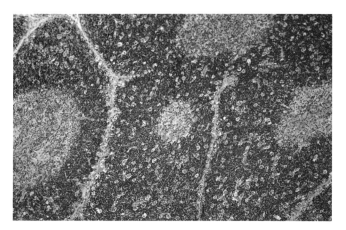

图9.5 大鼠胸腺皮质淋巴细胞凋亡。注意星空现象。H&E（经Springer Science + Business Media B.V [30]许可）

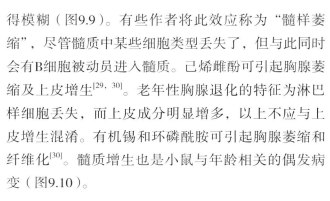

图9.6 大鼠胸腺皮质重度凋亡及细胞丢失。注意皮质核固缩的淋巴细胞（箭头所示）聚集。H&E

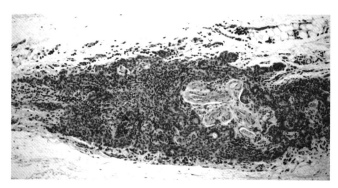

图9.7 小鼠经皮质类固醇处理后胸腺萎缩。注意皮质淋巴细胞丢失以及髓质突出的上皮性结构。H&E（经Springer Science + Business Media B.V [30]许可）

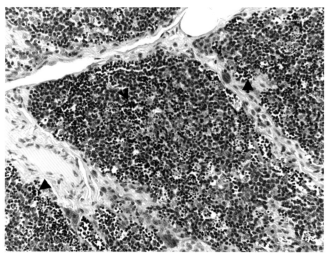

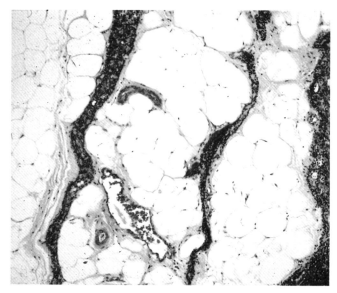

图9.8 猴经皮质类固醇处理后胸腺萎缩。注意胸腺淋巴细胞丢失及其条索状外观。H&E（经Springer Science + Business Media B.V [30]许可）

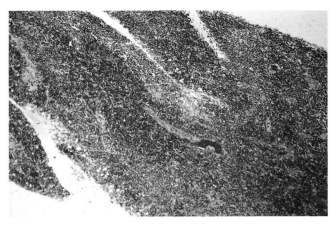

图9.9 大鼠经某种免疫调节剂处理后，皮、髓质界限不清。皮质细胞减少，髓质中存在一些浸润的淋巴样细胞。H&E

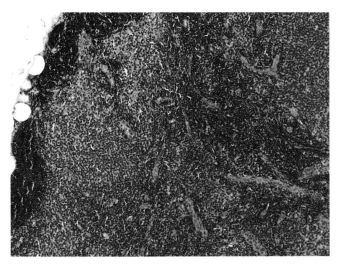

图9.10 70周龄小鼠胸腺，髓质增生。注意髓质增宽，皮质变薄。H&E

## 9.3 淋巴结

抗原刺激和使用甲状腺素可导致淋巴样增生。在作者的实验室，某些免疫刺激剂处理猴以后，可以看到生发中心的发育。抗原刺激也具有同样的效果。淋巴结的诱导性病变包括以下内容：

- 副皮质/滤泡/生发中心细胞密度减低
- 副皮质/滤泡/生发中心细胞密度增加
- 囊性萎缩
- 出血性囊性变性
- 浆细胞增多症
- 组织细胞增多症
- 肥大细胞增多

在淋巴结的特定区域可呈现细胞密度增高或降低[31]。副皮质区细胞密度的改变提示为T细胞效应，而滤泡、生发中心和浆细胞的变化提示为B细胞效应[11, 31]。皮质类固醇激素、环孢菌素和环磷酰胺都可引起细胞密度减低（图9.11）。环磷酰胺和三乙基锡可使B细胞区的细胞密度降低，某些免疫抑制剂可降低T细胞区的细胞密度，但同时促进B细胞区细胞密度增高，并引起生发中心发育。

囊性萎缩，其特征为皮质和髓质细胞的明显丢失以及淋巴窦的囊状扩张，可见于用非甾体类抗炎药长期处理大鼠的腹腔淋巴结（图9.12）。在用某种新型药剂处理大鼠的肠系膜淋巴中观察到出血性囊性变性。病变的特征是皮质淋巴细胞丢失以及淋巴窦的显著扩张（囊性），淋巴窦常被覆一层或多层对红细胞有吞噬作用的细胞（图9.13）。受到累及的淋巴结显著增大、囊性变。

淋巴结对佐剂、抗原、D–青霉胺和二苯乙内酰脲显示活跃的刺激反应。反应可以是局灶性的，如实验用啮齿类动物脚垫给予佐剂/抗原后在腘窝淋巴结的所见。淋巴结增大，重量增加，副皮质/皮质细胞密度增高，有明显的高内皮微静脉，出现生发中心，浆细胞增多。某些药物如二苯乙内酰脲可诱导小鼠副皮质区细胞密度增高。白细胞介素对小鼠与猴淋巴结有刺激作用（图9.14）[32, 33]。反义寡核苷酸诱导实验动物淋巴结增生（细胞过多）[34]。选择性免疫调节剂引起生发中心明显增生，可以是典型或非典型的（图9.15）[35]。非典型生发中心增生存在中心融合、边界消失，呈淋巴瘤样外观。胞壁肽是一种免疫刺激剂，可引起小鼠的副皮质区和生发中心增生及浆细胞增多。外源性淋巴因子刺激生发中心，并诱导浆细胞增多。合成的多糖可动员淋巴细胞，导致循环中T细胞或B细胞增多。死亡或休克之前的急性缺氧导致生发中心变性和坏死。生发中心可以是抗原提呈的部位（图9.16）。

淋巴结可出现组织细胞、浆细胞或肥大细胞增

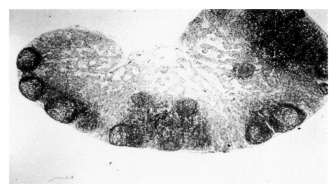

图9.11 大鼠用某种免疫抑制剂处理后，肠系膜淋巴结副皮质区细胞减少。H&E

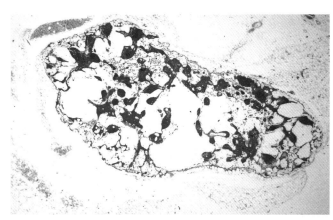

图9.12 大鼠用某种免疫刺激剂处理后，肠系膜淋巴结副皮质区细胞增多。H&E

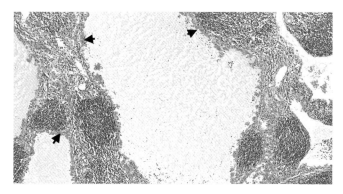

图9.13 大鼠用某种新型药物处理后，肠系膜淋巴结囊性出血性变性，用某种新型药物处理。注意囊性扩张的淋巴窦，囊内衬噬红细胞的细胞。H&E

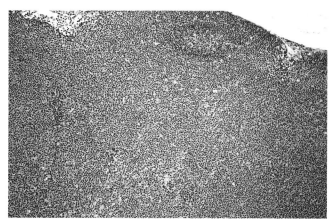

图9.14 大鼠用非甾体类抗炎药物处理后，肾区淋巴结囊性萎缩。注意淋巴窦明显的细胞耗竭及囊性扩张。H&E（经 Springer Science + Business Media B.V [30]许可）

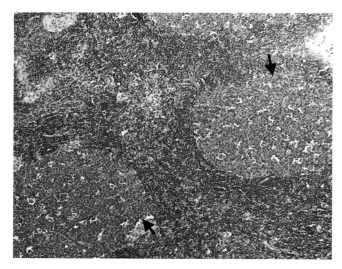

图9.15 大鼠用某种免疫刺激剂处理后，下颌淋巴结生发中心细胞增多。生发中心明显（箭头所示），数目增多。H&E

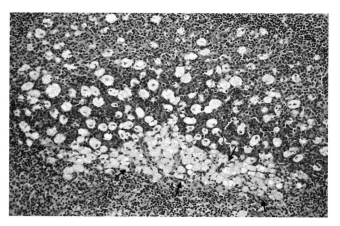

图9.16 大鼠腘窝淋巴结淋巴滤泡内及其邻近区抗原提呈细胞聚集（胞浆透亮的细胞）。H&E

多（图9.17~9.19）。给予油基化合物的大鼠淋巴结的淋巴窦可见空泡化组织细胞和空泡（图9.20）。啮齿类动物吸入粉尘、硅、滑石、金属粉尘或石英后，其支气管和纵隔淋巴结可见组织细胞增多（图9.21）。组织细胞胞浆扩张，可见于被膜下窦和髓质。金属粉尘或滑石粉经腹腔给药可引起组织细胞增多和肉芽肿性炎症。爱泌罗（戊聚糖，一种肝素样药物）可引起淋巴结组织细胞空泡化[36]。淋巴结可受累及发生磷脂质沉积和其他脂质沉积。啮齿类动物注射颗粒物如胶乳颗粒和某些抗原后，可诱导淋巴窦花丛样组织细胞增多/增生（巨噬细胞标记物染色阳性）（图9.22）。类似的病变可在未处理的对照大鼠和小鼠中作为自发性病变偶尔见到。

某些药物如钙通道阻滞剂、可的松、葡聚糖、硫酸肼和野百合碱等可诱导啮齿类动物淋巴结的肥大细胞增多[37]。

淋巴结可成为色素沉着的部位，包括油墨、染发剂、植物染料、烟草烟雾和其他外源性物质。外伤或出血部位的局部淋巴结可以表现出噬红细胞作用和（或）含铁血黄素沉积（图9.23）[30]。啮齿类动物在造血性应激情况下，作为反应，淋巴结也可是髓外造血（红细胞或粒细胞）的部位。使用抗癌药物时，偶尔出现淋巴结坏死（图9.24）。

抗原和雌激素可诱导小鼠高内皮微静脉细胞发生改变[38]。受累及的内皮细胞变成立方形并增生。

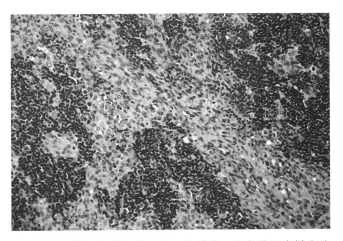

图9.17 大鼠腘窝淋巴结组织细胞增多。注意淋巴窦增生的组织细胞，巨噬细胞标志物染色阳性。H&E

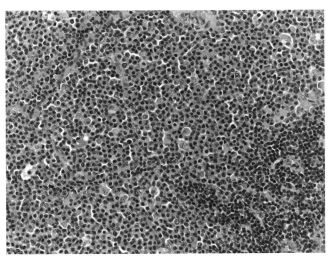

图9.18 大鼠下颌淋巴结浆细胞增多。髓索浆细胞性增宽。H&E

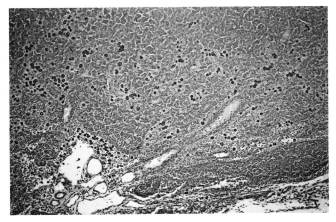

图9.19 大鼠肠系膜淋巴结肥大细胞浸润。甲苯胺蓝染色（经Springer Science + Business Media B.V[30]许可）

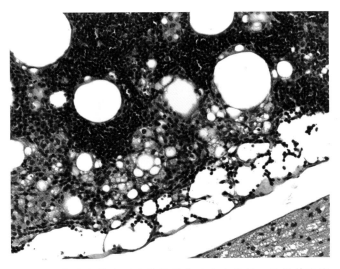

图9.20 给予大鼠皮下注射某种含油化合物后，淋巴结空泡化组织细胞及空泡。淋巴窦可见空泡化组织细胞。H&E

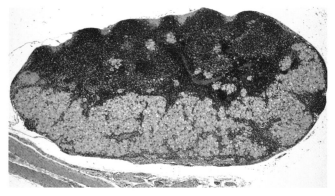

图9.21　吸入试验的大鼠纵隔淋巴结，组织细胞增多。注意淋巴窦扩张，伴有胞浆嗜酸性及空泡化的组织细胞。H&E（经Springer Science + Business Media B.V[30]许可）

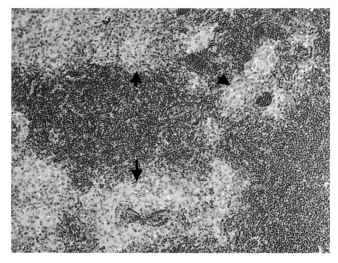

图9.22　小鼠皮下注射试验，腋窝淋巴结组织细胞增多。注意淋巴窦增生的组织细胞（箭头所示）。H&E

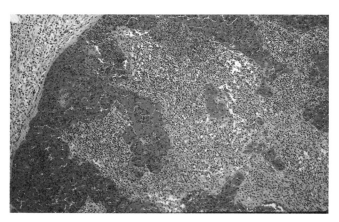

图9.23　大鼠腋窝淋巴结的噬红细胞作用。注意淋巴窦存在红细胞和含红细胞的巨噬细胞。H&E

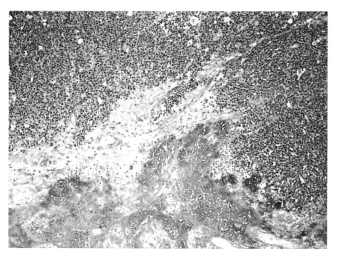

图9.24　犬用某种抗癌药处理后，腋窝淋巴结坏死和炎症。H&E

## 9.4　脾

　　脾脏的类型因物种不同而不同。可以是防御性的，如啮齿类动物、兔、非人灵长类动物和人的脾脏。也可以是存储型的，如犬的脾脏，其被膜和可收缩的肌小梁都很肥厚。脾脏也可以是中间型的，如猪和反刍动物的脾脏。

　　常见的各种诱导性的变化：
- T细胞区或动脉周围淋巴鞘（PALS）细胞增多
- B细胞区和边缘区细胞增多
- 生发中心（滤泡）发育
- 浆细胞增多
- 组织细胞增多
- T细胞区或B细胞区细胞减少
- 坏死/梗死
- 髓外造血
- 含铁血黄素沉积

　　脾脏中PALS为T细胞区，滤泡主要为B细胞区，边缘区则兼有T细胞、B细胞（占多数）和巨噬细胞（图9.25~9.27）。就淋巴样区域的相对优势而言，脾脏的形态存在种间差异。啮齿类的防御型脾脏比犬的存储型脾脏具有更发达的PALS，后者的PALS不太

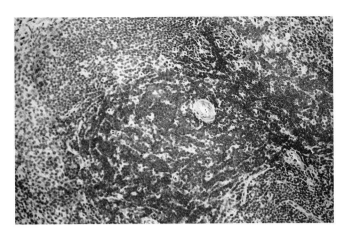

图9.25 小鼠脾脏，显示PALS和T细胞。CD3染色

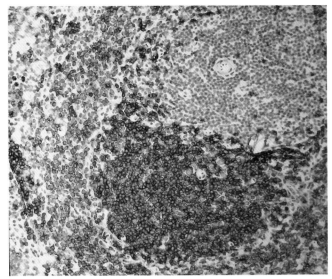

图9.26 小鼠脾脏，显示生发中心和边缘区及B细胞。CD45染色

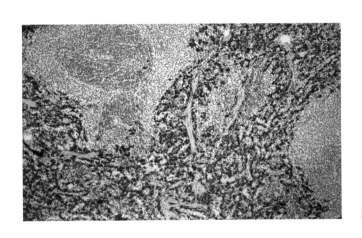

图9.27 小鼠脾脏，显示红髓及巨噬细胞。ED1染色

明显。灵长类动物脾脏有明显的生发中心，而PALS欠发达。

　　吲哚美辛和阿司匹林可引起小鼠PALS细胞减少。该效应由前列腺素介导[39]。皮质类固醇、有机锡、泰洛龙（乙氨芴酮）和硫唑嘌呤使T细胞区细胞减少（图9.28）[40]。给予小鼠抗癌药物可导致边缘区坏死，细胞耗竭（图9.29）。给予猴多氯联苯可导致生发中心的缺失。免疫抑制剂如环孢菌素可导致T细胞和B细胞减少，产生淋巴萎缩（图9.30）。

　　抗原刺激导致生发中心的发育（图9.31）。数种有丝分裂原和佐剂可使小鼠的T细胞区与B细胞区扩大（图9.32和9.33）。高分子聚合物、甲基纤维素及免疫调节剂可引起脾脏增大，这是由于组织细胞增

多引起红髓扩张（图9.34）。噬红细胞作用、空泡形成或泡沫状细胞都可以偶尔看到。人们注意到动物暴露于某种新型生物活性制剂后，边缘区组织细胞明显增多，并可见到其他类型细胞吞噬作用增强的证据（作者个人观察）。金属锡可造成红髓浆细胞增多。脾功能亢进是一种自身免疫状态，可见于犬。犬经某些抗生素处理后可发生免疫复合物介导的溶血性贫血，表现为免疫球蛋白和C3水平升高并出现针对红细胞的免疫复合物。自身免疫性溶血性贫血的血涂片上存在红细胞凝集的迹象，并出现破碎和球形红细胞。

　　啮齿类动物脾脏增大常见的原因是髓外造血，由造血应激所引起，是一种代偿性反应，可以是红

系或粒系（图9.35）。在极少数情况下，可观察到红髓巨核细胞增多（图9.36）。脾脏髓外造血很少发生于犬和灵长类动物。某些生物制剂（如集落刺激因子）可刺激脾脏粒系细胞（图9.37）。

苯胺类化合物诱导大鼠脾脏坏死和纤维化。在某些情况下，受累区域表现出脂肪化生（在纤维化区域存在脂肪细胞簇）。乙基软脂酸盐（ethyl palmate）和去氧肾上腺素可使脾脏产生坏死、炎症和梗死。刀豆凝集素A也导致坏死。生发中心坏死可见于休克或缺氧。在作者实验室中，可见某些免疫刺激剂和拟甲状腺素药物诱导大鼠被膜纤维化和炎症（图9.38）。

苯胺化合物或氨苯砜长期处理F344大鼠可产生脾脏坏死、纤维化和肿瘤，包括间质细胞肉瘤（图9.39）[41, 42]。免疫调节剂和咪唑硫嘌呤长期暴露后可使啮齿类动物产生淋巴瘤。爱泌罗（Elmimen）处理的大鼠，可见脾脏红髓组织细胞的空泡形成[19]。

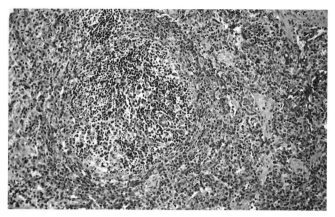

图9.28　小鼠用某种细胞毒药物处理后，PALS内T细胞丢失。注意细胞减少，出现凋亡细胞（核固缩）。H&E

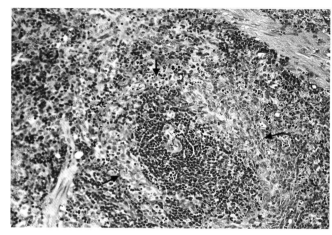

图9.29　小鼠用某种抗癌药处理后，边缘区细胞丢失（箭头所示）。H&E

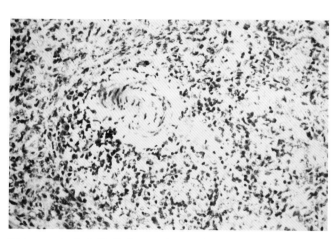

图9.30　大鼠白髓萎缩。注意PALS和边缘区明显的细胞丢失。H&E

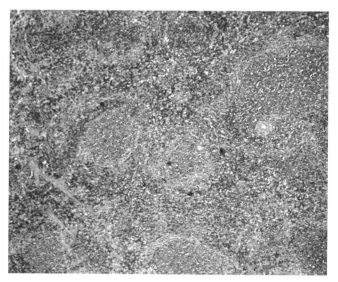

图9.31　小鼠脾脏生发中心明显，细胞增多。H&E

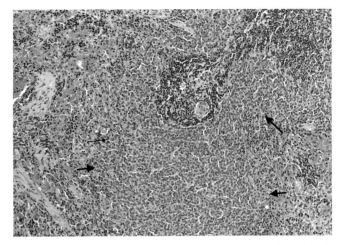

图9.32 大鼠用某种免疫刺激剂处理后，脾脏边缘区（箭头所示）扩张，细胞增多。H&E

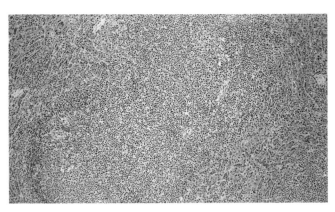

图9.33 猴用某种T细胞刺激剂处理后，脾脏PALS细胞增多。H&E

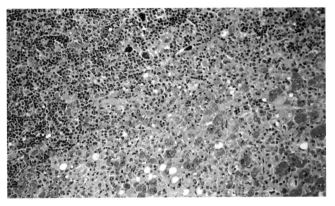

图9.34 大鼠用某种新型药物处理后，脾脏组织细胞增多。注意红髓增多的组织细胞。H&E

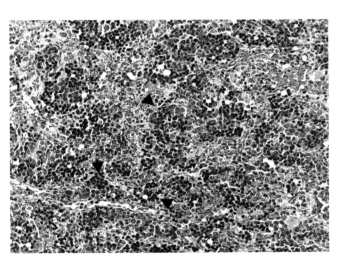

图9.35 大鼠脾脏红系髓外造血（成群的深染细胞）。注意红髓红细胞聚集（箭头所指）。H&E

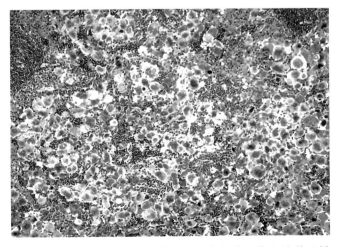

图9.36 大鼠脾脏巨核细胞增多。注意红髓巨核细胞数目增多。H&E

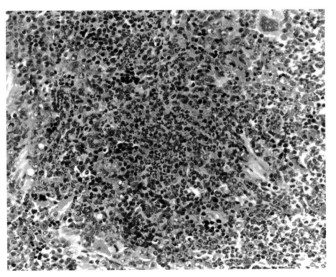

图9.37 大鼠用集落刺激因子处理后，脾脏红髓多形核细胞数目增多。H&E

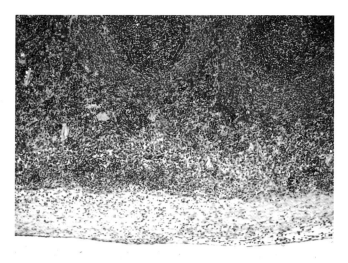

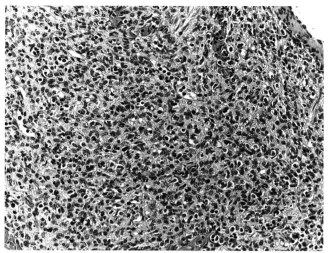

图9.38 大鼠用某种工业化学品处理后，脾脏被膜纤维化及炎症。注意由于炎症和成纤维细胞增生致被膜增厚。H&E

图9.39 大鼠脾脏间质细胞肉瘤。肿瘤细胞为未分化的间质细胞。H&E

## 9.5 骨髓

树脂切片比石蜡切片能提供更好的细胞学细节，在这方面，涂片也好于石蜡切片。估算红系/粒系比值对研究骨髓细胞相对比例的变化有用。骨髓可见如下多种类型的变化：

- 细胞减少/萎缩
- 坏死
- 骨髓纤维化
- 红系/粒系增生
- 巨核细胞增多
- 生发中心发育

较轻微的病例可见骨髓细胞减少，这是由于脂肪细胞增多所致，后者取代了骨髓细胞（图9.40）。这也可以是与年龄相关的变化。在细胞减少的病例中，巨核细胞通常不受影响（图9.41和9.42）。苯可引起小鼠骨髓萎缩。阿糖胞苷可导致大鼠红系细胞耗竭。多氯联苯可导致猴的骨髓细胞数减少。给予犬保泰松可引起骨髓衰竭与再生障碍性贫血[43]。色霉素可使犬除巨核细胞外所有骨髓细胞耗竭[44]。已知细胞毒性抗癌药物和某些抗生素可导致坏死和出血（图9.43）。犬应用雌激素、兔应用皂苷、啮齿类动物应用抗癌药之后，可见坏死后的骨髓纤维化（图9.44）[45]。

细胞增多是对造血性应激的常见反应，表现为红系或粒系增多（图9.45和9.46）。生发中心的诱导见于免疫刺激剂（图9.47）。

金类化合物使犬产生免疫介导的血小板减少和巨核细胞增多[46]。核过多分叶的巨核细胞可见于用噁唑烷酮处理的犬[47]。用β氨基丙腈和β巯基乙胺处理的大鼠可见肥大细胞数目增多[30, 48]。组织细胞增多可见于用外源性物质长期处理的大鼠，是全身性组织细胞增生症的一部分（图9.48和9.49）。同样，阳离子两亲性药物，如氯喹和氯苯丁胺（可引起全身性磷脂沉积症），也可影响骨髓淋巴细胞。纤维-骨性病变是一种自发的年龄相关的病变，见于小鼠长骨。小鼠长期接受性类固醇处理后，其发病率增加（图9.50）。

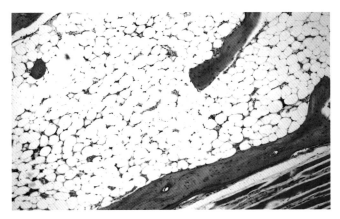

图9.40 犬用某种细胞毒药物处理后，骨髓细胞减少。用某种细胞毒性物质处理。注意减少的骨髓细胞和取代这些细胞的脂肪细胞。H&E（经Springer Science + Business Media B.V [30]许可）

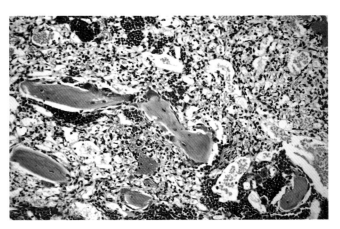

图9.41 犬用某种抗癌药物处理后，骨髓细胞减少（特别是粒系）。H&E（经Springer Science + Business Media B.V [30]许可）

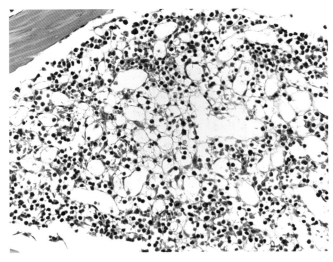

图9.42 猴用某种细胞毒药物处理后，骨髓细胞减少。H&E

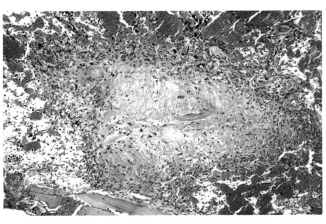

图9.43 犬用某种抗癌药物处理后，骨髓坏死、出血及细胞丢失。H&E（经Springer Science + Business Media B.V [30]许可）

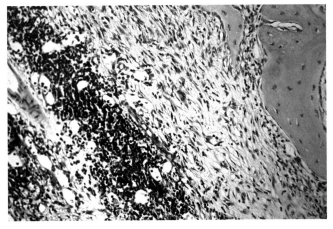

图9.44 犬用某种细胞毒药物处理后，骨髓纤维化及细胞丢失。注意骨髓内成纤维细胞增生。H&E

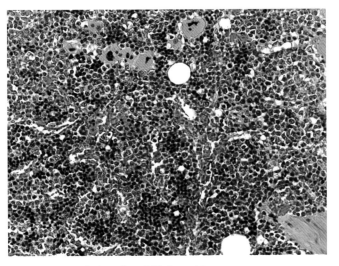

图9.45 大鼠骨髓红系细胞增多。H&E

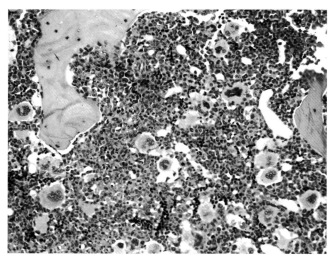

图9.46 大鼠骨髓粒系细胞增多。H&E

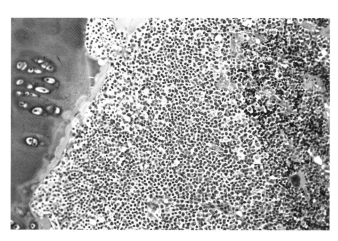

图9.47 猴用某种免疫调节剂处理后，骨髓出现淋巴滤泡。H&E

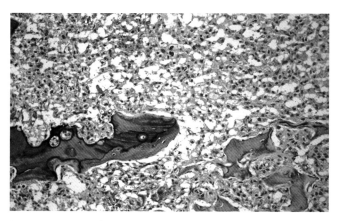

图9.48 大鼠用某种新型药品长期处理后，骨髓组织细胞增多。H&E

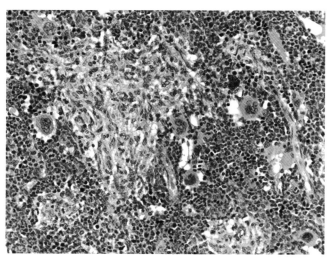

图9.49 小鼠皮下注射试验，骨髓多灶性组织细胞增多。H&E

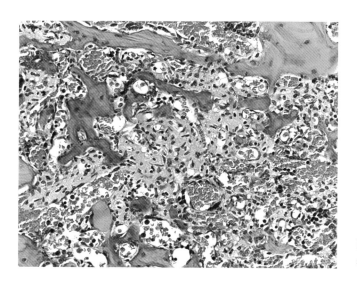

图9.50 70周龄小鼠，纤维-骨性病变。注意密质骨的骨髓腔扩张，含有增生的成纤维细胞，并出现骨小梁。H&E

## 9.6 肿瘤

常规啮齿类动物致癌性实验所遇到的淋巴样肿瘤大多是自发的。绝大多数情况下，肿瘤的发生率升高与处理因素之间的关系并不明确。淋巴瘤是小鼠中常见的肿瘤，雌性比雄性发病率高。其发病率在大鼠中要低得多。在常规致癌性实验中，把淋巴瘤的不同亚型放在一起进行评价。然而，由于新型免疫调节剂的出现，与处理因素相关的淋巴瘤越来越频繁的见于人类和实验动物，提示有必要评价这些药物的致癌风险[49]。在安全性研究中，人们发现免疫分型有助于解释淋巴网状组织肿瘤[50~52]。毒理病理学家发现，因为淋巴肿瘤形态的多样性，诊断有时候是比较困难的。

啮齿类动物的淋巴样肿瘤一般基于形态学进行分类。STP和国际癌症研究机构（IARC）已经公布了很好的指导原则[24、26]。出于实用的目的，下面的考量可能是有帮助的。

主要由均一的淋巴母细胞构成的肿瘤被称为淋巴母细胞性淋巴瘤（图9.51）。这些细胞嗜碱性，胞浆少，大开核，染色质细腻分散。它们经常表现出较高的有丝分裂指数并可见凋亡细胞（易染体）。常见白细胞数过多。这些细胞可以是T细胞或B细胞起源的（图9.52）。

淋巴细胞性淋巴瘤罕见，由成片的具有致密的细胞核和相对低的有丝分裂指数的小淋巴细胞组成，但成片的嗜碱性细胞破坏了受累器官或组织的结构。

小鼠最常见的淋巴样肿瘤是多形性淋巴瘤（大鼠不如小鼠常见），具有不同形态特征的肿瘤性淋巴细胞一起出现（图9.53）。在小鼠中，这些肿瘤通常是由大小不等的滤泡中心的细胞构成，为B细胞源性。其细胞核为开口状（裂开或不裂开），核仁位于一极。胞浆弱嗜酸性。可混合其他淋巴系细胞。

免疫母细胞性淋巴瘤是一种罕见的淋巴瘤，完全由免疫母细胞组成。这些细胞有很大的泡状核，染色质明显，位于核的周边，有一个位于中央的大核仁。这些细胞有丰富的两亲性胞浆。也可出现一些浆细胞样的细胞。胞浆呈强嗜派若宁染色（图9.54）。

浆细胞性淋巴瘤的诊断，在肿瘤细胞绝大多数为浆细胞类型时做出。细胞核偏位，染色质排列成钟表样。这种情况下，受累淋巴结的结构被肿瘤性浆细胞所取代。

非淋巴性肿瘤包括肥大细胞瘤、髓细胞性白血病和组织细胞肉瘤（图9.55）。

Fischer大鼠白血病，有时也称为单核细胞白血病或大颗粒淋巴细胞（LGL）白血病，可自发于Fischer系鼠中，该品系有特异性的高发病率。脾脏和肝脏增大，常显示血窦充血。其他大鼠品系也可偶发。

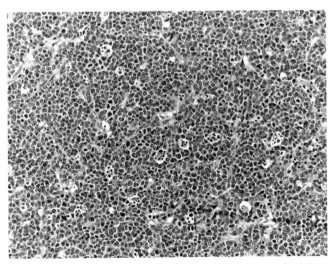

**图9.51** 小鼠肠系膜淋巴结淋巴母细胞性淋巴瘤。注意成片的形态一致的淋巴母细胞，并见一些巨噬细胞，有的已凋亡。肿瘤细胞核大，开放状，染色质细腻，胞浆少、嗜碱性。H&E

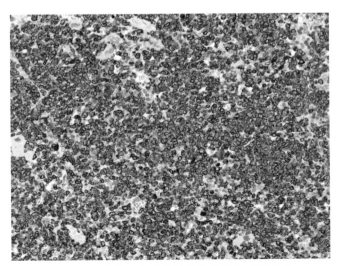

**图9.52** 大鼠T细胞淋巴瘤（淋巴母细胞性）。CD3染色

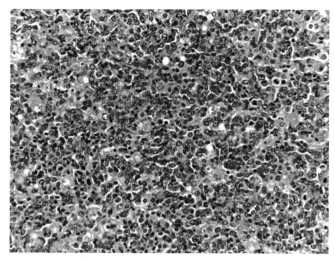

图9.53 小鼠多形性淋巴瘤（混合性滤泡中心细胞）。注意混合性淋巴样细胞，主要是滤泡中心细胞，核开放状，胞浆弱嗜酸性。H&E

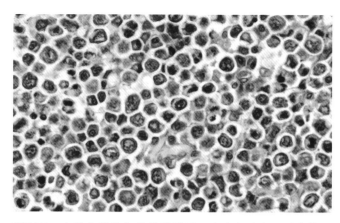

图9.54 小鼠免疫母细胞性淋巴瘤。注意细胞大，开放核，明显的中心性核仁，染色质位于周边，胞浆嗜派若宁。也可见一些类浆细胞。甲基绿-派若宁染色（Methyl green-pyronin, MGP）

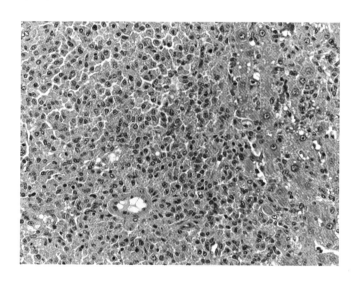

图9.55 大鼠肝脏组织细胞肉瘤。注意细胞形态一致，胞浆嗜酸性，细胞境界不清，核致密。H&E

（刘克剑 译，王和枚 校）

# 参考文献

1. Ward JM, Erexson CR, Faucette LJ, Foley JF, Dijkstra C, Cattoretti G. Immunohistochemical markers for the rodent immune system. Toxicol Pathol. 2006;34:616–30.

2. Danilenko DM, Wang H. The yin and yang of immunomodulatory biologics: assessing the delicate balance between benefit and risk. Toxicol Pathol. 2012;40:272–87.

3. Cesta MF. Normal structure, function, and histology of the spleen. Toxicol Pathol. 2006;34:455–65.

4. Cesta MF. Normal structure, function, and histology of mucosaassociated lymphoid tissue. Toxicol Pathol. 2006;34:599–608.

5. Pearse G. Normal structure, function and histology of the thymus. Toxicol Pathol. 2006;34:504–14.

6. Travlos GS. Normal structure, function, and histology of the bone marrow. Toxicol Pathol. 2006;34:548–65.

7. Willard-Mack CL. Normal structure, function, and histology of lymph nodes. Toxicol Pathol. 2006;34:409–24.

8. Snyder PW. Immunology for the toxicologic pathologist. Toxicol Pathol. 2012;40:143–7.

9. Holsapple MP, O'Lone R. Juvenile immunotoxicology. Toxicol Pathol. 2012;40:248–54.

10. Elmore SA. Histopathology of the lymph nodes. Toxicol Pathol. 2006;34:425–54.

11. Elmore SA. Enhanced histopathology of the lymph nodes. Toxicol Pathol. 2006;34:634–47.

12. Elmore SA. Enhanced histopathology of the spleen. Toxicol Pathol. 2006;34:648–55.

13. Elmore SA. Enhanced histopathology of the thymus. Toxicol Pathol. 2006;34:656–65.

14. Elmore SA. Enhanced histopathology of the bone marrow. Toxicol Pathol. 2006;34:666–86.

15. Elmore SA. Enhanced histopathology of mucosa-associated lymphoid tissue. Toxicol Pathol. 2006;34:687–96.
16. Kuper CF. Histopathology of mucosa-associated lymphoid tissue. Toxicol Pathol. 2006;34:609–15.
17. Maronpot RR. Enhanced histopathology of lymphoid tissues. Toxicol Pathol. 2006;34:631–3.
18. Pearse G. Histopathology of the thymus. Toxicol Pathol. 2006;34:515–47.
19. Suttie AW. Histopathology of the spleen. Toxicol Pathol. 2006;34:466–503.
20. Travlos GS. Histopathology of bone marrow. Toxicol Pathol. 2006;34:566–98.
21. Elmore SA. Enhanced histopathology of the immune system: a review and update. Toxicol Pathol. 2012;40:148–56.
22. Elmore SA. Enhanced histopathology evaluation of lymphoid organs. Methods Mol Biol. 2010;598:323–39.
23. Kuper CF, Harleman JH, Richter-Reichelm HB, Vos JG. Histopathologic approaches to detect changes indicative of immunotoxicity. Toxicol Pathol. 2000;28:454–66.
24. Haley P, Perry R, Ennulat D, Frame S, Johnson C, Lapointe JM, et al. STP position paper: best practice guideline for the routine pathology evaluation of the immune system. Toxicol Pathol. 2005;33:404–7.
25. Maronpot RR. A monograph on histomorphologic evaluation of lymphoid organs. Toxicol Pathol. 2006;34:407–8.
26. Frith CH, Ward JM, Brown RH, Tyler RD, Chandra M, Stromberg PC. Proliferative lesions of the hematopoietic and lymphatic systems in rats. In: Guides for toxicologic pathology. Washington, DC: STP/ARP/AFIP; 1996.
27. Frith CH, Ward JM, Chandra M, Losco PE. Non-proliferative lesions of the hematopoietic system in rats. HL-1. In: Guides for toxicologic pathology. Washington, DC: STP/ARP/AFIP; 2000.
28. Trainin N. Thymic hormones and the immune response. Physiol Rev. 1974;4:272–315.
29. Lebish IJ, Hurvitz A, Lewis RM, Cramer DV, Krakowka S. Immunopathology of laboratory animals. Toxicol Pathol. 1986; 14:129–34.
30. Gopinath C, Prentice DE, Lewis DJ. The lymphoid system. In: Gopinath C, Prentice DE, Lewis DJ, editors. Atlas of experimental toxicological pathology. Lancaster: MTP Press; 1987. p. 122–36.
31. Gopinath C. Pathology of toxic effects on the immune system. Infl amm Res. 1996;45 Suppl 2:S74–8.
32. Herzyk DJ, Bugelski PJ, Hart TK, Wier PJ. Preclinical safety of recombinant human interleukin-18. Toxicol Pathol. 2003;31:554–61.
33. Car BD, Eng VM, Lipman JM, Anderson TD. The toxicology of interleukin-12: a review. Toxicol Pathol. 1999;27:58–63.
34. Henry SP, Templin MV, Gillett N, Rojko J, Levin AA. Correlation of toxicity and pharmacokinetic properties of a phosphorothioate oligonucleotide designed to inhibit ICAM-1. Toxicol Pathol. 1999;27:95–100.
35. Pattengale PK, Taylor CR. Experimental models of lymphoproliferative disease. The mouse as a model for human non-Hodgkin's lymphomas and related leukemias. Am J Pathol. 1983;113:237–65.
36. Abdo KM, Johnson JD, Nyska A. Toxicity and carcinogenicity of Elmiron in F344/N rats and B6C3F1 mice following 2 years of gavage administration. Arch Toxicol. 2003;77:702–11.
37. Takeoka O, Angevine DM, Lalich JJ. Stimulation of mast cells in rats fed various chemicals. Am J Pathol. 1962;40:545–54.
38. Kittas C, Henry L. An electron microscopic study of the changes induced by oestrogens on the lymph-node post-capillary venules. J Pathol. 1979;129:21–9.
39. Koga Y, Taniguchi K, Kuba C, Nomoto K. Thymus-dependent increases in splenic T-cell population by indomethacin. Cell Immunol. 1983;75:43–51.
40. Levine S, Sowinski R, Albrecht WL. T-lymphocyte depletion induced in rats by analogs of tilorone hydrochloride. Toxicol Appl Pharmacol. 1977;40:137–45.
41. Goodman DG, Ward JM, Reichardt WD. Splenic fi brosis and sarcomas in F344 rats fed diets containing aniline hydrochloride, p-chloroaniline, azobenzene, o-toluidine hydrochloride, 4,4′-sulfonyldianiline, or D & C red No. 9. J Natl Cancer Inst. 1984;73:265–73.
42. Ward JM, Reznik G, Garner FM. Proliferative lesions of the spleen in male F344 rats fed diets containing P-chloroaniline. Vet Pathol. 1980;17:200–5.
43. Watson AD, Wilson JT, Turner DM, Culvenor JA. Phenylbutazoneinduced blood dyscrasias suspected in three dogs. Vet Rec. 1980;107:239–41.
44. Fleischman RW, Schaeppi U, Heyman IA, Phelan RS, Rosenkrantz H, Ilievski V. Preclinical toxicologic evaluation of chromomycin A3 (NSC-58 514) in mice, dogs and monkeys. Toxicol Appl Pharmacol. 1974;27:259–70.
45. Hoshi H, Weiss L. Rabbit bone marrow after administration of saponin. An electron microscopic study. Lab Invest. 1978; 38:67–80.
46. Bloom JC, Blackmer SA, Bugelski PJ, Sowinski JM, Saunders LZ. Gold-induced immune thrombocytopenia in the dog. Vet Pathol. 1985;22:492–9.
47. Lund JE, Brown PK. Hypersegmented megakaryocytes and megakaryocytes with multiple separate nuclei in dogs treated with PNU-100592, an oxazolidinone antibiotic. Toxicol Pathol. 1997;25:339–43.
48. Takeoka O, Angevine DM, Lalich JJ. Proliferation of mast cells in the bone marrow of rats after feeding Beta-aminoproprionitrile and Beta-mercaptoethylamine. Am J Pathol. 1963;43:639–50.
49. Weaver JL. Establishing the carcinogenic risk of immunomodulatory drugs. Toxicol Pathol. 2012;40:267–71.
50. Frith CH, Ward JM, Chandra M. The morphology, immuno histochemistry, and incidence of hematopoietic neoplasms in mice and rats. Toxicol Pathol. 1993;21:206–18.
51. Ward JM, Uno H, Frith CH. Immunohistochemistry and morphology of reactive lesions in lymph nodes and spleen from rats and mice. Toxicol Pathol. 1993;21:199–205.
52. Rehg JE, Bush D, Ward JM. The utility of immunohistochemistry for the identifi cation of hematopoietic and lymphoid cells in normal tissues and interpretation of proliferative and infl ammatory lesions of mice and rats. Toxicol Pathol. 2012;40: 345–74.

# 10 神经系统

本章强调了实验动物中枢神经系统正确且充分取材的重要性。对神经元的相关病变（如坏死、丢失以及空泡化）进行了图解说明，包含累及大脑与小脑神经元的病变。对远端和近端轴突病变举例进行了描述并附有代表性图片。其他讨论的病变包括不同实验动物的脱髓鞘、髓鞘水肿和炎性病变。对发生于神经胶质细胞和脉络丛的病变也进行了讨论。还包含了有关大鼠诱发性神经胶质瘤的简短章节。

## 10.1 引言

在常规毒性试验中，神经系统的组织取样是非常有限的，这是专家们表示担心的原因之一，因为取样中仅包含脑（3~5个切面）、脊髓（1~3个切面）和一根外周神经的少数切面。神经毒性的判断主要倚重于临床体征。然而，如果有任何涉及神经系统的体征，则必须增加对神经系统的组织病理学监测。有许多很好的出版物就神经毒性试验的常规或扩大取样方案提出了建议[1-5]。绝大多数情况下，存活期数据为提示中枢神经系统（CNS）或外周神经系统（PNS）中可能的靶点提供了足够的信息。

选择适当的固定和样本制备技术对神经系统组织是非常重要的，因为它们特别容易受损并产生人工假象。至少，对部分动物进行血管灌注固定能够提供比常规浸泡固定更好的样品。常规的H&E染色可提供令人称奇的有价值的资料，尽管为获取病变性质的其他信息还需要多种特殊染色技术。这些特染技术包括银浸染色法、髓鞘染色、区分活神经元和死亡神经元的染色法以及许多其他的方法[6-8]。许多神经病理学家偏爱树脂切片，是因为它们可以提高分辨率。电子显微镜对观察亚细胞细节有用。形态测量法用于某些类型损伤的定量。免疫组化染色，如胶质纤维酸性蛋白（GFAP）、神经特异性烯醇化酶和S-100也经常使用。大鼠和小鼠中枢及外周神经病变有详细描述[9]。

常见的神经毒性病变总结如下：

- 神经元病变
- 轴突病变
- 髓鞘病变

- 胶质细胞病变
- 血管病变
- 其他

研究中需牢记血-脑屏障的作用以了解某些病变意义。这也解释了相对于受保护的中枢部位的神经元，外周神经元更易受到伤害。化学品对特定受体结合位点的亲和力在神经毒性中起着至关重要的作用。

## 10.2　神经元病变

神经元病变描述的是与神经元胞体相关的变化，是毒性药物的主要靶点。然而，神经元病变可导致继发性改变，包括树突和轴突损伤甚至脱髓鞘。中枢神经系统中神经元和神经纤维的丢失引起局部神经胶质细胞的反应。受损的神经元嗜酸性增强、尼氏颗粒减少、胞体缩小，当神经元丢失时常留下空隙（图10.1）。一定不要将这些病变与人工假象所致的暗神经元（dark neurons）相混淆（图10.2）[10]。神经元坏死通常发生细胞核的变化和消失，并常引起局部神经胶质细胞反应。神经元缺失、卫星现象以及神经胶质细胞增生可确认神经元损伤（图10.3和10.4）。胞浆空泡化也是可见于神经元的一种变性

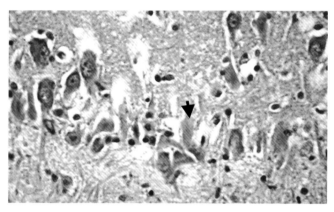

图10.1　某种新药处理的犬，海马神经元坏死与丢失。注意尼氏颗粒明显减少，胞浆嗜酸性增强，核固缩（箭头所示）。H&E

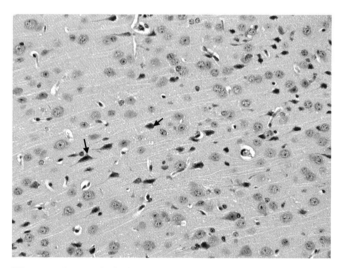

图10.2　小鼠大脑暗神经元。这是一种标本制备过程产生的人工假象，神经元出现皱缩，细胞细微结构消失，暗色（箭头所示）。H&E

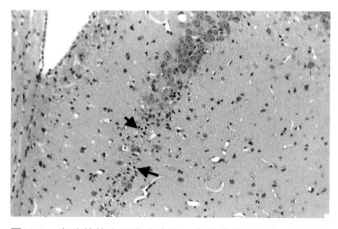

图10.3　实验性缺血研究的仓鼠，海马神经元丢失，胶质细胞增生（箭头所示）。H&E

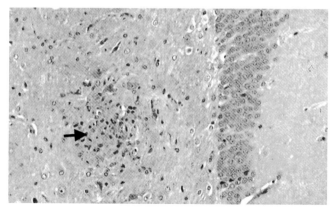

图10.4　三甲基锡处理的大鼠，海马神经元丢失，胶质细胞增生（箭头所示）。H&E

改变（图10.5）。突触后变化在神经元病变中也很常见。有机汞和无机汞对人类和实验动物的神经元都有毒性[11, 12]。它们可以引起小脑颗粒层细胞的萎缩和缺失（图10.6）[13, 14]。背根神经节的外周神经元在汞中毒时会受到累及。三甲基锡和四甲基锡均可引起实验动物选择性神经元损伤[13, 15, 16]。无机铅可引起神经元坏死和外周神经纤维变性。给予犬高剂量的维生素B$_6$（吡哆醇）可导致背根和半月神经节（加赛神经节）神经元变性。开始时出现空泡变性，继之神经纤维变性及脱髓鞘。维生素B$_6$中毒也发生神经末梢损伤[17, 18]。

神经元对直接或间接的缺氧和低血糖均十分敏感。兴奋性神经毒素引起神经元损伤和坏死。局部释放神经递质，成为兴奋性毒性，从而对树突-胞体（dendrosomal）表面的受体产生过度刺激。谷氨酸和红藻氨酸可引起实验动物的急性神经元损伤[19]。β-N-乙二酰氨基-L-丙氨酸（β-N-oxalylamino-L-alanine, BOAA）是在山黧豆（一种有毒的豆科植物）中发现的另一种兴奋性毒物。它引起猴神经元损伤，症状与人类山黧豆中毒类似。1-甲基-4-苯基-1，2，3，6-四氢吡啶（1-Methyl-4-phenyl-1，2，3，6-tetrahydropyridine, MPTP）引起猴及人类脑黑质致密带神经元损害[20]。这会导致大脑皮层、黑质和纹状体的神经元损害。MPTP被用于复制猴帕金森样综合征模型，以研究抗帕金森药物的疗效。

蒽环类抗生素（如阿霉素）可引起大鼠背根神经节的神经元损伤，随后出现感觉神经纤维沃勒变性（Wallerian degeneration）。由于存在血-脑屏障，中枢神经系统可免受这类损伤。苏拉明（一种抗锥虫药物）和顺铂可引起背根神经节损伤[21]。有文献表明多种神经毒素，包括某些药物如羟基喹啉衍生物，可引起实验动物海马神经元损伤和空泡化。抗癌药和某些抗疟药（如青蒿素）可引起实验动物的脑干损伤[22]。苯妥英可导致实验动物浦肯野细胞缺失[23]。紫杉醇，一种紫杉树的衍生物，能引起小鼠小脑颗粒层细胞坏死（图10.7）。

氯喹和他莫昔芬等药物可诱导实验动物大脑、小脑、脊髓和外周神经节的神经元磷脂质沉积[24]。电镜下神经细胞胞体可观察到晶体和板层小体。

使用某些精神安定剂[25]和彩色染发剂（图10.8）后，偶尔可观察到没有任何损伤迹象的神经元色素沉着。一种香料，乙酰-乙基-四甲萘（acetyl-ethyl-tetramethyltetralin, AETT），可导致大鼠神经脂褐素沉着、神经元变性和脱髓鞘[26, 27]。

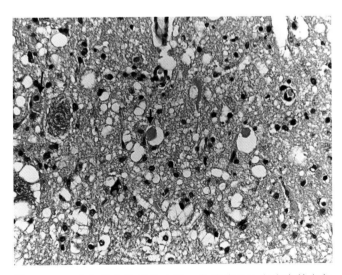

图10.5 工业化学品处理的大鼠，脊髓神经元空泡变性与坏死。注意胞浆空泡化。还可见到皱缩的嗜酸性神经元，核消失（箭头所示）。H&E

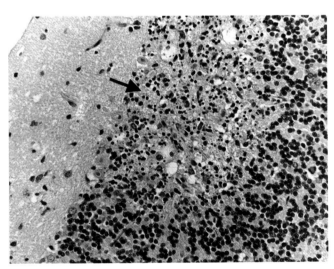

图10.6 工业化学品处理的大鼠，小脑颗粒层局灶性坏死。小脑颗粒层可见明显的细胞凋亡/坏死区（箭头所示），相邻的浦肯野细胞可见变性/坏死。H&E

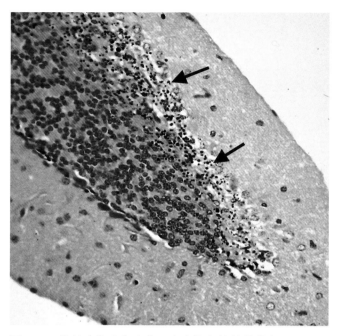

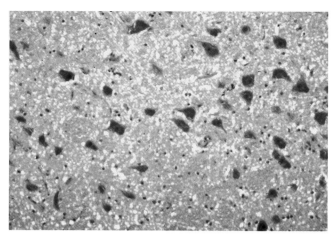

图10.8　染发剂处理的猴，小脑神经元色素沉着。H&E

图10.7　紫杉醇处理的小鼠，小脑颗粒层局灶性坏死。颗粒层出现细胞缺失与坏死区（箭头所示）。H&E

## 10.3　轴突病变

轴突的长度及其远离胞体的情况使它们非常容易受到损伤。轴突损伤可导致继发性脱髓鞘。在轴突变性中可以看到髓鞘球样结构和髓鞘吞噬细胞（图10.9）。远端和近端均可出现轴突病变，但以远端轴突病变更为常见。很多药物（氯霉素、苯妥英、双硫醒、异烟肼、呋喃妥因和长春新碱）和化学品［丙烯酰胺单体、二硫化碳、N–甲基己烷–N–丁基酮（N–hexane methyl–N–butyl ketone）、有机磷、砷、氯代苯和铊盐］可引起实验动物的轴突变性[28]。远端轴突病变多灶性地起始于周围神经系统和中枢神经系统粗长轴突的远端部分。先出现变性，临床体征滞后。停止暴露可使变性有所恢复。损伤表现为轴突破坏、断裂和变形（银染和其他特殊染色看得更清楚）（图10.10和10.11）。厚度的变异和轴突球常见。1μm树脂切片可使分辨率更高、结果更佳（图10.12）。

有机磷酸酯类在母鸡迟发性神经毒性试验中被用作阳性对照。针对神经纤维分析而用针挑开外周神经是显示轴突变性有用的技术，但比较费事（图10.13）。在神经毒性研究中，大脑和脊髓的神经毒性酯酶评价是一种有效的辅助手段。诸如颈髓和视束的特殊部位可能是敏感部位（图10.14~10.16）。远端轴突病变经过一段时间可以向近端延伸，从而累及近端轴突。远端轴突病变主要发生在中枢神经系统中，在经氯碘羟喹处理的比格犬上可以看到。在这种情况下，颈髓背侧、腹侧正中和侧柱连同视束一起受到累及，产生变性和继发性脱髓鞘[29，30]。

近端轴突病变罕见，在啮齿类动物中可由β–亚氨基二丙腈（β–iminodiproprionitrile，IDPN）诱导发生。该化合物损害轴突运输功能并导致前角和脑干的近端轴突肿胀[31，32]。肿胀表现为嗜酸性球状体，由神经丝积聚而成（图10.17）。以上可引起远端轴突萎缩并继发脱髓鞘和胶质细胞增生。近端轴突病变可见于过敏性神经炎和实验性过敏性脑脊髓炎。

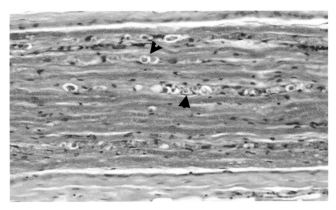

图10.9 丙烯酰胺处理的大鼠，坐骨神经轴突变性。受累的神经纤维局灶性肿胀、髓鞘崩解、消化室中可见髓鞘球样体（箭头所示）。H&E

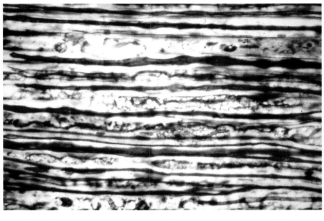

图10.10 大鼠胫神经轴突变性。银染显示轴突断裂、肿胀与变形。Bodian&Luxol 亮蓝染色（LFB）（经Springer Science+Business Media B.V许可[34]）

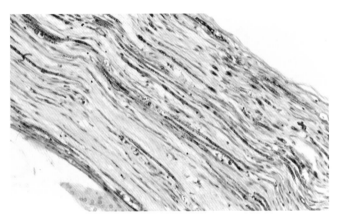

图10.11 大鼠胫神经轴突变性。可见局部髓鞘染色缺失和轴突变性。LFB

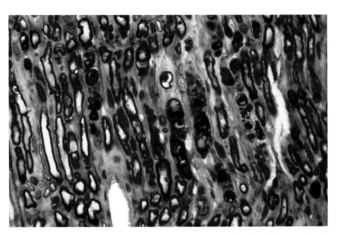

图10.12 用丙烯酰胺处理的大鼠，胫神经轴突变性。可见受累的神经纤维肿胀，髓鞘缺失，髓鞘球样体形成。树脂包埋切片，甲苯胺蓝染色

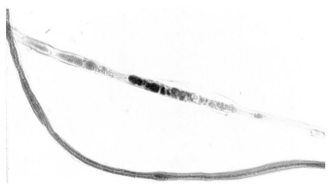

图10.13 用磷酸邻三甲苯酯处理的鸡，胫神经轴突变性，图中可见髓鞘碎片化。神经纤维挑开制备法

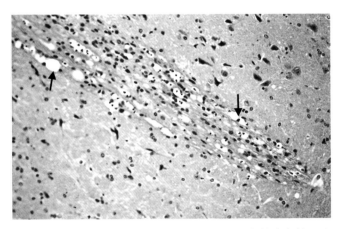

图10.14 用工业化学品处理的大鼠，大脑视束轴突变性。注意大量肿胀的神经纤维（箭头所示）。H&E

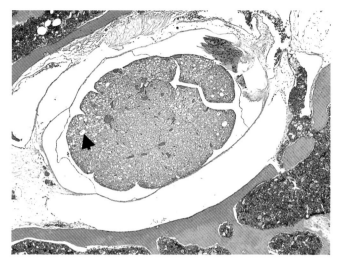

图10.15　小鼠脊髓背侧柱，轴突变性。神经纤维肿胀、直径变粗（箭头所示），表明变性。H&E

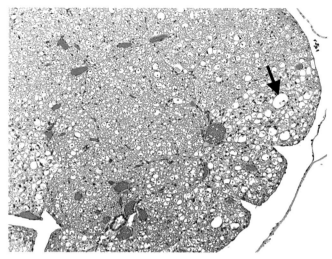

图10.16　用工业化学品处理的大鼠，脊髓多灶性轴突变性。神经纤维肿胀、直径变粗（箭头所示），表明变性。H&E

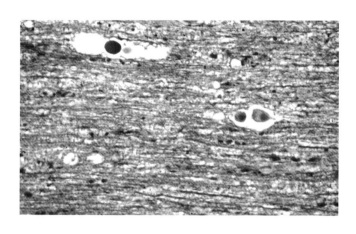

图10.17　大鼠脊髓纵断面，嗜酸性小体/轴突肿胀，表明神经丝聚积。H&E（经Springer Science + Business Media B.V [34] 许可）

## 10.4　髓鞘质病

对髓鞘或产生髓磷脂细胞的直接作用均可导致髓鞘损伤。六氯酚和三乙基锡对髓鞘有直接作用。髓鞘损伤表现为板层分裂、空泡形成和髓鞘水肿（图10.18和10.19）。在作者的经验中，某些农药高剂量处理犬和啮齿类动物后可观察到类似的中枢神经系统髓鞘水肿（图10.20）。氨己烯酸可导致小脑、脑桥的白质和视束空泡化[33]。

髓鞘损伤可由影响雪旺细胞或少突胶质细胞的药物如鼠李毒素（buckthorn toxin）和碲而产生。铜腙（也称双环己酮草酰二腙，cuprizone）可引起少突胶质细胞损伤，导致中枢神经系统海绵状髓鞘质病。放线菌素D、溴化乙锭、白喉毒素和铅也可引起实验动物类似的脱髓鞘病变[34]。抗真菌药物两性霉素可引起犬脱髓鞘及少突胶质细胞丢失[35]。异烟肼可使犬和啮齿类动物发生与少突胶质细胞损伤相关的白质空泡化。虽然髓鞘的变化在H&E制片上可以看到，但髓鞘染色被用来确认其病变。中枢神经系统中的空泡化必须仔细与人工假象区分开来（图10.21和10.22）[10]。

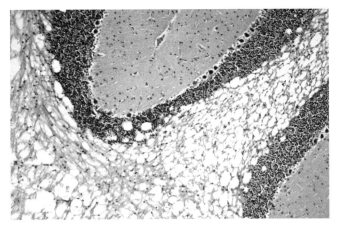

图10.18 用三乙基锡处理的大鼠，小脑白质髓鞘水肿。白质中可见明显的空泡化区（椭圆形）。H&E

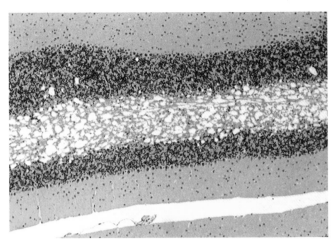

图10.19 用三乙基锡处理的大鼠，小脑髓鞘水肿。H&E

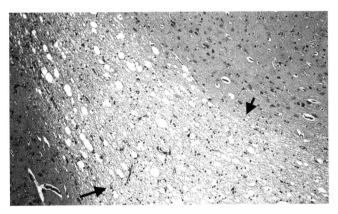

图10.20 犬经某农药处理后，大脑多灶性髓鞘水肿。注意白质明显空泡化（箭头所示）。H&E

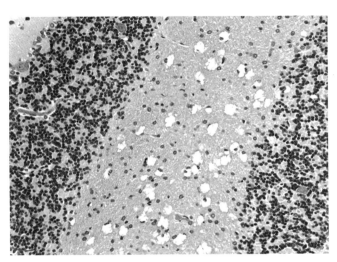

图10.21 大鼠小脑白质，人工假象所致的空泡化。注意白质中广泛分布的透亮空泡。H&E

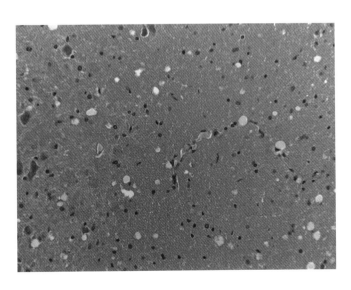

图10.22 大鼠脊髓黏液囊肿。制片过程中出现的人工假象，表现为广泛分布的嗜碱性空泡。H&E

## 10.5 胶质细胞病变

碲和铜腙等化合物可诱发少突胶质细胞损伤并产生脱髓鞘和继发性轴突病变。甲硫氨酸砜亚胺（methioninesulphoximine, MSO）可导致星形胶质细胞中糖原蓄积。星形胶质细胞病变表现为多灶性空泡化[36]。引起星形胶质细胞病变的药物包括6-氯-6-脱氧葡萄糖（6-chloro-6-deoxyglucose）、1-氨基-3-氯-2-丙醇盐酸盐（1-amino-3-chloro-2-propanol

hydrochloride）、某些男性避孕药和单胺氧化酶抑制剂，硫胺素缺乏也可引起[37, 38]。病变为脑干和脊髓的特定区域或核团中出现局限性的空泡化病灶（图10.23～10.25）。星形胶质细胞的改变可伴随神经元变性。胶质纤维酸性蛋白（GFAP）是研究星形胶质细胞有用的标志物（图10.26）。用治疗男性不育的药物处理恒河猴可引起脑干局灶性空泡化和脑软化（图10.27）[34]。

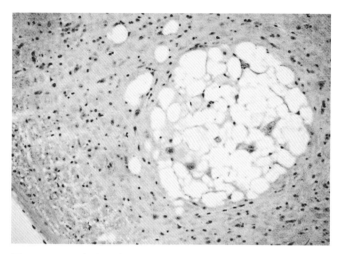

图10.23 用某种新药处理的小鼠，大脑白质空泡化。注意清晰的空泡化灶。H&E

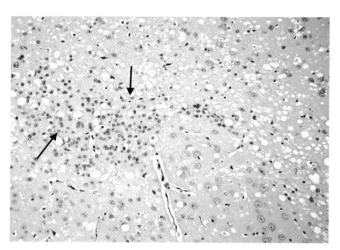

图10.24 用某抗病毒药物处理的小鼠，大脑皮质空泡化，胶质细胞增生（箭头所示）。H&E

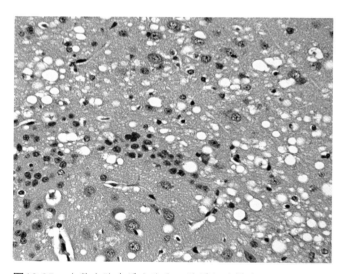

图10.25 小鼠大脑皮质空泡化，胶质细胞增生。H&E

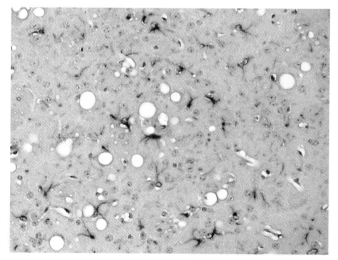

图10.26 小鼠大脑皮质空泡化，反应性星形胶质细胞。胶质纤维酸性蛋白（GFAP）免疫组化染色阳性

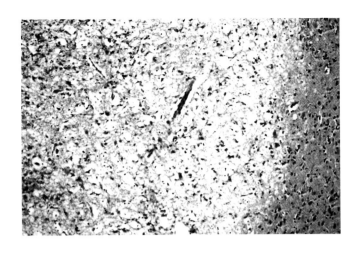

**图10.27** 用男用避孕药处理的猴，脑干区域空泡化和组织缺损。白质空泡化、水肿和组织缺损，可能累及星形胶质细胞。H&E（经Springer Science + Business Media B.V[34]许可）

## 10.6 其他病变

实验性过敏性脑脊髓炎（EAE）是一种自身免疫性炎症疾病模型，可在豚鼠或大鼠身上通过注射全脑组织（或髓鞘碱性蛋白）及弗氏完全佐剂诱导产生。该方法在脑干和脊髓产生多灶性血管周围炎症。慢性或复发型EAE可发生明显的脱髓鞘。

用免疫调节剂处理啮齿类动物可以导致外周神经炎（图10.28）[34]。非特异性空泡样脑病偶见于老年啮齿类动物，外源性化合物处理可以加重该病（图10.29和10.30）。

镉盐和铅盐可引起内皮损伤，新生动物对此更敏感。铟、铽、铊、汞和三乙基锡可引起溶血性脑病。高剂量洛伐他汀可引起犬大脑发生多灶性血管周围水肿并伴随小血管损伤和出血[39]。啮齿类动物眼眶后取血操作往往会使视神经遭受外伤（图10.31）。工业化学品处理的大鼠脑中可见多灶性异物肉芽肿（图10.32），这可能是由于化学品的过度浓缩和沉淀所致。

### 10.6.1 脉络丛细胞空泡变性

给予猴地索布胺可导致其脉络丛细胞明显空泡化，并且与药物浓度升高相关联。氯碘羟喹、三苯乙醇和氯环也可引起脉络丛细胞空泡化[40]。在这些病例可见磷脂沉积的证据。抗锥虫药物苏拉明和免疫调节剂可导致脉络丛细胞空泡变性。最近研究表明，许多

以聚乙二醇（PEG）偶联的分子，静脉注射到猴体内后造成了不同程度的脉络丛细胞空泡化（图10.33）。在严重的病例中，固有层中空泡化巨噬细胞与这些脉络丛的空泡性改变相关联出现（图10.34）。所有病例中上述改变均由聚乙二醇而非活性分子所引起。

### 10.6.2 中枢神经系统肿瘤

大鼠星形细胞瘤是管理毒理学试验中唯一报道的与处理因素相关的脑肿瘤。只有极少数的药物能产生这类肿瘤，包括丙烯腈、环氧乙烷以及其他一些药物。大多数情况下，发病率很少升高。星形细胞瘤是大鼠最常见的自发性脑肿瘤（图10.35和10.36）[41]。显微镜下，肿瘤边界不清，由形态单一的细胞组成，细胞边界不清，胞浆嗜酸性，胞核卵圆形。这些啮齿类动物肿瘤行为上与人类或其他大型动物的星形细胞瘤有些不同，因为它们很少表现出真正星形细胞瘤的任何明显特征，比如GFAP阳性或星形细胞瘤的其他神经胶质原纤维属性。最近的报道表明，大鼠星形细胞瘤GFAP染色阴性，并表现出一些小胶质细胞的特点，有些还表现出组织细胞和淋巴样细胞的染色特征。因此从这个角度看，啮齿类动物的这类肿瘤缺乏真正星形胶质细胞的特异性，提示它们可能起源于小胶质细胞或组织细胞[42]。

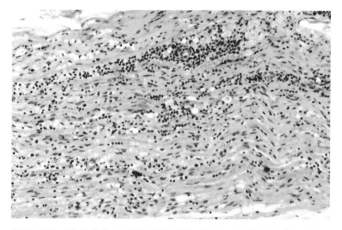

图10.28 用某种免疫调节剂处理的大鼠，坐骨神经炎。出现轴突变性和炎细胞（主要是淋巴细胞）浸润。H&E

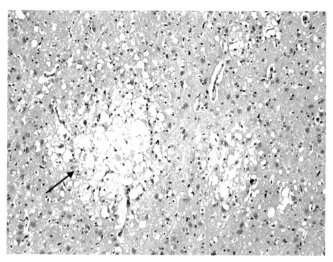

图10.29 慢性试验的大鼠，大脑空泡性脑病。大脑白质中呈现多灶性空泡化（箭头），有时位于血管周围。H&E

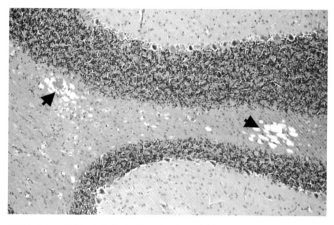

图10.30 慢性试验的大鼠，小脑空泡性脑病。小脑白质出现多灶性空泡化（箭头所示）。H&E

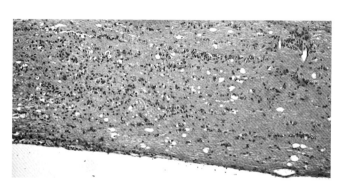

图10.31 眶后取血的大鼠，视神经外伤。出现胶质细胞增生、变性与坏死。H&E

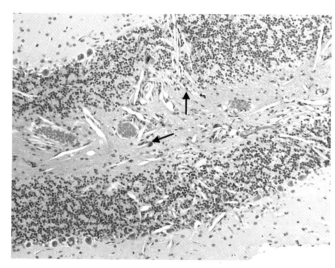

图10.32 用工业化学品处理的大鼠，小脑多灶性异物肉芽肿。注意白质中裂隙状沉积和肉芽肿（箭头所示）。H&E

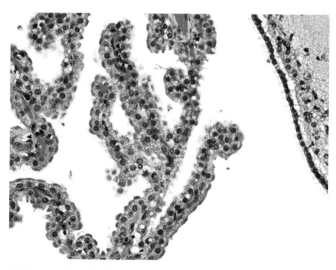

图10.33 给予猴聚乙烯交联蛋白，脉络丛上皮细胞空泡化。注意脉络丛被覆上皮细胞胞浆内空泡形成。H&E

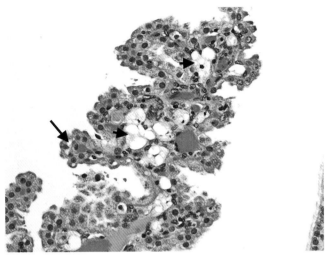

**图10.34** 用聚乙二醇（PEG）交联物处理的猴，脉络丛上皮细胞空泡化。注意上皮胞浆内空泡形成，固有层出现空泡化的巨噬细胞（箭头所示）。H&E

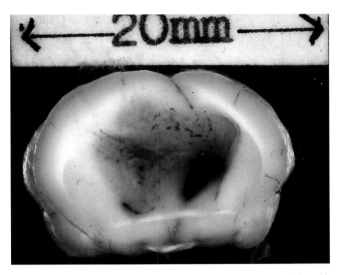

**图10.35** 大鼠大脑神经胶质瘤。由于坏死和出血，形成深棕色变的胶冻样包块

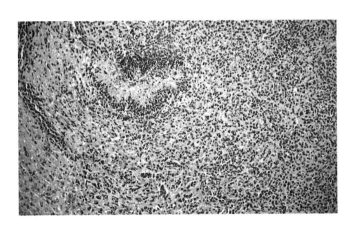

**图10.36** 大鼠大脑神经胶质瘤（星形细胞瘤）。细胞形态单一，胞浆弱嗜酸性，细胞境界不清，胞核致密深染。病变边界模糊，可见栅栏样坏死区。H&E

（崔庆飞　译，刘克剑　王和枚　校）

# 参考文献

1. Garman RH. Evaluation of large-sized brains for neurotoxic endpoints. Toxicol Pathol. 2003;31(Suppl):32–43.
2. Jordan WH, Young JK, Hyten MJ, Hall DG. Preparation and analysis of the central nervous system. Toxicol Pathol. 2011;39: 58–65.
3. Garman RH, Fix AS, Jortner BS, Jensen KF, Hardisty JF, Claudio L, et al. Methods to identify and characterize developmental neurotoxicity for human health risk assessment. II: neuropathology. Environ Health Perspect. 2001;109 Suppl 1:93–100.
4. Switzer III RC, Lowry-Franssen C, Benkovic SA. Recommended neuroanatomical sampling practices for comprehensive brain evaluation in nonclinical safety studies. Toxicol Pathol. 2011;39:73–84.
5. Jortner BS. Preparation and analysis of the peripheral nervous system. Toxicol Pathol. 2011;39:66–72.
6. Jortner BS. Mechanisms of toxic injury in the peripheral nervous system: neuropathologic considerations. Toxicol Pathol. 2000;28:54–69.
7. Switzer II RC. Application of silver degeneration stains for neurotoxicity testing. Toxicol Pathol. 2000;28:70–83.
8. Hale SL, Andrews-Jones L, Jordan WH, Jortner BS, Boyce RW, Boyce JT, et al. Modern pathology methods for neural investigations. Toxicol Pathol. 2011;39:52–7.
9. Kaufmann W, Bolon B, Bradley A, Butt M, Czasch S, Garman RH, et al. Proliferative and nonproliferative lesions of the rat and mouse central and peripheral nervous systems. Toxicol Pathol. 2012;40:87S–157.
10. Garman RH. Histology of the central nervous system. Toxicol Pathol. 2011;39:22–35.
11. Farina M, Rocha JB, Aschner M. Mechanisms of methylmercury induced neurotoxicity: evidence from experimental studies. Life Sci. 2011; 89:555–63.
12. Sakamoto M, Kakita A, de Oliveira RB, Sheng PH, Takahashi H. Dose-dependent effects of methylmercury administered during neonatal brain spurt in rats. Brain Res Dev Brain Res. 2004;152:171–6.
13. Chang LW. The neurotoxicology and pathology of organomercury, organolead, and organotin. J Toxicol Sci. 1990;15 Suppl 4:125–51.
14. Sorensen FW, Larsen JO, Eide R, Schionning JD. Neuron loss in cerebellar cortex of rats exposed to mercury vapor: a stereological

study. Acta Neuropathol. 2000;100:95–100.

15. McCann MJ, O'Callaghan JP, Martin PM, Bertram T, Streit WJ. Differential activation of microglia and astrocytes following trimethyl tin-induced neurodegeneration. Neuroscience. 1996;72:273–81.

16. Barone Jr S. Developmental differences in neural damage following trimethyl-tin as demonstrated with GFAP immunohistochemistry. Ann N Y Acad Sci. 1993;679:306–16.

17. Chung JY, Choi JH, Hwang CY, Youn HY. Pyridoxine induced neuropathy by subcutaneous administration in dogs. J Vet Sci. 2008;9:127–31.

18. Krinke G, Schaumburg HH, Spencer PS, Suter J, Thomann P, Hess R. Pyridoxine megavitaminosis produces degeneration of peripheral sensory neurons (sensory neuronopathy) in the dog. Neurotoxicology. 1981;2:13–24.

19. Riljak V, Milotova M, Jandova K, Langmeier M, Maresova D, Pokorny J, et al. Repeated kainic acid administration and hippocampal neuronal degeneration. Prague Med Rep. 2005;106:75–8.

20. Lavoie B, Parent A, Bedard PJ. Effects of dopamine denervation on striatal peptide expression in parkinsonian monkeys. Can J Neurol Sci. 1991;18:373–5.

21. Peltier AC, Russell JW. Recent advances in drug-induced neuropathies. Curr Opin Neurol. 2002;15:633–8.

22. Genovese RF, Newman DB. Understanding artemisinin-induced brainstem neurotoxicity. Arch Toxicol. 2008;82:379–85.

23. Mimaki T, Deshmukh PP, Yamamura HI. Decreased benzodiazepine receptor density in rat cerebellum following neurotoxic doses of phenytoin. J Neurochem. 1980;35:1473–5.

24. Greaves P. Nervous system and special sense organs. In: Greaves P, editor. Histopathology of preclin

25. Dowson JH, Wilton-Cox W, James NT. Lipopigment in rat hippocampal and Purkinje neurones after chronic phenytoin administration. J Neurol Sci. 1992;107:105–10.

26. Akasaki Y, Takauchi S, Miyoshi K. Cerebellar degeneration induced by acetyl-ethyl-tetramethyl-tetralin (AETT). Acta Neuropathol. 1990;80:129–37.

27. Sterman AB, Spencer PS. The pathogenesis of primary internodal demyelination produced by acetyl ethyl tetramethyl tetralin: evidence for preserved Schwann cell somal function. J Neuropathol Exp Neurol. 1981;40:112–21.

28. Schaumburg HH, Spencer PS. Toxic models of certain disorders of nervous system—a teaching monograph. Neurotoxicology. 1979;1:209–20.

29. Krinke G, Schaumburg HH, Spencer PS, Thomann P, Hess R. Clioquinol

and 2,5-hexanedione induce different types of distal axonopathy in the dog. Acta Neuropathol. 1979;47:213–21.

30. Thomas PK. Selective vulnerability of the centrifugal and centripetal axons of primary sensory neurons. Muscle Nerve. 1982;5:S117–21.

31. Llorens J, Crofton KM, O'Callaghan JP. Administration of 3,3′-iminodipropionitrile to the rat results in region-dependent damage to the central nervous system at levels above the brain stem. J Pharmacol Exp Ther. 1993;265:1492–8.

32. Schulze GE, Boysen BG. A neurotoxicity screening battery for use in safety evaluation: effects of acrylamide and 3′,3′-iminodipropionitrile. Fundam Appl Toxicol. 1991;16:602–15.

33. Powell HC, Myers RR, Lampert PW. Edema in neurotoxic injury. In: Shaumberg H, Spencer P, editors. Experimental and clinical neurotoxicology. Baltimore: Williams & Wilkins; 1980. p. 118–38.

34. Gopinath C, Prentice DE, Lewis DJ. The nervous system. In: Gopinath C, Prentice DE, Lewis DJ, editors. Atlas of experimental toxicologic pathology. Lancaster: MTP Press; 1987. p. 137–44.

35. Ellis WG, Bencken E, LeCouteur RA, Barbano JR, Wolfe BM, Jennings MB. Neurotoxicity of amphotericin B methyl ester in dogs. Toxicol Pathol. 1988;16:1–9.

36. Yamamoto T, Iwasaki Y, Sato Y, Yamamoto H, Konno H. Astrocytic pathology of methionine sulfoximine-induced encephalopathy. Acta Neuropathol (Berl). 1989;77:357–68.

37. Jacobs JM, Ford WC. The neurotoxicity and antifertility properties of 6-chloro-6-deoxyglucose in the mouse. Neurotoxicology. 1981;2:405–17.

38. Heywood R, Sortwell RJ, Prentice DE. The toxicity of 1-amino-3-chloro-2-propanol hydrochloride (CL88,236) in the rhesus monkey. Toxicology. 1978;9:219–25.

39. Berry PH, MacDonald JS, Alberts AW, Molon-Noblot S, Chen JS, Lo CY, et al. Brain and optic system pathology in hypocholesterolemic dogs treated with a competitive inhibitor of 3-hydroxy-3-methylglutaryl coenzyme A reductase. Am J Pathol. 1988;132:427–43.

40. Koizumi H, Watanabe M, Numata H, Sakai T, Morishita H. Species differences in vacuolation of the choroid plexus induced by the piperidine-ring drug disobutamide in the rat, dog, and monkey. Toxicol Appl Pharmacol. 1986;84:125–48.

41. Gopinath C. Spontaneous brain tumours in Sprague–Dawley rats. Food Chem Toxicol. 1986;24:113–20.

42. Nagatani M, Ando R, Yamakawa S, Saito T, Tamura K. Histological and immunohistochemical studies on spontaneous rat astrocytomas and malignant reticulosis. Toxicol Pathol. 2009;37:599–605.

# 11 肌肉骨骼系统和皮肤

过去20年中，可诱导肌肉骨骼系统、皮肤和脂肪组织病变的受试物的种类越来越多，其中包括许多生物制品。现在对这些病变发病机制的研究比以往更加深入。在本章中，简要讨论了毒性的作用机制，描述了骨骼肌肉系统和皮肤常见的诱发性病变，并附有插图和致病物质举例，对致病物质的作用机制也做了说明。

## 11.1　肌肉

传统的安全性评价研究中，肌肉被认为是不常见的原发毒性的靶标。这部分归因于毒性研究中用于常规检查的样品的有限性。因饮食控制或继发于其他系统病变的肌病已有明确记载，但最近几年，在人和实验动物中，已认定为直接不良反应的肌病越来越多。这种趋势导致人们更加注重标本采集方案。现在，如果预计可能具有心肌毒性，标本采集方案的设计应比标准标本采集方案包括更多的样品和技术。

实验动物中常规骨骼肌采样取自后肢近端。操作和固定方法不当很容易造成肌肉的人工假象。减少人工假象的规程应得到严格的贯彻。如果给药或植入途径是肌内，标本采集和修样规程应充分考虑靶区域的覆盖程度而使一致性得到保障。

基于生理特征和组成成分，肌纤维大致分为Ⅰ型（慢缩肌）和Ⅱ型（快缩肌）。在肌球蛋白ATP酶活性和pH敏感性的基础上，Ⅱ型肌纤维进一步分为A、B、C三种。不同肌肉根据其功能不同，这些肌纤维类型所占的比例不同。大多数物种的比目鱼肌主要由Ⅰ型纤维组成。肌球蛋白、ATP酶、NADH-TR的组织化学染色、电子显微镜和肌球蛋白亚型的免疫细胞化学染色可用于区分肌纤维类型。肌肉对有毒物质的敏感性常取决于它们的代谢类型和功能。

血浆肌酸激酶是肌肉损伤最灵敏和特异的标志物；血中能检测到三种肌酸激酶同工酶。血清谷丙转氨酶（SGPT）、血清谷草转氨酶（SGOT）、醛缩酶和乳酸脱氢酶也能检测到，但特异性较差。

肌细胞很长，多核，一般从肌腱延伸到肌腱。细胞核位于肌膜下，卫星细胞位于肌膜和外膜之间，有助于再生。肌肉对不同的生理条件和损害的反应也不同，在安全评价中它对损伤或功能损害通常表现出有限的组织病理学反应。肌肉常见的诱发病变如下：

- 肌纤维变性/坏死
- 空泡/脂肪变性
- 萎缩
- 肥大
- 再生

肌肉的病理性改变大体上由三个机制介导：①直接作用于肌纤维；②间接改变外周神经功能；③间接干扰神经肌肉传导。免疫介导的变化和缺血也偶尔会被视为间接毒性机制。此外，肌内注射和植入可引起局部损伤、炎症反应和肿瘤发生。

常伴有炎细胞浸润的孤立的肌纤维变性在大多数实验动物中被视为背景病变。这些病变的发生率可因各种化合物类而升高。

肌肉的早期退行性改变，包括横纹消失、嗜酸性增强、空泡化和浅染（图11.1和11.2）。特殊染色如磷钨酸苏木素（PTAH）可用于检测早期退行性变化，如横纹消失，这在苏木素–伊红（H&E）染色中可能不明显。随着病变的进展，可出现不同程度的炎细胞浸润以及肌浆缺损所致的纤维皱缩，肌肉变成浅染苍白色（图11.3）。虽然中性粒细胞在急性坏死时可能出现，但更常见的炎细胞是巨噬细胞。工业化学品可在肌纤维之间形成裂隙和晶体，引起肌纤维变性和组织细胞反应伴异物巨细胞形成（图11.4）。

只要未损伤肌膜或卫星细胞，肌肉通常可发生再生。表现为具有中央链状细胞核和嗜碱性胞浆的成肌细胞出现，常见于变性的肌纤维周围。随着再生肌纤维的成熟，嗜酸性逐渐恢复且中央的细胞核向外围迁移。啮齿类动物的肌细胞核在再生后很长一段时间仍位于中央。连续给予心肌毒性化合物，常可见变性和再生肌纤维同时存在（图11.5）。如果肌纤维膜或卫星细胞受损或累及血管，可能发生纤维化。

形态上，肌肉的退行性变化大致可分为玻璃样变性和颗粒样变性。玻璃样变性时，受累纤维出现肿胀和嗜酸性增强，伴横纹消失。胞浆发生凝固性或玻璃样坏死（原文如此，译者注），在胞膜完整的肌细胞内形成嗜酸性碎片。

颗粒变性时，受损的胞浆因线粒体矿化呈颗粒状。随着病变的进展，这两种类型的变性均可出现炎细胞的聚集（通常是巨噬细胞和一些淋巴细胞）。

在许多实验动物中，维生素E和硒缺乏可引起肌营养不良。兔对维生素E缺乏特别敏感，尸检中可看到苍白的矿化条纹。组织学上，可见具有丛状肌浆的玻璃样变性肌纤维并常伴有矿化，有时可见巨噬

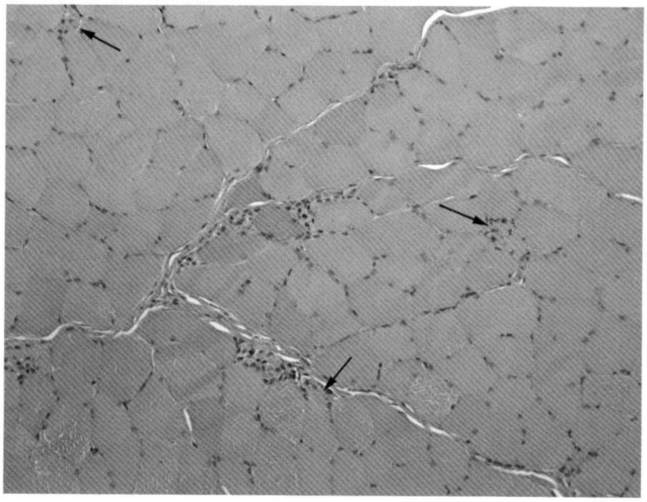

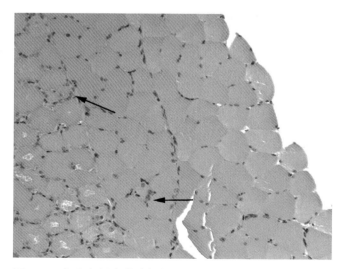

图11.1　给予食蟹猴激酶抑制剂后的肌纤维变性。早期退行性改变的特点是嗜酸性增强和胞浆浓缩，伴少量炎细胞浸润（箭头所示）。更长期的变性肌纤维因胞浆缺失而变得苍白和皱缩，并有较多炎细胞浸润。H&E

图11.2　给予食蟹猴激酶抑制剂后的肌纤维变性。变性肌纤维颜色苍白伴空泡化、胞浆丝带状和细胞核数量增多（箭头所示），细胞核有时是向肌纤维中心移动。H&E

细胞浸润。肌肉萎缩伴脂肪浸润可见于皮下注射6-巯基嘌呤的大鼠，但小鼠和仓鼠不受影响[2-4]。

在安全性研究中，对肌纤维的直接作用可能是最常见的毒性机制，包括细胞膜、细胞器或细胞骨架的病变，蛋白质合成的改变以及细胞内钙离子浓度的改变。根据作用方式，化合物可能优先以某种特定类型的肌纤维为目标或影响多种类型肌纤维。

许多降血脂药与肌病相关。他汀类药物引起肌纤维变性，且Ⅱ型纤维，尤其是ⅡB型，比Ⅰ型更敏感。作用机制被认为是对HMG-CoA还原酶的直接抑制，可首先在线粒体观察到超微结构的变化。组织学上，最初在肌纤维膜看到空泡化和囊泡状髓样小体，后发展为坏死[5, 6]。过氧化物酶增殖相关受体（PPAR）α激动剂可引起肌纤维变性伴随再生。这可能是由于β氧化增强所致的氧化损伤造成[7]。贝特类药物可引起大鼠Ⅰ型和Ⅱ型纤维的肌病，Ⅰ型纤维更为敏感，因此比目鱼肌成为靶标[8-10]。这种效应可能是由于胆固醇生物合成的改变引起细胞内电解质含量的变化，从而导致细胞膜的改变。低钾血症由细胞膜的兴奋性降低所致。

秋水仙碱和长春新碱引起大鼠的肌病是通过使微管断裂导致肌纤维内出现含有脂质和碎片的球形膜性小体（spheromembranous bodies）[11, 12]产生。甲氧胺喹导致肌丝变性。依米丁可导致肌横纹缺失[13]。在低暴

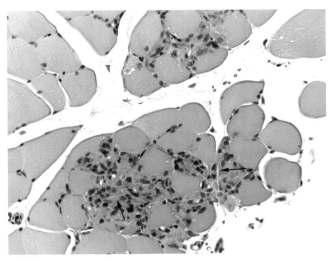

**图11.3** 大鼠口服一种工业化学品后肌肉的异物反应。实验结果显示晶体和裂隙（黑色箭头）已引起异物巨细胞反应（红色箭头）。在其他几个器官内可见类似的病变。H&E

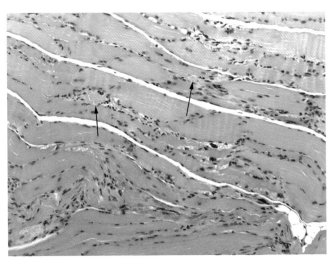

**图11.4** 给予大鼠磷脂类后的肌病。一些纤维表现出早期退行性改变，伴嗜酸性碎片及巨噬细胞和淋巴细胞浸润（箭头所示）。一些纤维因缺失肌浆呈丝带状外观。H&E

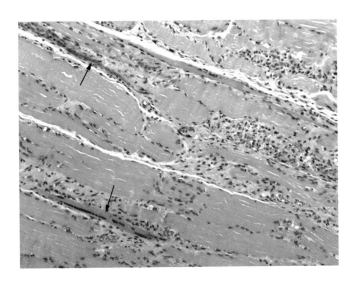

**图11.5** 给予大鼠磷脂类后的慢性肌病。一些纤维发生变性，伴嗜酸性碎片和混合性炎细胞浸润。还存在一些具有嗜碱性胞浆和中央柱状细胞核的肌管（箭头所示），说明存在再生。H&E

露水平下，阿霉素导致骨骼肌内出现脂滴，但较高暴露水平可导致间质水肿和内质网扩张引起的肌浆空泡化以及线粒体变性[14]。莫能霉素的毒性被认为是由于其导致钙超载。已知丝裂原活化蛋白（MAP）激酶抑制剂与灵长类动物的肌纤维变性有关（作者个人观察）。

恶性高热见于猪和人类，具有遗传倾向，有多个不同的名字，包括乳酸性酸中毒或猪应激综合征。此综合征常发生在动物麻醉或运输过程中。应激使Ca²⁺从肌质网过量泄漏，引起糖酵解和乳酸增多，导致过热。大体上，可广泛出现苍白的渗出性肌病。组织学上可见猪肌纤维水肿、过收缩和破碎[15]。

脂肪变性在组织学上表现为肌纤维的小空泡或大空泡。这种改变可由萎缩持续发展而来，以脂肪细胞取代萎缩的纤维，或为原发的空泡化。双亲性阳离子化合物（CADs）引起普遍的磷脂质病，由药物–脂质复合物积聚延迟溶酶体内酶催化分解，引发肌病。组织学上可见空泡化和肌纤维被脂肪细胞广泛替代（图11.6和11.7）。电镜下，可见特征性的板层小体（图11.8）。如果给予大鼠氯喹，会造成Ⅰ型纤维空泡性肌病和Ⅱ型纤维神经原性萎缩[16]。不伴有空泡化的肌纤维变性也见于双亲性阳离子化合物[17]。

萎缩可由营养不良、失神经支配、废用、直接影响和血管损害造成。组织学上，萎缩表现为肌纤

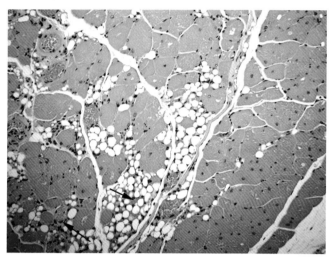

**图11.6** 给予小鼠磷脂类化合物后的骨骼肌脂肪空泡。肌纤维和间质内可见明显的脂质空泡。轻度的间质炎细胞浸润，一些肌纤维显示退行性改变（箭头所示）。H&E

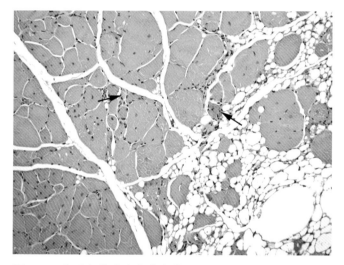

**图11.7** 给予小鼠磷脂类化合物后的骨骼肌脂肪空泡。部分肌肉被大小不等的脂滴取代。其余的肌纤维直径大小不一，其中一些纤维发生变性（箭头所示）。H&E

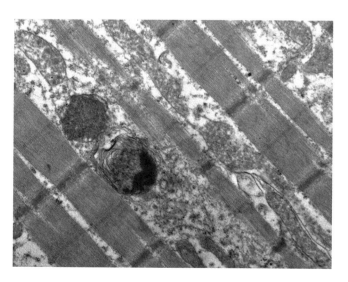

**图11.8** 给予犬磷脂类后肌肉内的板层小体，肌纤维间存在两个具有特征性旋涡状结构的板层小体。透射电子显微镜

维体积缩小，如果是轻度的，只有与对照组仔细比较才可能被发现。萎缩在肌肉的横切面比纵切面更容易被识别。如果萎缩显著，往往因肌肉体积减小变薄在尸检中即可发现。如果是继发于营养不良，主要累及Ⅱ型纤维。小团肌纤维受到影响，由于受到周围未受累肌纤维的压力，出现边缘锐利的皱缩。在人和各种实验动物中，对于糖皮质激素诱导的肌肉萎缩已有广泛记载，一般表现为弥漫性纤维直径减小（图11.9a，b）。第9位氟化的类固醇，最有可能具有细胞毒性（例如，曲安奈德、地塞米松），

蛋白质的合成减少被认为是可能的机制[13]。地塞米松引起的大鼠伸趾肌肉萎缩主要是由于其对快速糖酵解纤维的改变[18]。

去神经性萎缩继发于周围神经功能的损伤。在老年啮齿类动物，继发于神经根神经病和随之发生的坐骨神经变性的后肢肌肉萎缩，是一种常见的背景病变（图11.10a，b）。在犬，2，5-己二酮引起的外周神经病导致肌肉萎缩[19]。大鼠硫胺素缺乏引起的外周神经病和肌纤维萎缩，可因酒精加剧[20]。去神经介导的肌肉萎缩，其纤维比正常的薄而短。萎

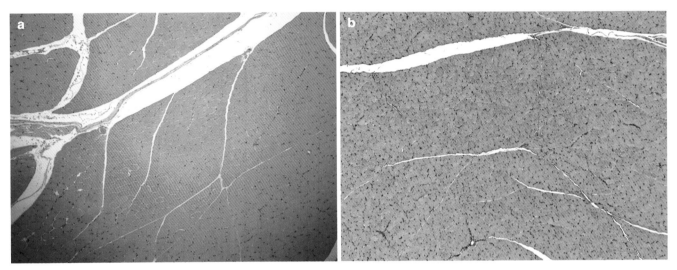

**图11.9** a．正常对照犬的骨骼肌（H&E）。b．给予糖皮质激素后犬的骨骼肌萎缩。肌纤维直径比对照组小很多。大体上，肌肉呈现苍白外观并萎缩。H&E

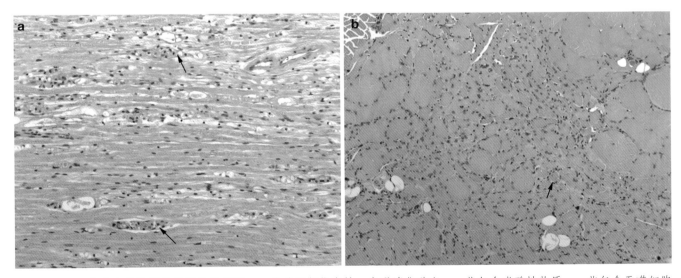

**图11.10** a．大鼠坐骨神经的周围神经病变。一些神经纤维变性，出现消化憩室，一些包含嗜酸性物质，一些包含吞噬细胞（箭头所示）。H&E。b．同一动物的后肢肌肉。片状萎缩明显，一些肌纤维直径减小。另可见一些变性纤维（箭头所示）。H&E

缩恢复的肌纤维，纤维类型可能因神经再支配而发生改变。

许多外源性物质和药物在神经-肌肉接点处发挥作用。抗胆碱酯酶抑制剂所致肌病往往位于运动终板附近。溴吡斯的明造成大鼠眼外肌受累肌纤维的突触后区域的肌丝溶解、线粒体包含体出现和空泡化，继发于过量的乙酰胆碱的蓄积[21]。运动终板或神经-肌肉接点的识别，需要特殊的技术如组织化学、电子显微镜（EM）、活体染色和金属浸渗技术。在人类，海洛因成瘾也可引起肌病，可能是由运动神经的兴奋导致。

生长激素诱发的犬和灵长类动物骨骼肌肥大，是由生长调节素或胰岛素样生长因子介导，而不是一种直接效应。肥大是由于蛋白合成增加，肌细胞核数量、纤维的长度和直径增加导致。大鼠给予$T_4$后导致卫星细胞的细胞核数目增加，同时每个肌纤维的卫星细胞数也增加[22]。工作量增加也导致生理性肥大。组织学上，肌纤维体积增大，可能是由于肌原纤维间物质和肌原纤维的数量增加导致[23]。给予大鼠双嘧达莫后，大鼠骨骼肌毛细血管增加，可能是由于毛细血管壁的增殖，也可能是由于血管扩张[24]。

对肌肉的间接作用可能是免疫介导的，如普鲁卡因胺和D-青霉胺，两者均可诱导炎症性肌病[25]。血管活性胺，如血清素，诱发某种类型的肌病，被认为是缺血导致[26, 27]。

在安全性研究中局部肌肉的病变常常见于肌内注射。肌病可与溶剂或受试物有关，应明确区分（图11.11）。炎性浸润往往是淋巴细胞性的，且常见于肌纤维和肌束之间。佐剂（如氢氧化铝）和疫苗可引起持续性的肉芽肿性炎症，这些物质被巨噬细胞吞噬，之后被退化的巨噬细胞释放出来然后再次被巨噬细胞吞噬（图11.12）。疫苗和佐剂也可能引发肉芽肿和纤维化，从而引起坏死和肌膜的损伤。

固体物质植入可引起异物反应，伴随巨噬细胞、巨核细胞和纤维化反应，可进展为纤维肉瘤。大鼠的横纹肌肉瘤可由植入和（或）注射多种物质诱发[28, 29]。

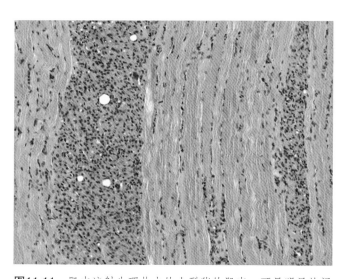

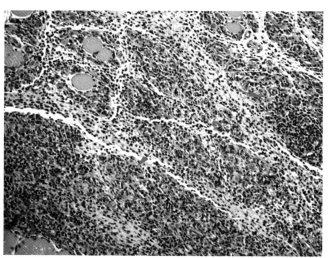

图11.11　肌内注射生理盐水的小型猪的肌肉。可见明显的间质巨噬细胞浸润，分布于肌束之间。反应可能是由溶剂内的污染物所致。H&E

图11.12　肌内注射疫苗的大鼠的肌肉。该部位显示慢性炎症伴局灶性肌纤维缺损和显著的新生血管形成（箭头所示）。炎细胞主要是巨噬细胞和淋巴细胞。H&E

## 11.2 骨

在常规安全性评价研究中，应至少包括一个关节，从而可以检查关节软骨、滑膜和生长板。脱钙后骨的常规切片足够进行一般的毒性评价。专门安全性评价研究则通常涉及组织形态计量学，可能需要更严格的处理和切片方法，如荧光标记和塑料包埋切片[30]。

在整个生命历程中，骨重建是一个持续的过程，受到广泛的生理和机械因素的调控。骨基质是由成骨细胞产生，而骨吸收受破骨细胞的影响，这两个过程紧密交织在一起。多种激素和细胞因子影响骨形成和骨吸收，经常同时作用于成骨细胞和破骨细胞。软骨/骨和关节的诱发性病变在非啮齿类动物不常见。老年啮齿类动物可见一些自发和诱发性改变。直接毒性比较少见，大多数病变是间接引起的。直接机制包括抗癌药物如环磷酰胺对有丝分裂的抑制，氟、铅等元素的积聚，引起矿质过少，以及吸收和重塑增加，导致变薄。激素控制、矿物平衡和血液供应的改变，是间接毒性常见的一些机制。大多数毒性病变表现某一特定的组分的增加或减少。骨骼系统的诱发改变如下。

- 软骨——增加/减少
- 软骨——糜烂/变性
- 硬化
- 骨质——增加/减少
- 纤维性骨营养不良
- 骨萎缩/坏死
- 肿瘤——骨肉瘤

关节软骨和（或）生长板厚度的增加或减少与一些药物相关，且往往继发于激素紊乱。啮齿类动物的生长板一生都保持开放，其生长板的变化最容易被识别。从骨骺到骨干，生长板由增殖区、肥大区和矿化区组成。在一些实验动物中，包括灵长类动物，关节软骨和（或）生长板的厚度增加与一些化合物相关，包括生长激素、胰岛素、血管内皮生长因子抑制剂、金属蛋白酶抑制剂和酪氨酸激酶抑制剂（图11.13a，b）[31, 32]。许多情况下，生长板的增厚是由于肥大区的软骨细胞增长所致（图11.14a，b和11.15a，b）[33]。给予生长激素的大鼠也可出现软骨增生（图11.16）。ALK5抑制剂可引起骨骺发育异常，包括肥大区和增殖区的扩大、软骨肥大和增生以及骨质增生（图11.17）[34]。

非啮齿类动物生长板的生理性变薄和闭合随个体成熟而自发，存在性别差异。一些化合物可以加速或延缓这个过程。使用糖皮质激素受体激动剂的

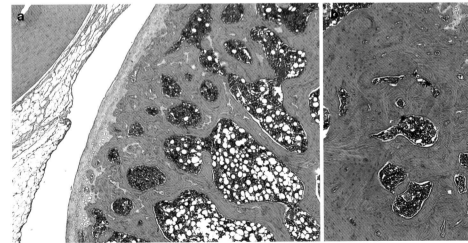
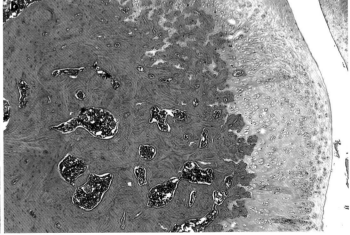

**图11.13** a．正常关节软骨，大鼠的股骨远端。软骨有4~5层细胞，分布在浅表层、过渡层、放射层和钙化层（H&E）。b．给予生长激素后大鼠股骨远端关节软骨增厚。软骨比正常的厚，过渡层和放射层扩大，软骨细胞聚集成簇。H&E

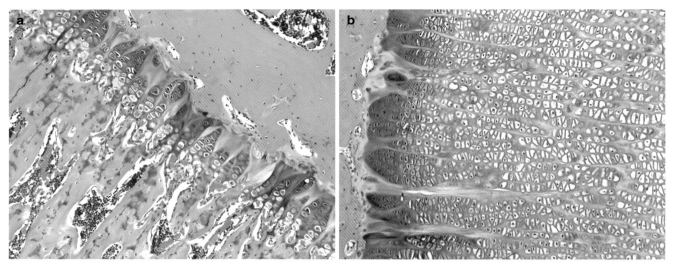

**图11.14** a. 股胫关节，正常对照组大鼠的正常胫骨生长板（H&E）。b. 股胫关节，经生物活性化合物处理的大鼠。存在胫骨生长板的明显增宽，很大程度上是由于肥大区的扩大所致。生长因子抑制剂和酪氨酸激酶抑制剂通常与这种变化有关。H&E

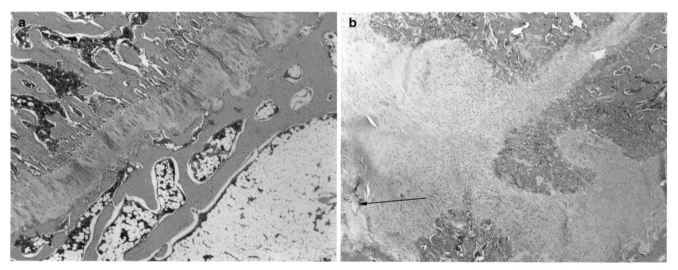

**图11.15** a. 正常生长板，股骨远端，食蟹猴（H&E）。b. 肥厚的生长板断裂，股骨远端，食蟹猴给予生物制剂后。可见生长板结构破坏和局部肥厚伴局灶性软骨坏死（箭头所示）。生长板局部延伸到骨骺与干骺端，软骨区域被成骨区包围。H&E

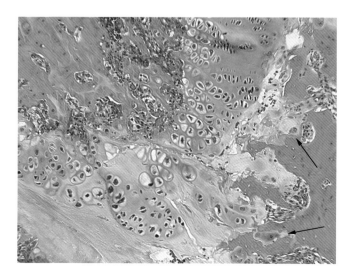

**图11.16** 大鼠股骨生长板的软骨增生。生长板结构受损，生长板上方可见骺骨中的软骨细胞岛（箭头所示）。生长激素和ALK5抑制剂可导致这些改变。H&E

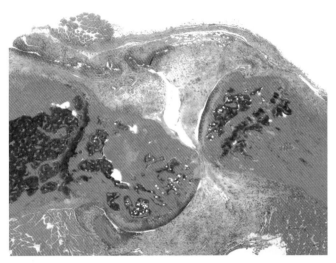

图11.17　小鼠股胫关节的软骨增生。关节内存在明显的软骨细胞增殖，累及滑膜、肌腱和关节囊。关节软骨轻度增厚。H&E

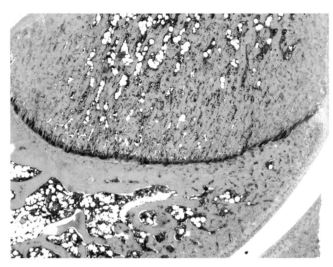

图11.18　大鼠类固醇治疗后股骨生长板变薄。股骨远端生长板明显变薄。H&E

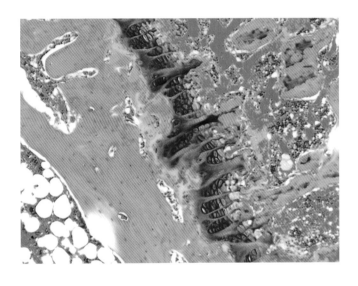

图11.19　大鼠类固醇治疗后胫骨生长板变薄。增殖区看似正常，但肥大区和矿化带严重缺损。H&E

犬可见生长板未闭合（作者个人观察）。喹诺酮类药物与华法林可引起大鼠生长板过早闭合，华法林还导致过度矿化[35]。维生素A的毒性与人和多种动物包括大鼠的生长板闭合相关。

安全性评价研究中，在给予糖皮质激素和糖皮质激素受体激动剂后，多种实验动物包括小型猪可见生长板变薄（图11.18和11.19）。组织学上，通常表现为肥大区和钙化区变薄。病变的程度与年龄相关，年轻动物一般更易受影响。盐酸氨基脲是呋喃西林的一种代谢物，可造成幼年大鼠关节软骨的严重扭曲变形，而成年大鼠的骨软骨病变则较轻[36]。HhAntag是一种刺猬信号通路抑制剂，导致幼年小鼠软骨细胞过早分化、骨皮质变薄和生长板融合[37]。

拟甲状腺素可能与关节软骨糜烂和变性相关（作者个人观察）。关节软骨的变性、糜烂和坏死可由几种喹诺酮衍生物（例如萘啶酸）引起（图11.20和11.21）。喹诺酮类药物引起幼年犬关节表面肉眼可见的囊泡。组织学上，关节软骨内可见腔和裂隙，伴正常结构的破坏（图11.22）[38]。这类化合物可引起幼年大鼠类似的变化[39]。蛋白多糖的合成受抑制可能是导致这些变化的部分原因。

软骨黏液变性，尤其常见于胸骨软骨中，在老年啮齿类动物是一种常见的自发性病变。热量摄入限制可以减少其发生率[40]。T-2毒素引起大鼠关节软骨的软骨细胞变性和坏死[41]。生长板变薄与软骨和骨坏死见于2-丁氧基乙醇，归因于与微血栓相关的缺血[42]。辐射性骨病部分原因可能由血管损伤介导。

骨质疏松见于多种化合物，如糖皮质激素、抗惊厥药、双膦酸盐类药物、抗糖尿病化合物、血管内皮生长因子（VEGF）和拟甲状腺素。抗癫痫药如苯妥英钠影响离子的膜转运，降低钙的吸收。在长期啮齿类动物研究中，2-羟丙基-β-环糊精引起骨质疏松，可能是通过增加破骨细胞的骨吸收所致[43]。骨皮质厚度变薄，诱发兔和啮齿类动物的病理性骨折（图11.23）。

各种机制包括高磷饮食、肾脏疾病和影响钙吸收或维生素D合成的药物，可引起甲状旁腺功能亢进和骨吸收增加，导致纤维性骨营养不良。组织学上，可见骨骼中缺损的骨被成纤维细胞和胶原替代（图11.24）。老年小鼠可自发纤维骨性病变（图11.25）。其发病率可因雌激素应用而增加[44]。

矿化区或骨化区增宽是由一些影响矿化和骨形成的化合物所致的钙化失常引起的。组织学上，矿化区明显增宽，伴骨形成面增加（图11.26a~c）。氟、四环素类和金属，如铝的蓄积可干扰基质矿化，导致骨质疏松。由于骨重建调控的复杂性，引起骨皮质变薄的药物最初也可能通过抑制破骨细胞

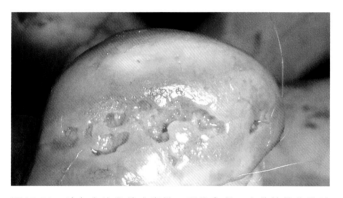

图11.20　幼年犬的股骨头糜烂，尸检发现。合并关节软骨深层糜烂。这种变化常见于喹诺酮衍生物

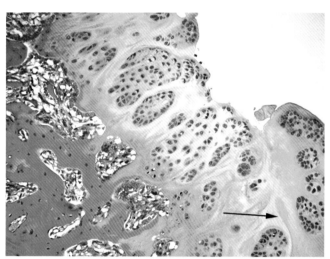

图11.21　兔的关节软骨糜烂，伴软骨细胞增生，成簇围绕在糜烂周围和下方。还存在早期裂隙的形成（箭头所示）。H&E

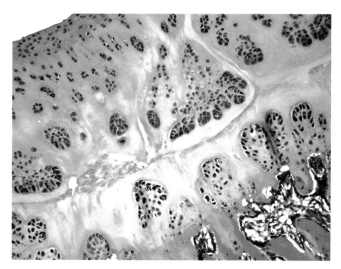

图11.22　兔关节软骨的早期退行性改变。可见明显的裂缝形成，伴软骨细胞聚集和增生。H&E

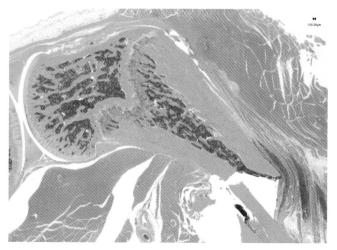

图11.23　给予兔一种生物活性化合物后的股骨病理性骨折。股骨中段骨折，伴相邻的肌肉出血。骨其余部位正常。H&E

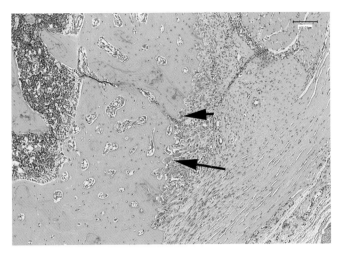

图11.24 兔肱骨改建活动增多。骨缘可见数个破骨细胞（箭头所示），骨缘因缺口而不规则。H&E

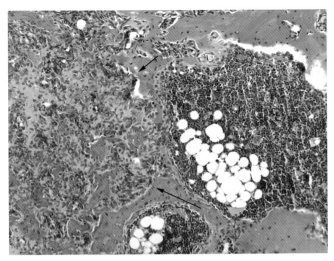

图11.25 雌性小鼠胸骨的纤维骨性病变（箭头）。有局灶性骨缺失伴纤维化和骨改建活动增多。这些病变是自发的，特别是雌性动物，但其发病率可通过雌激素摄入而增加

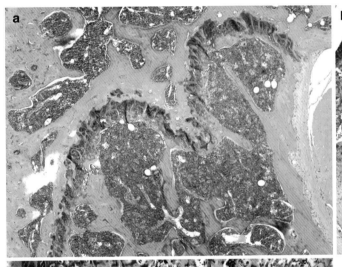

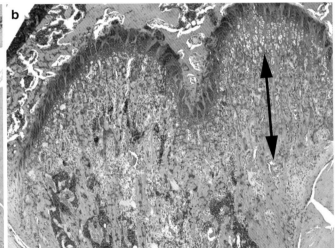

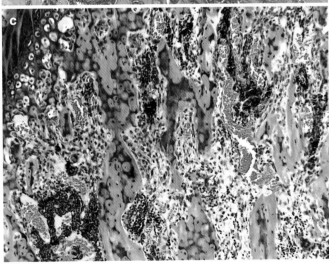

图11.26 a. 对照组小鼠，正常股骨远端的骨骺结构。b. 处理组小鼠出现骨硬化，伴肥大区、矿化区和成骨区扩大以及干骺端骨小梁增多。c. 11.26b的高倍图。由于矿化和成骨延迟，骨小梁内存在矿化软骨岛。骨小梁比正常增多，骨髓被纤维替代。氟、金属和生长因子抑制剂通常与这些病变相关。H&E

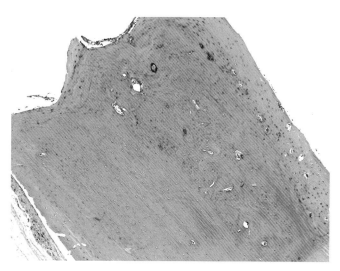
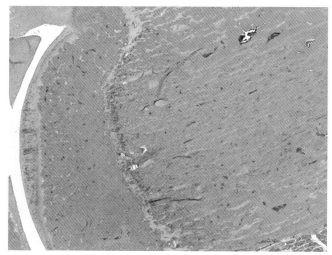

图11.27 给予维生素D类似物后大鼠颅骨的骨质增生。颅骨表面的弥漫性新骨形成并明显增厚。H&E

图11.28 大鼠股骨远端的骨内膜增生。骨骺和干骨腔均充满致密骨。大鼠摄入维生素D类似物。H&E

的活性导致骨吸收减少和骨硬化。双膦酸盐、降钙素和铅可以通过这一机制导致骨硬化。较高的细胞增殖所致的骨骼生长增加见于生长激素和雄激素刺激。骨膜及骨内膜的骨形成增加，是由激素类如雌激素、维生素D类似物和前列腺素引起的。在维生素D类似物处理啮齿动物的长期研究中，受累骨的骨髓腔可由于广泛的骨内膜增生而完全闭塞（图11.27和11.28），导致脾代偿性髓外造血增加。血流量改变，引起氧分压增加或减少，分别导致骨吸收增加和新骨形成。这可能是前列腺素E$_2$诱导的骨膜下新骨形成的机制，也见于犬的肺肿瘤。

对大多数物种来说，骨肉瘤是最常见的自发和诱发性骨肿瘤。啮齿类动物，与诱发性骨肉瘤相关的因素很多，包括辐射、骨内注射病毒或遗传毒性致癌物以及异物植入。雌激素全身给药与骨瘤和骨肉瘤的发生有关，可能是由于其对骨增殖的促进作用导致。特立帕肽是一种甲状旁腺激素片段，诱导骨瘤、骨母细胞瘤和骨肉瘤的形成[45, 46]。

## 11.3 关节

多种受试物的关节内注射可引起炎症，包括多糖和肽，而全身给药很少引起关节改变。毒性诱导的关节变化如下：

- 滑膜上皮细胞空泡变性
- 滑膜增生
- 滑膜炎症/关节炎
- 肌腱增厚/炎症

全身给药时，结合于聚乙二醇（PEG）的抗体可在犬和灵长类动物的滑膜积聚。组织学上，可见上皮细胞的空泡化，有时伴泡沫样巨噬细胞浸润，但一般无炎症反应。在作者实验室，某种胞壁肽可引发滑膜增生伴淋巴细胞浸润（图11.29）[18]。与金属蛋白酶抑制剂相关的犬滑膜增生和变性伴滑膜下纤维缺陷已有报道（图11.30）[47]。与这类化合物相关的大鼠的类似改变也有报道[32]。

自发性关节炎，是老年大鼠一种常见的背景病变，特别是后腿，常伴随爪部皮炎。这种病变的发生率可因使用激素治疗而改变，雄激素使其发病率增加而雌激素使其发病率降低。已经有许多关节炎动物模型被开发用来研究人类相关疾病并评价药物的疗效。多种佐剂足垫内注射可诱导关节炎。大鼠口服6-Sulphanil-aminoindazole（本词目前仅见于本书，译者注）诱发关节炎[48]。组织学上，急性关节炎可见纤维素沉积和中性粒细胞浸润（图11.31）。慢性病变时可发展为滑膜增生、关节周围纤维化和慢性炎症。诱发性关节炎也可能是免疫介导的。免疫介导的关节炎可由于抗原沉积在关节内引发迟发型超敏反应而导致。抗原抗体复合物在关节内沉积，引发炎症反应，甲氧苄氨嘧啶和磺胺嘧啶即是这种诱导机制。溶酶体膜去稳定剂、酶和造影剂可诱导滑膜炎症和肥大。与水杨酸、乙胺丁醇和某些利尿剂等化合物相关的关节内尿酸盐结晶沉积可导致关节炎。肌腱变性可见于使用喹诺酮类抗生素后，起初引起单核细胞浸润和水肿，随后发生细胞和基质坏死[39, 49, 50]。金属蛋白酶抑制剂导致肌腱纤维发育不良，犬的病变以胶原被成纤维细胞替代以及胶原束不规则排列为特点，其他物种包括人类有类似的效应（图11.32）[47]。

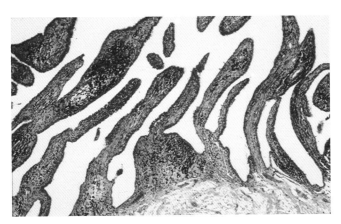

图11.29 给予一种新型免疫刺激剂后，犬关节内滑膜增生伴广泛的绒毛形成。还存在相关的淋巴细胞浸润。H&E（经Springer Science + Business Media B.V[18]许可）

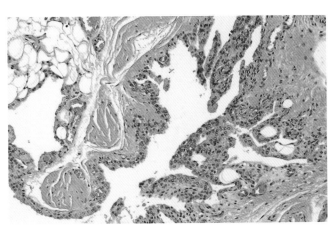

图11.30 猴子的滑膜增生。滑膜形成叶状和乳头状突起。H&E

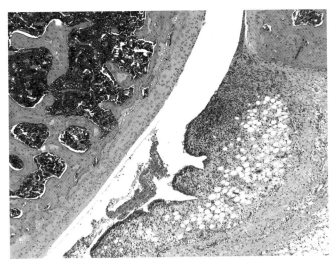

图11.31 大鼠股胫关节炎。关节腔内有纤维素性渗出物，滑膜囊有炎细胞浸润。来自其他器官的脓毒性栓子可导致关节炎。H&E

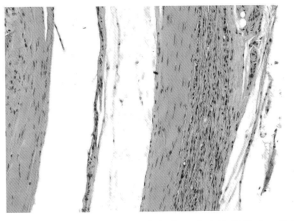

图11.32 猴子腱鞘增厚伴成纤维细胞和胶原增多。这些病变可被金属蛋白酶抑制剂诱导。H&E

## 11.4　皮肤和脂肪组织

### 11.4.1　皮肤

尽管皮肤表面积大，暴露于各种各样的有毒物质，但皮肤向来是抵御损害的有效屏障。在安全性评价研究中，皮肤的病变最常见于涉及皮肤的给药途径。包括局部用药以及皮内、皮下和肌内注射。这些用药途径可能会造成一定程度的与操作相关的病变，应与受试物相关的病变明确区分。此外，常见与溶媒相关的病变，例如油基溶媒和佐剂，应与受试物的效应明确区分。

皮肤刺激性试验常规用于可能接触人类皮肤的局部应用药物和化学物质，但动物模型与人类的相关性备受争议。最常用于这些研究的物种是兔、老鼠和猪。猪被认为在皮肤结构上与人类最相似。对临床表现如发红、增厚和水肿进行评分，猪是常规用于活体试验的动物。半定量评分系统用于在进行大体和显微研究时进行分级。兔耳郭、无毛小鼠的皮肤和猕猴的面部皮肤常用于检测氯痤疮。伤口愈合模型也用于不同条件下对不同类型伤口的评估。最近开发的模型包括研究分子途径的转基因小鼠和大鼠[51, 52]。豚鼠通常用作致敏模型。

为了准确地评价局部应用或注射给药研究的效应，应清楚辨认给药部位以确保剖检时正确取样。组织学方案的设计应保证切片组织始终来自处理部位的中心，必要的话可制作多张切片进行检查。

大体上，皮肤是由表皮、真皮和附件结构组成的。对皮肤的影响可以是刺激性或毒性、直接或间接，可能累及皮肤的一个或多个组成部分。皮肤毒性可通过受试物的局部或全身给药而诱导出现，或由受试物本身或代谢产物引起。皮肤的代谢能力强，因此病变可由皮肤局部或全身产生的有毒代谢产物引起。免疫介导或光毒性引发的皮肤毒性较罕见。抗生素导致的叶酸代谢改变而诱发溃疡或免疫抑制剂引发的病毒性乳头状瘤等继发性效应也可见到。

皮肤对损伤的反应多种多样，通常包括以下一种或多种过程：炎症、变性和增生。皮肤常见的组织学改变包括角化过度、水肿、充血、炎症、糜烂、溃疡和坏死。可能发生的增生性改变是纤维化、表皮增生和附属器增生。表皮和皮肤附属器增生可能是再生性的，继发于炎症或退行性过程，或是由引起上皮细胞复制增加的受试物诱导，如表皮生长因子的直接反应。

与全身和皮肤给药相关的改变包括以下内容：
- 角化过度
- 色素沉着紊乱
- 炎症/溃疡/囊泡和变性等表皮/附属器的病变
- 氯痤疮
- 增生——表皮/附属器
- 萎缩——表皮/附属器
- 中毒性表皮坏死松解症
- 黄瘤
- 乳头状瘤、角化棘皮瘤、鳞状细胞癌、基底细胞肿瘤

皮下组织：
- 胶原增多/纤维化
- 炎症
- 纤维肉瘤
- 脂肪瘤或脂肪肉瘤
- 血管瘤/血管肉瘤

角化过度，表现为角化层增厚，可单独发生或作为一系列改变的一部分出现。角化过度是皮肤对微小刺激的一种保护性反应，常见于局部用药研究中刮毛皮肤的未接触药物的区域。角化不全时角化层含有细胞核，见于上皮更新加快的情况下。锌缺乏引起猪角化不全。

表皮色素沉着可由外源性物质蓄积引起，单独蓄积或与内源性物质形成复合物，或由于内源性色素合成增加和积聚所致。金属银可导致人类和啮齿类动物皮肤呈灰色。大鼠给予β-胡萝卜素后可出现皮毛橙色变。二甲苯钠，是包括洗发水在内的一些日化产品的成分，可使大鼠皮肤棕色变[53]。胆色素过多是造成动物患黄疸的原因。一些化合物，包括激素和乙内酰脲衍生物，可刺激黑色素生成，造成

色素沉着（图11.33a，b）。黑素细胞内黑素体的大小和分布以及酪氨酸酶的活性水平均可影响色素沉着的程度[54]。检测酪氨酸酶活性的免疫组化染色可用来识别黑素细胞。

有报道指出血小板聚集抑制剂pd89454可导致犬正常皮肤出现色素减退，超微结构显示黑素小体的形成和（或）黑化受阻[55]。卡麦角林是一种多巴胺受体激动剂，与犬的皮肤变色相关，机制可能是对黑素细胞刺激激素产生了抑制[56]。仓鼠在给予环氧角鲨烯环化酶抑制剂后毛皮褪色变灰[57]。脱色剂如维甲酸和黑素细胞毒性药物如半胱胺基酚与人类的

色素脱失相关。

多种不同类化合物可诱导表皮和（或）附属器的炎症和退行性改变。这些变化包括炎症、糜烂、溃疡、水疱和结痂。直接刺激可发生于局部应用酸性或碱性药物之后。

毛囊炎和皮肤炎症可由多种化合物诱导。与这些变化相关的生物制剂有ErbB受体抑制剂、酪氨酸激酶抑制剂和细胞因子如IL-2（图11.34）[58]。皮肤的淋巴组织细胞炎症，在组织学上通常以毛囊为中心。如果毛囊受到特异性地影响，毛囊炎常进展为毛囊退化并随后发生萎缩。

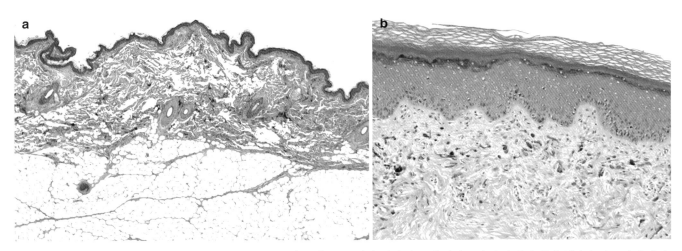

图11.33　a．食蟹猴色素沉着过度。真皮内见大量色素聚集。b．食蟹猴色素沉着过度。真皮内见大量的黑素细胞，有些含大的黑素体。H&E

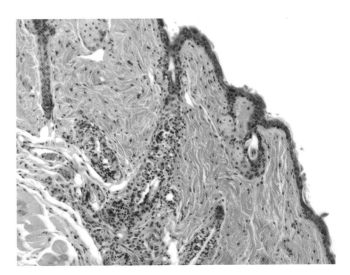

图11.34　大鼠皮肤，毛囊炎。炎症细胞主要是巨噬细胞和淋巴细胞，浸润于退化的毛囊和附属器。许多生物制剂包括生长因子抑制剂可诱导类似的变化。H&E

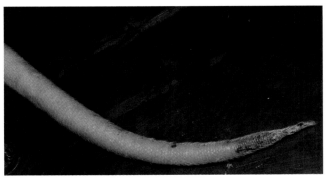

图11.35　大鼠尾尖坏死，表现为发黑和皱缩。引起血管收缩的受试物可引起实验动物尾尖和耳尖的此类变化。H&E

一些物种的外耳边缘以及啮齿类动物尾尖的变性和坏死可见于引起血管收缩的受试物，如麦角类化合物（图11.35）。博来霉素可引起犬的脱发、足垫溃疡和指甲缺失，其机制可能是通过有丝分裂的作用[59]。阿昔洛韦与核苷类似物也有类似的效应[60, 61]。

在动物模型中，化合物如2，3，7，8-四氯二苯并-对-二噁英（TCDD）和其他卤代芳烃化合物可诱发氯痤疮，表现为大的角化囊肿。这些囊肿由毛囊和皮脂腺发展而来，其导管发生鳞状上皮化生，因角蛋白的累积造成堵塞和萎缩（图11.36和11.37）[18]。

某些受试物可导致各种附属器增生。皮脂腺增生与使用雄激素和雄激素的促进剂如柠檬醛和L-精氨酸有关[62]。润肤剂如油酸乙醇胺可引起啮齿类动物的皮肤炎症伴表皮和皮脂腺增生[63]。

免疫介导的人类皮肤毒性可见于使用许多抗生素之后，包括磺胺和氨苄青霉素。磺胺过敏也可见于犬[64]。磺胺类药物被生物活化为亚硝基代谢物，结合蛋白形成加合物，可能引起易感个体抗体介导的免疫反应[64]。

对人类来说，光毒性发生由某些药物诱导出现，包括四环素、磺胺类药物和氯丙嗪。安全性研究很难对此进行预测。喹诺啉衍生物则与大鼠和牛的光变应性反应有关。

多种化合物，包括抗癌药物、铊、硒和卤化烃，以毛囊为靶标导致脱发。抗癌药物如阿霉素、长春新碱和环磷酰胺由于其抗有丝分裂活性，可影响毛发生长期。普萘洛尔、汞、铊和抗凝血剂，以及许多其他药物，可导致毛囊静止期延长。皮质类固醇激素可导致表皮变薄、毛囊生长停滞和附属器萎缩（图11.38）。糖皮质激素已被证明可以降低上皮细胞分裂率和成纤维细胞生长率，但机制尚不清楚。易受摩擦的区域，如在激素吸入研究中，啮齿类动物鼻子周围是脱毛的常见部位（作者个人观察）。性激素和溴隐亭也会造成啮齿类动物的脱毛。

博来霉素可引起大鼠皮脂腺萎缩，伴皮肤增厚和色素沉着[65]（图11.39）。仓鼠的胁部器官，含大的皮脂腺（胁腺），为雄激素依赖性，在阉割后可部分萎缩。

给予猴子、兔高胆固醇饮食可诱导皮肤黄瘤[66]。表现为真皮内出现泡沫样巨噬细胞聚集和胆固醇结晶，有时有轻度淋巴细胞浸润（图11.40）。

人类中毒性表皮坏死松解症与许多药物如青霉素和苯妥英相关。组织学上见弥漫性严重的表皮坏死和真皮表皮交界处裂隙和水疱。类似的病变已见于经磺胺类、青霉素和寄生虫药如噻苯咪唑处理的犬[67]。

表皮增生可继发于皮肤刺激症或退行性病变，或原发于受试物的直接效应。增殖可继发于受试物对其他系统的影响，如激素干扰。环氧角鲨烯环化酶抑制剂诱导仓鼠和犬的鳞状上皮增生和真皮炎症，以及犬的毛囊炎，导致毛囊萎缩[57, 68]。表皮生长因子和生长

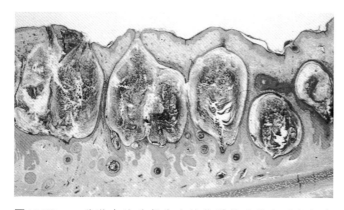

图11.36　一种潜在的致氯痤疮的物质导致的兔耳郭氯痤疮。皮脂腺毛囊有明显扩张，内含角质碎屑。被覆上皮显示棘层肥厚和角化过度。可见皮脂腺缺损。H&E（经Springer Science + Business Media B.V许可[18]）

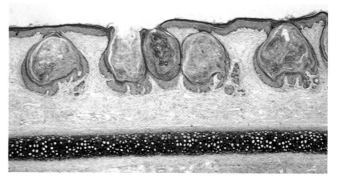

图11.37　与图11.36相同的条件，但使用较低剂量的致氯痤疮的物质。毛囊轻微扩张伴被覆上皮棘层肥厚和角化过度。H&E（经 Springer Science + Business Media B.V许可[18]）

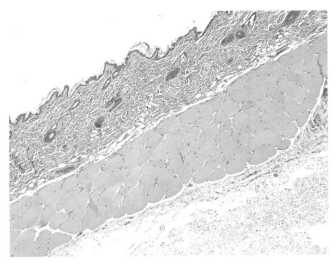

**图11.38** 经类固醇处理后大鼠皮肤的静止期毛囊增多。许多化合物，包括类固醇，可引起这种变化。H&E

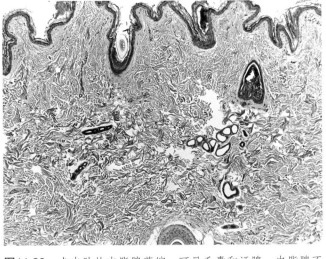

**图11.39** 犬皮肤的皮脂腺萎缩。可见毛囊和汗腺，皮脂腺不明显。H&E

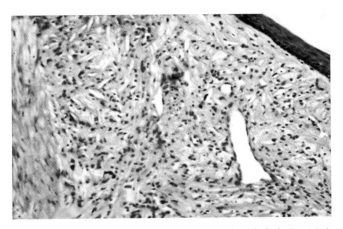

**图11.40** 接受高胆固醇饮食的猴子皮肤黄瘤。真皮内的胆固醇结晶和泡沫样巨噬细胞是这种病变的特征。H&E（经 Springer Science + Business Media B.V[18]许可使用）

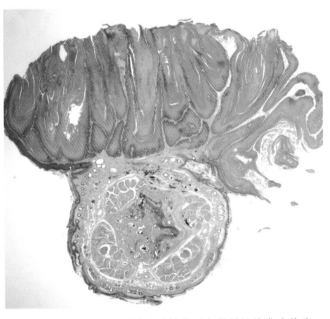

**图11.41** 给予甲基亚硝基脲的转基因小鼠尾巴的乳头状瘤。分支状间质突起被覆增生的鳞状上皮是这种肿瘤的特征。可见明显的角化。H&E

激素与原发性上皮增生或棘层肥厚相关。组织学上，表现为表皮增厚伴细胞层数增多和棘细胞数量增多。生长激素也可使真皮内胶原含量升高。

多种遗传毒性化合物，包括二噁英和多环芳烃，可引起上皮增生和皮肤肿瘤。这些肿瘤包括乳头状瘤、鳞状细胞癌和其他上皮性肿瘤（图11.41和11.42）。一阶段和二阶段致癌模型可用于检测皮肤致癌物。接触性皮肤致癌物的致癌作用的生物检定首

选小鼠，也可使用其他啮齿类动物[69]。

皮肤和皮下注射常导致与受试物本身性质相关的病变。蛋白质皮下注射常引起皮下组织一定程度的急性或肉芽肿性炎症和（或）肉芽肿。生长激素皮下注射造成真皮内胶原的局部增多，不伴有炎症（图11.43）。皮下注射油基溶媒导致皮下脂肪肉芽肿，有时伴有皮下筋膜坏死和脓肿形成（图11.44，11.45a、b）。通过这种方式处理的大鼠也可以在肺部（作者个人观

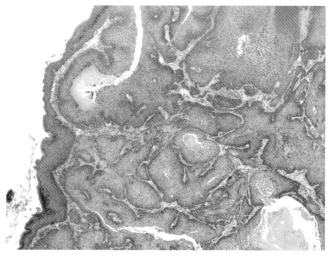

**图11.42** 给予甲基亚硝基脲的转基因小鼠皮肤的鳞状细胞癌。巢状和片状的分化良好的鳞状上皮侵犯至真皮。H&E

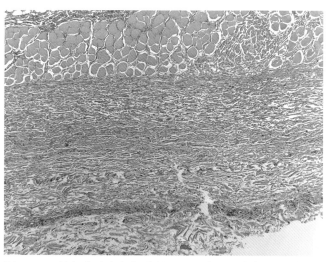

**图11.43** 局部给予生长促进剂后大鼠皮肤的真皮胶原增多。许多化合物可引起这种变化，通过直接的增殖效应，或继发于炎症之后。H&E

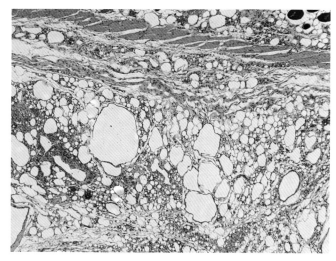

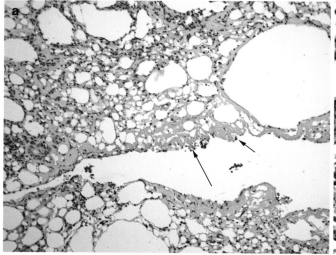

**图11.44** 大鼠注射油基溶媒后的皮下脂肪肉芽肿。真皮和皮下组织见许多大小不等的脂肪空泡，伴皮下巨噬细胞浸润。H&E

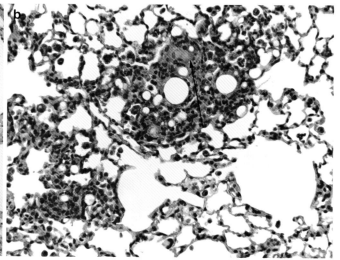

**图11.45** a. 大鼠皮下注射油基溶媒后。皮下组织出现变性，表现为均质嗜酸性，细胞外观模糊（箭头所示）（H&E）。b. 大鼠皮下注射油基溶媒后肺的脂肪肉芽肿。大小不等的脂质空泡周围包绕着巨噬细胞和暗棕色色素巨噬细胞，一个异物巨细胞明显可见（箭头所示）。H&E

察）和腹膜腔发生脂肪肉芽肿，其机制不完全清楚[70]。

皮下结缔组织的炎症和增生可发生在给予金属蛋白酶抑制剂处理之后的人和动物。这些药物可引起犬皮下组织的纤维发育异常，以血管周围肌纤维母细胞增殖为特征[47]。博来霉素与大鼠真皮胶原的增多有关[65]。血栓素受体拮抗剂可诱导犬某些器官，包括皮下组织的多灶性肉芽肿[71]。

过氧化物酶体增殖物相关受体（PPAR）激动剂与几种类型的肿瘤的发展有关。刺激脂肪生成，继而释放刺激间充质细胞和血管内皮细胞增殖的细胞因子和生长因子，被认为是诱发这些肿瘤的机制[72]。与PPARα和γ-激动剂相关的小鼠皮肤/皮下组织血管瘤样增生、血管瘤和血管肉瘤的发生已有报道。其中，曲格列酮，已被证明能增加小鼠离体内皮细胞的存活率而对人类没有这种作用[73]。普瑞巴林是一种γ-羟基丁酸（GABA）抑制剂，也能诱导小鼠血管肉瘤，可能是通过生长因子刺激内皮细胞增殖而起作用[74]。小鼠对这些肿瘤诱导剂的易感性可能是由于其内皮细胞增殖的背景水平高于人类和大鼠[75]。啮齿类动物的皮下纤维肉瘤也与PPAR-γ和双α-/γ-激动剂相关[76]。

皮下植入多种类型的物质，包括塑料，可引起一些物种包括人类的皮下间质肿瘤[77]。肿瘤的发展可能取决于植入体的物理特性。与微芯片相关的肿瘤在犬和一些啮齿类动物如B6C3F1小鼠、F344大鼠中已有记录（图11.46）[78, 79]。未分化的多形性肉瘤和纤维肉瘤是微芯片和植入物相关肿瘤中最常见的诊断类型。注射一些致癌物质如多环碳氢化合物和非致癌物质如高分子右旋糖酐和疫苗，也可诱导间质肿瘤。

### 11.4.2 脂肪组织

脂肪组织的诱发性病变包括以下几种：

- 脂肪组织增加
- 脂肪组织减少
- 棕色脂肪组织转变为白色脂肪组织
- 白色脂肪组织转变为棕色脂肪组织
- 炎症/坏死
- 脂肪瘤/脂肪肉瘤

在安全性评价研究中，脂肪组织最常见的变化是数量上的增多或减少。其效应可能是原发的也可能是继发的。

体内脂肪的增多可以与饮食相关。拟交感神经药物、低温和缺氧可刺激棕色脂肪，因机体对能源的需求增加导致其增生[80]。曲格列酮能使棕色脂肪增加，白色脂肪减少。

脂肪组织的非特异性减少常见于摄食量减少时，可能与一些药物包括抗糖尿病及减肥治疗药物如GLP-1肽激动剂相关。降胆固醇药物通过对脂质代谢的影响，造成体内脂肪的减少。重组人瘦素可造成C57BL／6小鼠棕色和白色脂肪萎缩。

摄入PPAR-γ和α-/γ-双激动剂通常与脂肪组织的改变相关。这种化合物可引起棕色脂肪转化为白色脂肪，组织学上表现为棕色脂肪细胞的小泡转化为大泡（图11.47a，b）。生长激素可引起类似的转变。白色脂肪转化的棕色脂肪在组织学上可见脂肪细胞出现微小空泡，呈现棕色脂肪样外观，这也与PPAR-γ和α-/γ-双激动剂相关（图11.48a，b）。棕色脂肪的炎症，有时是β₃受体激动剂和PPARs诱导的病变。

啮齿类动物的局灶性脂肪坏死可以是腹部脂肪组织的一种自发性病变，通常是由于局部脂肪组织绞窄造成的。大体上这些表现为腹部脂肪出现坏死脂肪细胞的黄色结节，也见于附睾脂肪垫，但较少。在包括大鼠在内的一些物种中，脂肪坏死可通过给予维生素E缺乏饮食而诱导。

PPAR-γ和α-/γ-双激动剂可诱导啮齿类动物脂肪瘤、脂肪肉瘤和血管脂肪瘤，后者包括增殖的脂肪细胞和血管内皮细胞。对白色脂肪细胞和间充质细胞的直接刺激作用是其可能的机制[76]。这些软组织肿瘤的诊断标准和建议使用的术语已经发布[72]。与酚妥拉明和α-肾上腺素相关的垫伏脂肪瘤增多已有报道，被认为是一种放大的药理作用的结果[81]。间质肿瘤，主要是纤维肉瘤，也可由PPAR-γ和α-/γ-双激动剂诱导[76, 82]。脂肪组织内间充质细胞的增生伴炎症和纤维化是诱导这些肿瘤的机制[83]（图11.49）。

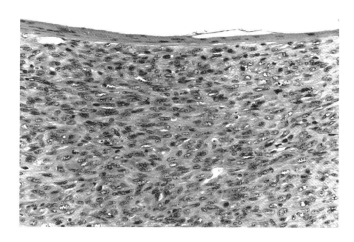

图11.46 大鼠皮下纤维肉瘤。肿瘤围绕植入体发生，植入体与肿瘤之间有薄的纤维组织包膜。肿瘤细胞类似于成纤维细胞，细胞核为大椭圆形或梭形、胞浆嗜酸性和细胞膜界限不清。H&E

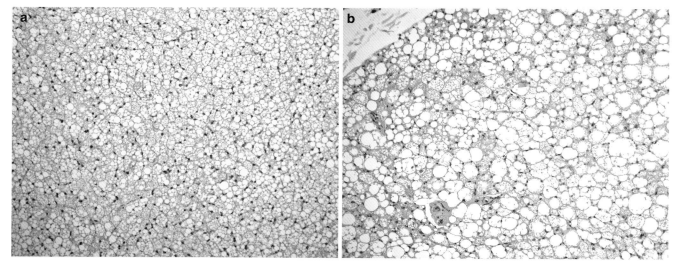

图11.47 a．大鼠的正常肩胛间棕色脂肪组织。b．大鼠的棕色脂肪组织转化。可见大泡型和小泡型脂肪细胞。这种变化可能是因为适应性改变或由于对脂肪细胞受体的直接作用导致。PPARs常与这种变化有关。H&E

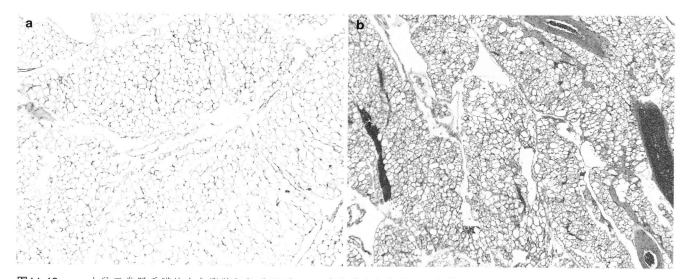

图11.48 a．大鼠正常肠系膜的白色脂肪组织（H&E）。b．大鼠的白色脂肪组织转化。可见大泡型和小泡型脂肪细胞，呈现棕色脂肪的外观。β受体激动剂可能与这种变化有关。H&E

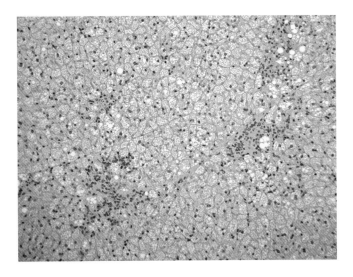

**图11.49** 大鼠棕色脂肪组织嗜酸性变和炎症。这些组织比正常组织嗜酸性增强，伴局灶性空泡化和炎症。炎症细胞主要是淋巴细胞

（王晓雅　译，刘克剑　校）

# 参考文献

1. Valentine BA, Hermanson JW. Pathology methods in nonclinical neurotoxicity studies: evaluation of muscle. In: Bolon B, Butt MT, editors. Fundamental neuropathology for pathologists and toxicologists. Hoboken: John Wiley and Sons; 2011. p. 239–52.

2. Alleva FR, Haberman BH, Slaughter LJ, Balazs T. Muscular degeneration in rats after postnatal treatment with 6-mercaptopurine. Drug Chem Toxicol. 1981;4:133–46.

3. Alleva FR, Slaughter LJ, Abraham AA, Balazs T. Further studies on 6-mercaptopurine-induced muscle atrophy in rats, mice, and hamsters treated as neonates. Pediatr Pharmacol (New York). 1984;4:39–48.

4. Alleva FR, Slaughter LJ, Abraham AA, Balazs T. Toxicological studies with 6-mercaptopurine in neonates. Toxicol Ind Health. 1986;2:11–23.

5. Westwood FR, Bigley A, Randall K, Marsden AM, Scott RC. Statin-induced muscle necrosis in the rat: distribution, development, and fi bre selectivity. Toxicol Pathol. 2005;33:246–57.

6. Westwood FR, Scott RC, Marsden AM, Bigley A, Randall K. Rosuvastatin: characterization of induced myopathy in the rat. Toxicol Pathol. 2008;36:345–52.

7. Pettersen JC, Pruimboom-Brees I, Francone OL, Amacher DE, Boldt SE, Kerlin RL, et al. The PPAR alpha agonists fenofi brate and CP-778875 cause increased beta oxidation, leading to oxidative injury in skeletal and cardiac muscle in the rat. Toxicol Pathol. 2012;40:435–47.

8. Teravainen H, Larsen A, Hillbom M. Clofi brate-induced myopathy in the rat. Acta Neuropathol. 1997;39:135–8.

9. Okada M, Inoue Y, Ube M, Sano F, Ikeda I, Sugimoto J, et al. Skeletal muscle susceptibility to clofi brate induction of lesions in rats. Toxicol Pathol. 2007;35:517–20.

10. Okada M, Sano F, Ikeda I, Sugimoto J, Takagi S, Sakai H, et al. Fenofi brate-induced muscular toxicity is associated with a metabolic shift limited to type-1 muscles in rats. Toxicol Pathol. 2009;37:517–20.

11. Clarke JT, Karpati G, Carpenter S, Wolfe LS. The effect of vincristine on skeletal muscle in the rat. A correlative histochemical, ultrastructural and chemical study. J Neuropathol Exp Neurol. 1972;31:247–66.

12. Karpati G, Carpenter S, Clarke JT, Wolfe LS. Experimental vincristine myopathy—a histochemical, ultrastructural and biochemical study. J Neuropathol Exp Neurol. 1971;30:137.

13. Haschek WM, Rousseaux CG, Wallig MA. Cardiovascular and skeletal muscle systems; section III. In: Fundamentals of toxicologic pathology. London: Elsevier; 2010. p. 365–76.

14. Doroshow JH, Tallent C, Schechter JE. Ultrastructural features of adriamycin-induced skeletal and cardiac muscle toxicity. Am J Pathol. 1985;118:288–97.

15. Sims LD, Glastonbury JRW. Skeletal muscle. In: Pathology of the pig. Bendigo: Pig Research and Development Corporation; 1996. p. 284.

16. Velasco W, Finol HJ, Marquez A. Toxic and neurogenic factors in chloroquine myopathy fi bre selectivity. J Submicrosc Cytol Pathol. 1995;27:451–7.

17. Greaves P. Musculoskeletal system. In: Histopathology of preclinical safety studies. Philadelphia: Elsevier; 2012. p. 157–206.

18. Gopinath C, Prentice DE, Lewis DJ. The musculoskeletal system and skin. In: Atlas of experimental toxicological pathology. Lancaster/Boston: MTP Press; 1987. p. 156–66.

19. Krinke G, Schaumburg HH, Spencer PS, Thomann P, Hess R. Clioquinol and 2,5-hexanedione induce different types of distal axonopathy in the dog. Acta Neuropathol. 1979;47:213–21.

20. Juntunen J, Teravainen H, Eriksson K, Larsen A, Hillbom M. Peripheral neuropathy and myopathy. An experimental study of rats on alcohol and variable dietary thiamine. Virchows Arch A Pathol Anat Histol. 1979;383:241–52.

21. Schuschereba ST, Bowman PD, Vargas JA, Johnson TW, Woo FJ, McKinney L. Myopathic alterations in extraocular muscle of rats subchronically fed pyridostigmine bromide. Toxicol Pathol. 1990;18:387–95.

22. Beermann DH, Liboff M, Wilson DB, Hood LF. Effects of exogenous thyroxine and growth hormone on satellite cell and myonuclei populations in rapidly growing rat skeletal muscle. Growth. 1983;47:426–36.

23. Montgomery CA. Muscle diseases. In: Benirschke K, Garner FM, Jones TC, editors. Pathology of laboratory animals. New York: Springer; 2013. p. 821–87.

24. Adolfsson J. Time dependence of dipyridamole-induced increase in skeletal muscle capillarization. Arzneimittelforschung. 1986;36:1768–9.

25. Grasedyck K. D-penicillamine—side effects, pathogenesis and decreasing the risks. Z Rheumatol. 1998;47 Suppl 1:17–9.

26. Laskowski MB, Dettbarn WD. The pharmacology of experimental myopathies. Annu Rev Pharmacol Toxicol. 1977;17:387–409.

27. Mastaglia FL. Adverse effects of drugs on muscle. Drugs. 1982; 24:304–21.

28. Kirkpatrick CJ, Alves A, Kohler H, Kriegsmann J, Bittinger F, Otto M, et al. Biomaterial-induced sarcoma: a novel model to study preneoplastic change. Am J Pathol. 2000;156: 1455–67.

29. Maenza RM, Pradhan AM, Sunderman Jr FW. Rapid induction of sarcomas in rats by combination of nickel sulfi de and 3,4-benzpyrene. Cancer Res. 1971;31:2067–71.

30. Haschek WM, Rousseaux CG, Wallig MA. Bones and joints. San Diego: Elsevier; 2010. p. 411–50.

31. Patyna S, Arrigoni C, Terron A, Kim TW, Heward JK, Vonderfecht SL, et al. Nonclinical safety evaluation of sunitinib: a potent inhibitor of VEGF, PDGF, KIT, FLT3, and RET receptors. Toxicol Pathol. 2008;36:905–16.

32. Renkiewicz R, Qiu L, Lesch C, Sun X, Devalaraja R, Cody T, et al. Broad-spectrum matrix metalloproteinase inhibitor marimastatinduced musculoskeletal side effects in rats. Arthritis Rheum. 2003;48:1742–9.

33. Hall AP, Westwood FR, Wadsworth PF. Review of the effects of anti-angiogenic compounds on the epiphyseal growth plate. Toxicol Pathol. 2006;34:131–47.

34. Frazier K, Thomas R, Scicchitano M, Mirabile R, Boyce R, Zimmerman D, et al. Inhibition of ALK5 signaling induces physeal dysplasia in rats. Toxicol Pathol. 2007;35:284–95.

35. Price PA, Williamson MK, Haba T, Dell RB, Jee WS. Excessive mineralization with growth plate closure in rats on chronic warfarin treatment. Proc Natl Acad Sci U S A. 1982;79: 7734–8.

36. Takahashi M, Yoshida M, Inoue K, Morikawa T, Nishikawa A. Age-related susceptibility to induction of osteochondral and vascular lesions by semicarbazide hydrochloride in rats. Toxicol Pathol. 2010;38:598–605.

37. Brechbiel JL, Ng JM, Curran T. PTHrP treatment fails to rescue bone defects caused by Hedgehog pathway inhibition in young mice. Toxicol Pathol. 2011;39:478–85.

38. Yabe K, Satoh H, Ishii Y, Jindo T, Sugawara T, Furuhama K, et al. Early pathophysiologic feature of arthropathy in juvenile dogs induced by ofl oxacin, a quinolone antimicrobial agent. Vet Pathol Online. 2004;41:673–81.

39. Kashida Y, Kato M. Toxic effects of quinolone antibacterial agents on the musculoskeletal system in juvenile rats. Toxicol Pathol. 1997;25:635–43.

40. Kawahara T, Shimokawa I, Tomita M, Hirano T, Shindo H. Effects of caloric restriction on development of the proximal growth plate and metaphysis of the caput femoris in spontaneously hypertensive rats: microscopic and computer-assisted image analyses. Microsc Res Tech. 2002;59:306–12.

41. Wang LH, Fu Y, Shi YX, Wang WG. T-2 toxin induces degenerative articular changes in rodents: link to Kaschin-Beck disease. Toxicol Pathol. 2011;39:502–7.

42. Lewis DN, Nyska A, Johnson K, Malarkey DE, Ward S, Streicker M, et al. 2-Butoxyethanol female-rat model of hemolysis and disseminated thrombosis: X-ray characterization of osteonecrosis and growth-plate suppression. Toxicol Pathol. 2005;33:272–82.

43. Kantner I, Erben RG. Long-term parenteral administration of 2-hydroxypropyl-beta-cyclodextrin causes bone loss. Toxicol Pathol. 2012;40:742–50.

44. Highman B, Roth SI, Greenman DL. Osseous changes and osteosarcomas in mice continuously fed diets containing diethylstilbestrol or 17 beta-estradiol. J Natl Cancer Inst. 1981;67:653–62.

45. Vahle JL, Long GG, Sandusky G, Westmore M, Ma YL, Sato M. Bone neoplasms in F344 rats given teriparatide [rhPTH(1–34)] are dependent on duration of treatment and dose. Toxicol Pathol. 2004;32:426–38.

46. Jolette J, Wilker CE, Smith SY, Doyle N, Hardisty JF, Metcalfe AJ, et al. Defi ning a noncarcinogenic dose of recombinant human parathyroid hormone 1–84 in a 2-year study in Fischer 344 rats. Toxicol Pathol. 2006;34:929–40.

47. Westwood R, Scott RC, Somers RL, Coulson M, Maciewicz RA. Characterization of fi brodysplasia in the dog following inhibition of metalloproteinases. Toxicol Pathol. 2009;37:860–72.

48. Alspaugh MA, Van Hoosier GLJ. Naturally-occurring and experimentally-induced arthritides in rodents: a review of the literature. Lab Anim Sci. 1973;23:722–42.

49. Kashida Y, Kato M. Characterization of fl uoroquinoloneinduced Achilles tendon toxicity in rats: comparison of toxicities of 10 fl uoroquinolones and effects of anti-infl ammatory compounds. Antimicrob Agents Chemother. 1997;41:2389–93.

50. Kato M, Takada S, Kashida Y, Nomura M. Histological examination on Achilles tendon lesions induced by quinolone antibacterial agents in juvenile rats. Toxicol Pathol. 1995;23:385–92.

51. Tkalcevic VI, Cuzic S, Brajsa K, Mildner B, Bokulic A, Situm K, et al. Enhancement by PL 14736 of granulation and collagen organization in healing wounds and the potential role of egr-1 expression 2. Eur J Pharmacol. 2007;570:212–21.

52. Tkalcevic VI, Cuzic S, Parnham MJ, Pasalic I, Brajsa K. Differential evaluation of excisional non-occluded wound healing in db/ db mice 1. Toxicol Pathol. 2009;37:183–92.

53. National Toxicology Program. NTP toxicology and carcinogenesis studies of technical grade sodium xylenesulfonate (CAS No. 1300-72-7) in F344/N rats and B6C3F1 mice (dermal studies). Natl Toxicol Program Tech Rep Ser. 1998;464:1–272.

54. Wojcinski ZW, Andrews-Jones L, Aibo DI, Dunstan R. Skin. In: Sahota PS, Popp JA, Hardisty JF, Gopinath C, editors. Toxicologic pathology. Boca Raton: CRC Press; 2013. p. 831–93.

55. Walsh KM, Gough AW. Hypopigmentation in dogs treated with an inhibitor of platelet aggregation. Toxicol Pathol. 1989;17:549–53.

56. Gobello C, Castex G, Broglia G, Corrada Y. Coat colour changes associated with cabergoline administration in bitches. J Small Anim Pract. 2003;44:352–4.

57. Funk J, Landes C. Histopathologic fi ndings after treatment with different oxidosqualene cyclase (OSC) inhibitors in hamsters and dogs. Exp Toxicol Pathol. 2005;57:29–38.

58. Brown AP, Dunstan RW, Courtney CL, Criswell KA, Graziano MJ. Cutaneous lesions in the rat following administration of an irreversible inhibitor of erbB receptors, including the epidermal growth factor receptor. Toxicol Pathol. 2008;36:410–9.

59. Ito K, Handa J, Mori M, Ezura H, Kumagai M, Suzuki A, et al. Toxicity test of bleomycin oil suspension. Chronic toxicity in beagle dogs (author's translation). Jpn J Antibiot. 1980;33: 29–72.

60. Szczech GM, Tucker Jr WE. Nail loss and footpad erosions in beagle dogs given BW 134U, a nucleoside analog. Toxicol Pathol. 1985;13:181–4.

61. Tucker Jr WE, Krasny HC, de Miranda P, Goldenthal EI, Elion GB, Hajian G, et al. Preclinical toxicology studies with acyclovir: carcinogenicity bioassays and chronic toxicity tests. Fundam Appl Toxicol. 1983;3:579–86.

62. Yin YR, Bai L, Wang F. Mechanism of L-arginine-induced sebaceous gland hyperplasia in rats. Di Yi Jun Yi Da Xue Xue Bao. 2005;25:766–8.

63. National Toxicology Program. Toxicology and carcinogenesis studies of oleic acid diethanolamine condensate. Natl Toxicol Program Tech Rep Ser. 1999;481:1–198.

64. Lavergne SN, Danhof RS, Volkman EM, Trepanier LA. Association of drug-serum protein adducts and anti-drug antibodies in dogs with sulphonamide hypersensitivity: a naturally occurring model of idiosyncratic drug toxicity 1. Clin Exp Allergy. 2006;36:907–15.

65. Mountz JD, Downs Minor MD, Turner R, Thomas MB, Richards F,

Pisko E. Bleomycin-induced cutaneous toxicity in the rat: analysis of histopathology and ultrastructure compared with progressive systemic sclerosis (scleroderma). Br J Dermatol. 1983;108:679–86.

66. Armstrong ML, Mathur SN, Sando GN, Megan MB. Lipid metabolism in xanthomatous skin of hypercholesterolemic rabbits. Am J Pathol. 1986;125:339–48.

67. Scott DW, Wolfe MJ, Smith CA, Lewis RM. The comparative pathology of non-viral bullous skin diseases in domestic animals. Vet Pathol. 1980;17:257–81.

68. Pyrah IT, Kalinowski A, Jackson D, Davies W, Davis S, Aldridge A, et al. Toxicologic lesions associated with two related inhibitors of oxidosqualene cyclase in the dog and mouse. Toxicol Pathol. 2001;29:174–9.

69. Lynch D, Svoboda J, Putta S, Hofl and HE, Chern WH, Hansen LA. Mouse skin models for carcinogenic hazard identifi cation: utilities and challenges. Toxicol Pathol. 2007;35:853–64.

70. Ramot Y, Ben-Eliahu S, Kagan L, Ezov N, Nyska A. Subcutaneous and intraperitoneal lipogranulomas following subcutaneous injection of olive oil in Sprague–Dawley rats. Toxicol Pathol. 2009;37:882–6.

71. Westwood FR, Duffy PA, Malpass DA, Jones HB, Topham JC. Disturbance of macrophage and monocyte function in the dog by a thromboxane receptor antagonist: ICI 185,282. Toxicol Pathol. 1995;23:373–84.

72. Hardisty JF, Elwell MR, Ernst H, Greaves P, Kolenda-Roberts H, Malarkey DE, Mann PC, Tellier PA. Histopathology of hemangiosarcomas in mice and hamsters and liposarcomas/fi brosarcomas in rats associated with PPAR agonists. Toxicol Pathol. 2007;35:928–41.

73. Kakiuchi-Kiyota S, Vetro JA, Suzuki S, Varney ML, Han HY, Nascimento M, et al. Effects of the PPAR gamma agonist troglitazone on endothelial cells in vivo and in vitro: differences between human and mouse. Toxicol Appl Pharmacol. 2009;237:83–90.

74. Lyrica. INN-Pregabalin; 2012. http://www.ema.europa.eu/ docs/en_GB/document_library/EPAR_-_Scientifi c_Discussion/human/000546/WC500046600.pdf .

75. Ohnishi T, Arnold LL, Clark NM, Wisecarver JL, Cohen SM. Comparison of endothelial cell proliferation in normal liver and adipose tissue in B6C3F1 mice, F344 rats, and humans. Toxicol Pathol. 2007;35:904–9.

76. Pruimboom-Brees IM, Francone O, Pettersen JC, Kerlin RL, Will Y, Amacher DE, Boucher GG, Morton D. The development of subcutaneous sarcomas in rodents exposed to peroxisome proliferators agonists: hypothetical mechanisms of action and de-risking attitude. Toxicol Pathol. 2012;40:810–8.

77. Morgan RW, Elcock M. Artifi cial implants and soft tissue sarcomas. J Clin Epidemiol. 1995;48:545–9.

78. Le CS, Perron-Lepage MF, Burnett R. Subcutaneous microchipassociated tumours in B6C3F1 mice: a retrospective study to attempt to determine their histogenesis. Exp Toxicol Pathol. 2006;57:255–65.

79. Tillmann T, Kamino K, Dasenbrock C, Ernst H, Kohler M, Morawietz G, et al. Subcutaneous soft tissue tumours at the site of implanted microchips in mice. Exp Toxicol Pathol. 1997;49: 197–200.

80. Nagase I, Sasaki N, Tsukazaki K, Yoshida T, Morimatsu M, Saito M. Hyperplasia of brown adipose tissue after chronic stimulation of beta 3-adrenergic receptor in rats. Jpn J Vet Res. 1994;42:137–45.

81. Poulet FM, Berardi MR, Halliwell W, Hartman B, Auletta C, Bolte H. Development of hibernomas in rats dosed with phentolamine mesylate during the 24-month carcinogenicity study. Toxicol Pathol. 2004;32:558–66.

82. Long GG, Reynolds VL, Dochterman LW, Ryan TE. Neoplastic and non-neoplastic changes in F-344 rats treated with Naveglitazar, a gamma-dominant PPAR alpha/gamma agonist. Toxicol Pathol. 2009;37:741–53.

83. Glinghammar B, Berg AL, Bjurstrom S, Stockling K, Blomgren B, Westerberg R, et al. Proliferative and molecular effects of the dual PPAR alpha/gamma agonist tesaglitazar in rat adipose tissues: relevance for induction of fi brosarcoma. Toxicol Pathol. 2011;39:325–36.

# 12 眼和耳

## 12.1 眼

眼是一个复杂的器官，具有独特的解剖、功能和生理特点，使其容易产生一些高度特异性的病理变化。此外，最近几十年人类寿命延长，特别是发达国家，年龄相关性疾病的发病率升高，如黄斑变性和青光眼，使得这些疾病的治疗需求增加。因为视觉障碍对生活质量和独立生活有严重影响，并对各个国家政府的卫生系统造成高额成本的负担，特异性靶向新药和治疗方法因此有所发展。

眼对药物递送的很多独特障碍，促进了眼部给药新技术的发展[1]。眼局部给药后的生物利用度小于5%，且目前只有眼前节的疾病可以通过这种途径给药。其他的给药方式对眼后节的治疗是必要的。

免疫豁免状态是眼的特征之一；角膜和晶状体缺乏血管，视网膜含光敏性色素；睫状体，产生房水并维持血-房水屏障[2]。形成血-眼屏障的结构包括睫状体和视网膜色素上皮层及上皮间的紧密连接复合体、无窗孔的毛细血管和外流泵。眼组织中，特别是视网膜和脉络膜另一个不寻常的特征是含有高浓度的锌[3]。

了解眼的独有特征，对理解和解释实验动物的药物相关性眼部病变并评价这些模型对人类安全性评价的使用价值是至关重要的。在安全性研究中，任何潜在的毒性作用必须得到确定和认真解释。熟悉每一个实验动物物种的解剖和生理特征，对恰当的研究设计和物种选择并确保检查的准确性及对检查结果做出正确解释也很有必要[2, 4]。毒性病变和自发性病变与动物物种、品系和年龄有关[5]。

啮齿类动物中常用于安全性试验的品系患有白化病并且缺乏眼部色素。因此不适合用来评价通过结合黑色素而引起眼毒性的化合物。犬的脉络膜存在可反光的脉络膜照膜，但人类或其他常见种属的实验动物则没有。人类和非人灵长类动物的视网膜中有致密斑和中央凹，可能成为外源性物质的潜在靶标；灵长类动物的常规眼部切片应包括这些区域。非人灵长类常被用于眼的研究，因为其眼的解剖和生理与人类最为相似。

做眼部毒性评价需要谨慎选择检查方法和进行这些检查的适当时机[6]。最近可视化、图像化和电生理技术的发展使得活体观察的可能性升高[7, 8]。这些技术包括荧光血管造影、视网膜电图、共聚焦激光扫描检眼镜和谱域光学相干层析成像，其中一些技术已经应用于安全性评价研究中[2]。

剖检中采集标本要仔细，固定液要适当，可使用Davidson固定液[9]，最好使用标准的标本修切规程，这对制作优质的眼组织切片都是必需的[5, 10]。检眼镜检查所有可能见到的与处理因素相关的病变应取材包含在眼组织切片中并进行显微镜检查。眼周结构检查可包括哈氏腺、泪腺、睑板腺和瞬膜腺，可根据不同的物种进行选择。

与其他器官或组织相比，眼的诱发性改变较罕见。局部或全身使用外源性物质可导致病变发生。全身给药时，药物可直接或通过代谢产物作用于眼部。眼部病变也可继发于睑板腺或泪腺的毒性病变，所以这些部位也应进行镜下评价。

Draize试验，是多种药品和化学品的法规性试验，是在眼部进行的一种安全性评价试验，用于评价潜在刺激性。动物选择为兔，因为其对眼的刺激物具有较高的敏感度。Draize试验涉及外源性物质在眼部的局部应用，使用标准化的术语和分级方案来评价临床和肉眼检查结果。Draize试验需采用超量药物以确保刺激性不会被错失，越来越多的修订方案或替代方法被用以代替Draize实验[11, 12]。

除了传统的给药途径如全身和局部用药，特殊的技术如眼内植入和结膜下、球后、球周和玻璃体内注射途径也被采用，以保证药物更好地靶向输送到眼的特定区域。然而，这些技术中很多会导致给药途径相关的病变，在安全性评价研究中必须明确鉴别是这类病变还是与受试物相关的病变。各种疗法，包括寡核苷酸、纳米粒子、微粒和干细胞使用都正在开发中，以用于这些途径的眼内治疗。眼内注射也通常是类固醇和免疫抑制剂（如环孢素A）的给药途径，用于治疗黄斑变性。

渗透促进剂如表面活性剂和防腐剂用于提高角膜渗透性。高度亲脂性化合物的角膜穿透性较好。这些药物的监管要求取决于特定因素包括给药途径、全身暴露和其他变量[13]。

### 12.1.1 角膜

角膜是一种无血管结构，由被覆上皮细胞层、无细胞的胶原前弹力膜（灵长类动物特有的）和厚的透明基质组成。上皮层（由外到内）由鳞状细胞、翼状细胞和基底上皮细胞组成，后者覆盖在基底膜上。间质内含有特化的角膜基质细胞，外层为后弹力膜。

角膜的透明度对光的穿透必不可少，取决于它的相对性脱水，由液体通过角膜内皮细胞产生的压力梯度泵入前房来维持。因此，即便液体略有增加也会导致其透明度下降。角膜缺乏血管的特性、胶原和非胶原成分的排列和基质的角膜基质细胞对其透明度的保持也很重要。

几种诱导性改变可发生于角膜：

• 矿化
• 空泡化
• 脂质沉积
• 角膜炎（炎症、水肿、糜烂、溃疡、纤维化、新生血管）
• 上皮增生、上皮化生
• 萎缩
• 乳头状瘤、鳞状细胞癌

矿化可能是老龄啮齿类动物的一种自发性病变，也可能继发于炎症，由受损组织的钙盐沉积导致。角膜矿化也可能是高钙血症而出现的原发病变，可由维生素D类似物引起。组织学上，在上皮基底膜和上皮下角膜基质可见多灶性矿物质沉积（图12.1）。这些矿物质沉积可引起相邻间质的轻度炎症反应。

双亲性阳离子药物如氯苯丁胺和伊普吲哚引起角膜上皮细胞空泡化。这些空泡在电镜下显示磷脂的多层体特征。在作者的实验室，经一种新型抗肿瘤药物处理后食蟹猴角膜基底层上皮细胞空泡化曾有记载（图12.2）。电子显微镜下角膜可见大的胞浆空泡[14]。

角膜脂质沉积表现为角膜基质中出现胆固醇结晶，有或无泡沫状巨噬细胞，可发生于犬、豚鼠和兔。可自发或通过高脂饮食诱导[15]。

角膜炎可以原发或继发。原发性角膜炎往往是由于刺激性药物或化学物质与角膜直接接触所致。

偶然暴露于多种工业化学品，包括各种溶剂、洗涤剂或气体，可引起人和动物的角膜刺激症状。此外，系统性应用外源性物质（或其代谢物）可以通过泪液分泌而产生局部刺激作用。

摄入麻醉性镇痛药或麻醉时间延长，特别在眼睑打开的情况下，可导致继发于泪液生成受损和眨眼缺乏的角膜干燥。如果泪腺或睑板腺的功能受影响，常导致由于泪液产生减少而出现的继发性角膜炎。泪液生成减少可通过Schirmer试验来监测。

全身给药的化合物吸收后也可以直接或通过代谢产物导致非刺激性角膜改变。尽管机制可能不同，病理改变却相似，如果病变严重或是慢性病变，往往表现为角膜混浊。组织学上，如果是轻度刺激，可见角膜炎伴极少到轻微的中性粒细胞浸润，结膜也常受累（图12.3）。如果刺激时间较长或程度更严重，则炎症明显表现为弥漫性、显著的中性粒细胞浸润及角膜增生。

角膜也可发生角质化、糜烂和溃疡，伴中性粒细胞碎片和结痂（图12.4）。长时间的炎症、纤维化和新生血管形成，可引起明显的角膜上皮细胞和角膜基质增生，临床表现为角膜浑浊（图12.5）。角膜的上皮细胞增生，波及一个或多个类型的角膜细胞，由于长时间的刺激，可发展为皮肤鳞状上皮化生和角质化。

丙二醛作为前列腺素合成过程中的代谢产物，可导致大鼠和小鼠的角膜炎症[16]。EP₄，一种前列腺素E₂受体的激动剂，局部给药可引起刺激性和角膜新生血管形成，其机制可能是通过炎症介质和直接作用于血管内皮细胞导致新生血管形成[17]。紫外线照射引起小鼠角膜混浊，组织学上可见角膜基质细胞缺失、角膜基质变薄、角膜炎和纤维化[18]。

某些包括赖氨酸、色氨酸、维生素A和锌在内的营养素缺乏与不伴有明显炎症过程的新生血管形成有关，但炎症可能发生于早期阶段[12, 19]。

角膜上皮细胞含高浓度的乙酰胆碱，这有助于维持房水流动。一些有机磷农药（例如敌敌畏）通过其胆碱酯酶抑制作用引起角膜炎和结膜炎。这引起乙酰胆碱的积聚，导致角膜水肿和炎症。表皮生长因子受体（EGFR）抑制剂可引起犬的角膜水肿、糜烂、炎症和溃疡。

镉可引发孕鼠重度角膜水肿。电镜下，可见明显的线粒体肿胀以及角膜内皮细胞内镉-喹啉复合物

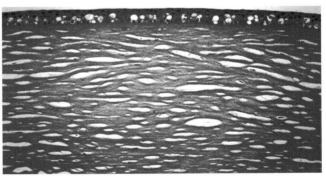

图12.2 猴子经抗肿瘤药物处理后角膜上皮细胞空泡化。空泡局限于基底细胞。H&E（经 Springer Science + Business Media B.V许可[14]）

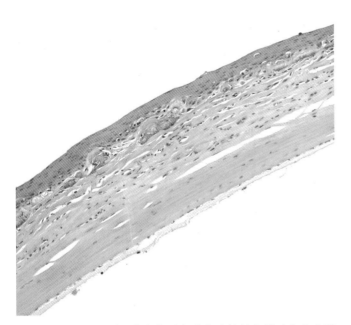

图12.1 给予维生素D类似物后大鼠的多灶性角膜矿化和角膜炎。角膜显示基底膜内多灶性矿物质沉积和其下基质的轻度中性粒细胞炎症。H&E

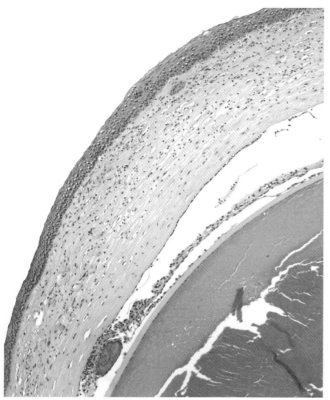

**图12.3** 短期研究中小鼠的角膜炎和营养不良性矿化。角膜上皮细胞增生致原有结构丧失。角膜基质可见新生血管形成和中性粒细胞浸润，伴虹膜局部矿物质沉积。H&E

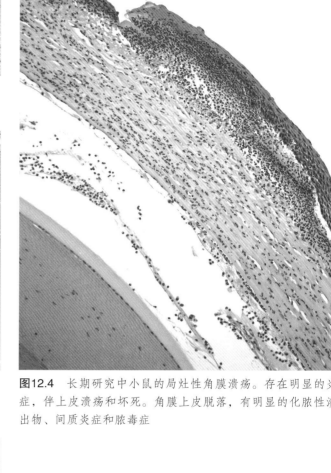

**图12.4** 长期研究中小鼠的局灶性角膜溃疡。存在明显的炎症，伴上皮溃疡和坏死。角膜上皮脱落，有明显的化脓性渗出物、间质炎症和脓毒症

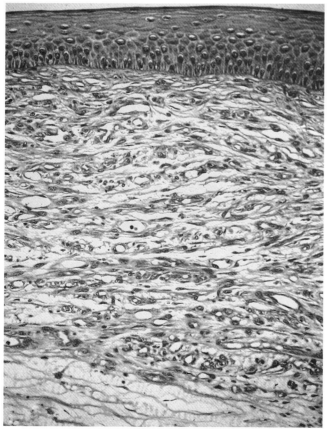

**图12.5** 给予犬一种新型抗痉挛药物后的角膜血管化。病变伴随干燥性角结膜炎发生，特点是间质内出现新生血管和成纤维细胞。可见少量炎细胞浸润，被覆上皮细胞正常。H&E（经Springer Science + Business Media B.V许可[14]）

和空泡。这意味着由于对线粒体的原发毒性作用引起了泵和屏障功能的障碍[20]。

角膜上皮的增生一般继发于炎症或刺激性病变，但也可能是外源性物质的原发作用。重组人表皮生长因子（rhEGF）可引发食蟹猴的弥漫性角膜增生[21]。

表皮生长因子抑制剂和血管内皮生长因子抑制剂影响角膜上皮细胞的复制，导致一些实验物种的角膜萎缩（图12.6）。组织学上，角膜变薄，细胞层数较对照组少。有的只有两或三层扁平细胞存留，多边形细胞层和基底细胞层完全丧失。轻度中性粒细胞浸润有时与上皮萎缩相关。犬的角膜萎缩和溃疡已由抑制氧化鲨烯环化酶的新的降血脂药物诱发，机制可能是

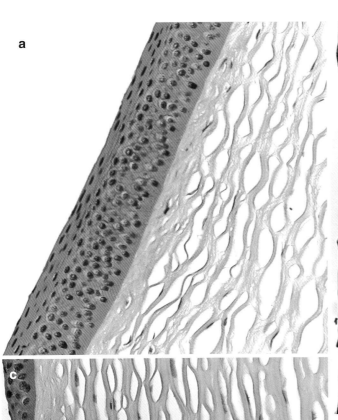

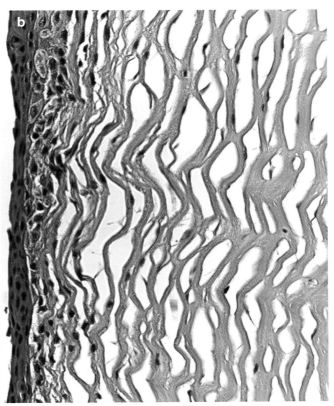

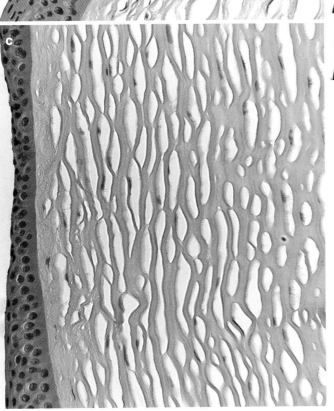

图12.6　a. 对照组犬的正常角膜上皮，包括共5~7层细胞，依次为鳞状、翼状和基底细胞。H&E。b. 角膜上皮局灶性萎缩，由2~3层鳞状上皮细胞组成，其他细胞层缺失。角膜萎缩可由血管内皮生长因子（VEGF）抑制剂和表皮生长因子受体（EGFR）抑制剂等药物引起（H&E）。c. 可见局灶性角膜上皮萎缩，全层均有部分细胞缺失。与萎缩区相对可见下部的正常角膜上皮。H&E

对角膜上皮分化的抑制[22]。另一种降胆固醇药物，三苯乙醇引起的类似改变已有报道[23]。

在短期研究中，4-羟苯（基）丙酮酸双（加）氧酶（4-hppd）抑制剂，如苯吡唑草酮，由于使酪氨酸水平增加，引起大鼠和犬的轻微角膜刺激症，伴角膜炎和角膜浑浊[24]。在致癌性研究中，大鼠的眼角膜乳头状瘤和鳞状细胞癌已有记载，这似乎是一种种属特异性现象（作者个人观察）。

### 12.1.2 视网膜

视网膜在结构和功能上高度复杂，由10层功能密切相关的特化细胞组成。主要的分层（从内向外）是神经纤维层、节细胞层、内网层、内核层、外网层和外核层，后者被覆有感光层。感光细胞有很高的能量需求。视网膜色素上皮细胞（RPE），位于感光层和脉络膜之间，对视网膜的功能必不可少。RPE和视网膜血管内皮细胞紧密连接在一起，形成血 - 视网膜屏障。

虽然在常规石蜡包埋、H&E染色的切片中视网膜的成分容易识别，如需观察细胞形态更精细的细节则要用塑料包埋的半薄切片。

药物相关性的视网膜病变的几种类型：
- 变性或萎缩
- 色素沉积
- 磷脂质沉积症

- 视网膜母细胞瘤或畸胎瘤
- 视神经盘水肿

视网膜变性或萎缩与各种环境和生理因素有关，不同物种、年龄和品系间的差别很大[25]。白化动物的眼对光高度敏感，持续暴露在荧光灯下可发生渐进性视网膜变性，在安全性研究中顶端笼架中小鼠可见。虽然含色素的眼对光不太敏感但猕猴和食蟹猴也可以表现出与光有关的视网膜病变。视网膜变性也可继发于眼的另一个区域或结构的损伤（如青光眼，眼压高导致视网膜损伤及随后的萎缩）或继发于由多种因素引起的全眼炎，在这些病例中病变可累及部分或全部眼球结构。

视网膜的变化可由多种药物和化学物质，以及营养缺陷和代谢紊乱引起。视网膜病变可以根据病原体的性质（例如：营养性、年龄相关的、诱发性）分类，但有时可能涉及多种因素，例如：光会加剧中毒性视网膜病变。

眼毒性化合物大致可分为主要影响感光细胞或节细胞的化合物，以及影响RPE的化合物[26]。犬的脉络膜照膜萎缩是种属特异性，如果病变局限在这个区域，通常认为是与人类不相关的。乙胺丁醇、乙硫氮和一些具有金属螯合性能的化合物以这一区域为靶标（可能是由于照膜的锌浓度高），导致照膜细胞内杆状结构断裂。组织学上可见明显的细胞变性和部分或完

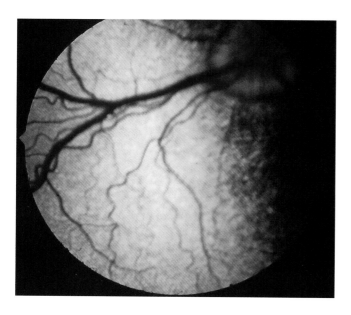

图12.7 犬的检眼镜检查可见视网膜变性。表现为脉络膜照膜弥漫性变性，呈现颗粒状的外观

全缺损，各层均可能会受累（图12.7和12.8）。

不同的化合物通过不同机制以视网膜的不同分层的细胞为靶标。乙胺丁醇在体内和体外引起大鼠的视网膜神经节细胞空泡化，可能是通过干扰线粒体或溶酶体活化造成的[27, 28]。阿霉素通过抑制慢转运引起轴索肿胀和坏死。谷氨酸引起啮齿类动物节细胞的肿胀和坏死[29]。

饮食中缺乏维生素K和降低维生素K依赖性凝血因子水平的药物，可导致大鼠眼内出血（有时继发视网膜脱离）[14]。羟基吡啶硫堇可引起犬照膜的局部出血和视网膜脱离。

视网膜的外核层和感光层通常被认为是最容易受到毒性影响的部位。作为抗癫痫药物的GABA抑制剂（如氨己烯酸）导致大鼠的外核层解体和人类的视觉障碍[30, 31]。氟喹诺酮类药物引起猫的视网膜损伤和失明；检眼镜下可发现高剂量的恩氟沙星造成的视网膜血管变薄和缺损，组织学上可见视网膜色素沉积和累及外核层和感光层的视网膜变性[32, 33]。

在自发的和药物相关性视网膜变性中，外层都是最常受到影响的。有时，外层完全缺失，而内层保持完整（图12.9~12.11）。只以外核层为靶标的情况很少。在作者的实验室，曾观察到经给予一种新型抗肿瘤化合物致猴视网膜内核层的空泡化（图12.12）。外层和内层有时都受到影响，伴视网膜变薄；内层和外层的残余细胞形成单一的细胞条带

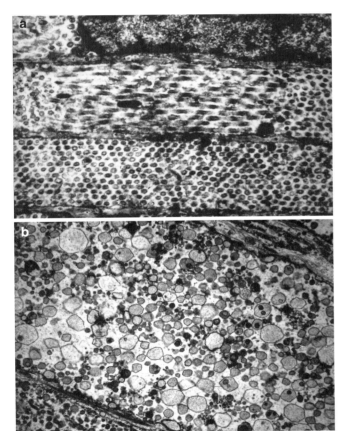

图12.8　a．犬眼的正常的脉络膜照膜。可见细胞排列整齐。照膜细胞中充满电子致密度高的杆状结构（透射电镜）。b．给予犬螯合性化合物，脉络膜照膜明显变性。可见细胞肿胀和正常排列结构丧失。杆状结构的数量减少并肿胀。透射电子显微镜（经Springer Science + Business Media B.V许可[14]）

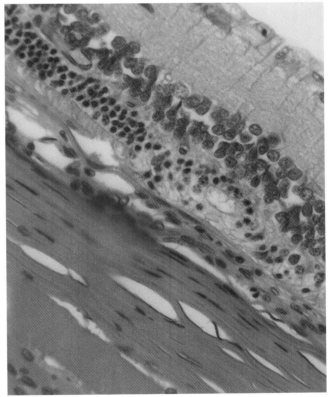

图12.9　大鼠经螯合性化学物质处理后的视网膜变性。外核层局灶性结构紊乱伴细胞缺失，可见多个凋亡细胞

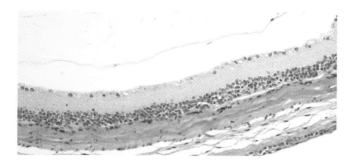

图12.10 长毒研究中小鼠的视网膜萎缩。内核层基本完好，外核层、外网层及视杆和视锥细胞层缺失。这种变化可以是自发或药物诱导性的，外核层更常受累。H&E

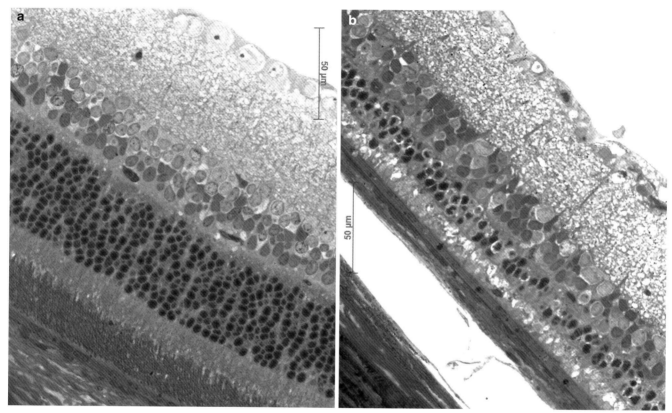

图12.11 a. 来自对照组大鼠的标本，正常组成的全层视网膜细胞（树脂切片，甲苯胺蓝染色）。b. 用药组大鼠，很明显外核层细胞中度缺失，并可见细胞肿胀、凋亡和变性。外网层和视锥、视杆细胞几近缺如（半薄切片，甲苯胺蓝染色）

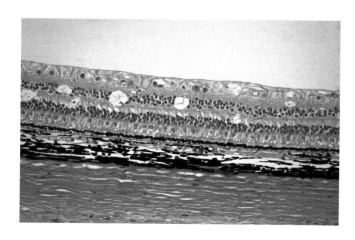

图12.12 视网膜的空泡变性，主要累及外核层，来自给予抗肿瘤化合物的猴标本。H&E（经 Springer Science + Business Media B.V许可[14]）

（图12.13）。N-乙基-N-亚硝基脲（ENU）单次腹腔注射后引起小鼠视网膜变性，可见外核层和感光层细胞缺失[34]。双亲性阳离子药物如氯喹可造成视网膜的磷脂质沉积症。患有磷脂质沉积症的大鼠，在甲苯胺蓝染色的半薄切片中，RPE、视神经细胞和Muller细胞内可见特征性的板层小体。

在有色素物种，RPE的黑色素成分防止视网膜萎缩，也使RPE成为结合黑色素的化合物的潜在靶标。RPE的变化被认为是反映了这些细胞继发于其他视网膜分层的退行性改变的吞噬活性，所以这些细胞的脂褐素含量可随年龄增加，并发生自发或诱发性变性。多种化合物包括铅、萘和草酸盐被认为主要通过RPE影响视网膜[35]。

全身给药后影响RPE的化合物可引起色素增加、胞浆内聚积、肥大、增生和视网膜色素细胞变性。RPE细胞的增生和化生，以及视网膜后膜和胶样体的形成，也可继发于细胞毒性损伤（图12.14）[35]。毒性可导致纤维组织增生、巨噬细胞聚集和视网膜下间隙出血（图12.15）。

有文献记载6-氨基烟酰胺可造成兔RPE空泡化，并伴睫状体和虹膜上皮细胞肿胀。这些病变可能是由于烟酰胺缺乏所致，因为摄入烟酰胺可阻止眼部病变的发展[36]。细胞周期蛋白依赖性激酶抑制剂可诱导多种属动物的视网膜萎缩，引起外层视网膜损伤，以及猴RPE的色素细胞聚集[37、38]。

三苯乙醇可影响Muller细胞和RPE。因药物对具特殊极性的脂类的亲和性不同，以此可以解释为何在不同的靶细胞群病变表现有差异[12]。

眼肿瘤的发生，包括视网膜母细胞瘤和畸胎瘤，可由眼内注射病毒、干细胞和各种化学品，包括亚硫化镍和亚硝基脲诱导发生（图12.16和12.17）。

在安全性评价研究中，视神经乳头水肿少见（图12.18）。自发性视神经乳头水肿通常与颅内压相关。在给予三甲基乙酸的猴和给予水杨酰苯胺的犬中已

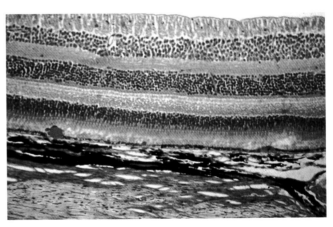

**图12.14** 非人灵长类动物视网膜色素上皮（RPE）细胞肿胀。可见Bruch膜上有疣状小体形成（玻璃膜疣）。H&E

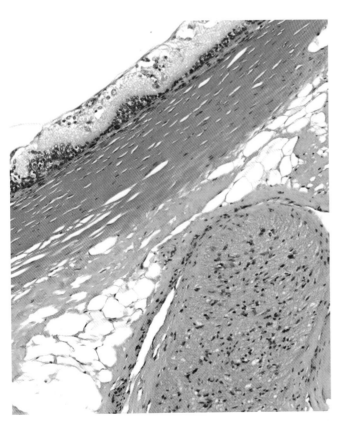

**图12.13** 13周给药研究，大鼠严重的视网膜变性。视网膜各层均受累，内核层和外核层的残余细胞形成一个单一的、不规则条带。H&E

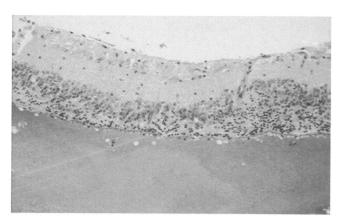

图12.15 大鼠给予维生素K缺乏饮食后视网膜下出血。视网膜脱落，伴外核层和感光层萎缩。H&E（经Springer Science＋Business Media B.V许可使用[14]）

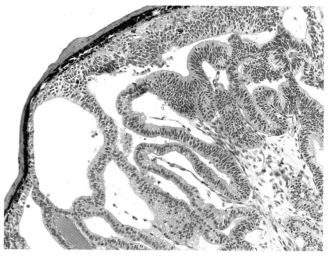

图12.16 大鼠的视网膜母细胞瘤。视网膜结构紊乱、增生，形成多层褶皱和突起。细胞呈柱状，核椭圆形或梭形。存在轻微的多形性及大小不一的细胞核。这种肿瘤可由眼内注射多种药物，包括亚硝基脲、病毒和干细胞引起。H&E

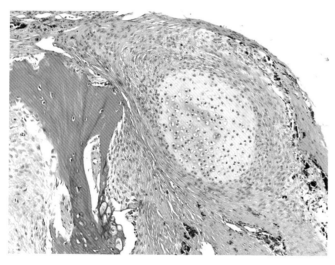

图12.17 大鼠眼部畸胎瘤，正常结构被一个大的多种来源的肿物所替代。肿瘤内可见类似软骨、骨和神经组织的区域，伴多灶性色素沉积。与图12.16所示的肿瘤一样，这种肿瘤可与多种药物眼内注射相关。H&E

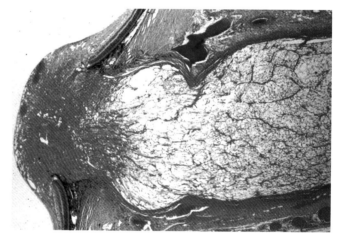

图12.18 视神经乳头水肿，犬眼，发生在一种新型农药全身给药后。肿胀的视神经乳头突入后房，伴视神经严重肿胀、水肿和空泡化。H&E（经Springer Science ＋ Business Media B.V许可使用[14]）

有描述[14, 39]。β，β′亚氨基二丙腈全身给药后的犬、豚鼠和猴，由于神经丝蛋白的大量聚积可引起视神经乳头水肿[40]。在人类这种病变与乙二醇、铅和萘啶酸等药物有关。由于代谢途径的不同，甲醇可导致灵长类动物的视神经乳头水肿，而不会导致其他物种的这种病变[14]。

### 12.1.3 葡萄膜

葡萄膜由脉络膜、虹膜和睫状体组成。它为眼内结构提供了大部分血液供应，睫状体产生房水。房水引流入角膜虹膜角内的巩膜静脉窦，如若受阻可导致眼内压升高和青光眼。

可影响葡萄膜的几种药物相关性改变：

• 葡萄膜炎
• 睫状体内物质沉积或空泡化
• 虹膜色素沉着
• 青光眼

在实验动物中，药物相关性虹膜炎症少见。虹膜和睫状体内淋巴细胞浸润被视为食蟹猴的自发性病变。啮齿类动物的这种炎症通常继发于眼前房的炎症。由EP4激动剂局部给药可引起犬睫状体和虹膜的淋巴浆细胞浸润[17]。在作者实验室，一种抗病毒药物诱导出狒狒的葡萄膜炎，伴睫状体淋巴浆细胞浸润（图12.19）。在人类，药物引起的葡萄膜炎与磺胺类药物、利福平和抗病毒药物西多福韦等相关。虹膜炎、充血和出血，伴水肿可见于给予6-氨基烟酰胺的兔[36]。在作者实验室，曾记载给予猴一种新型抗癌药物后睫状体出现细胞空泡化和肿胀，主要影响色素细胞（图12.20和12.21）[14]。

前列腺素类，尤其是拉坦前列素，与人类和猕猴的虹膜色素沉着增加有关，导致虹膜明显的变黑，有时出现色素上皮囊肿[41-43]。这种色素沉着是由于黑色素合成增多的结果。透射电子显微镜显示基质内细胞外色素沉着和成纤维细胞、黑素细胞和小梁内皮细胞内的细胞内色素沉着[43]。

长期摄入或暴露于银可导致不同种属动物眼出现银颗粒沉积，包括人类和大鼠。在大鼠，银蓄积在睫状体和Bruch膜内[44]。

影响过滤功能和引起房水积聚的化合物可导致青光眼（图12.22）。局部应用地塞米松可引起大鼠的青光眼。局部抗胆碱能或拟交感扩张滴剂、三环类抗抑郁药、单胺氧化酶抑制剂、抗组胺剂、抗帕金森病药物及抗精神病药物都有诱发人类青光眼的潜

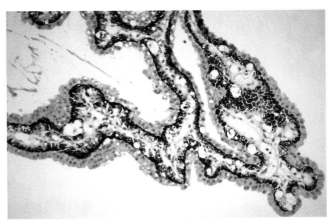

图12.20 给予某新型抗癌药物后猴眼睫状体的轻微空泡化。空泡大部分见于色素细胞内。H&E（经 Springer Science + Business Media B.V许可使用[14]）

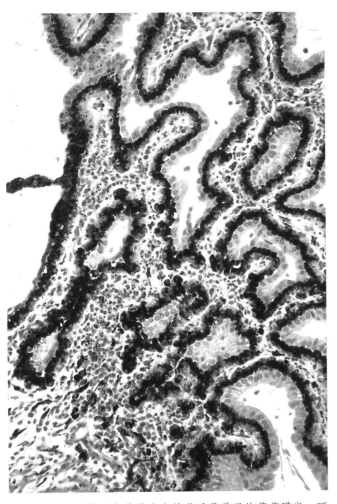

图12.19 一种抗病毒药物全身给药后狒狒眼的葡萄膜炎。可见睫状体内明显的炎细胞浸润。H&E（经 Springer Science + Business Media B.V许可使用[14]）

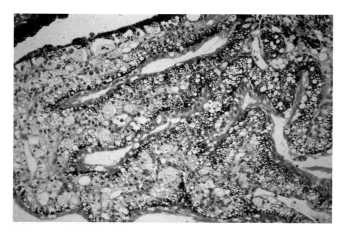

图12.21 猴接受了高剂量的与图12.20所示相同的受试物后晶状体可见明显空泡化和肿胀。H&E（经 Springer Science + Business Media B.V许可使用[14]）

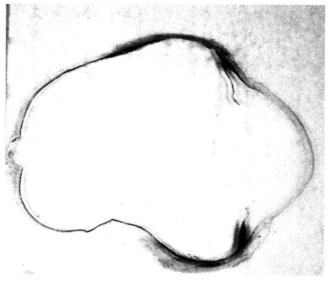

图12.22 犬眼的青光眼。眼球明显畸形，伴角膜突出和虹膜后的后房膨出

在特性，影响易感人群。

### 12.1.4 晶状体

晶状体结构简单，主要由纤维组成。这些纤维的肿胀、空泡化和变性可能继发于晶状体纤维的断裂和液化，以及Morgagnian小体的形成（图12.23～12.25）。如果病变严重，晶状体可能会出现变形和塌陷，随后钙化。大多数退行性晶状体改变与白内障的形成有关，这在活体上出现晶状体浑浊。晶状体的无血管特性和晶状体囊的抗渗性一般可防止炎症反应的发生，但晶状体囊破裂可导致炎症和纤维化。

某些化合物可引起眼部其他的结构紊乱、色素沉着、肥大和晶状体上皮增生，有时继发于眼部其他结构的炎性改变（图12.26和12.27）。4-二乙胺基乙氧基-α-甲基二苯甲醇引起大鼠晶状体上皮的增生性变化，可进展为白内障，继而发生角膜炎和虹膜睫状体炎[45]。

多种药物和受试物，包括金属、糖、降血脂药物和吗啡样化合物，通过各种机制发挥作用，与人类和实验动物白内障的发生相关。高剂量的糖如木糖和葡萄糖可导致白内障。这是由于晶状体纤维内糖醇形成和渗透压改变的结果。药物如链脲佐菌素，用于诱导糖尿病实验模型，引起继发于血糖升

高的白内障，继而醛糖还原酶升高，导致晶状体内山梨醇的形成。作为模拟人类老年性白内障病变的动物模型，萘诱导的大鼠白内障，可因使用醛糖还原酶抑制剂而减轻病变，机制可能是通过抑制萘二氢二醇转化为1，2-二羟基萘[46, 47]。N-甲基-N-亚硝基脲（MNU）可致大鼠白内障[48]，伴随晶状体内几种α-氨基酸及谷胱甘肽水平的降低[49]。

长期服用类固醇导致人类白内障的形成。大鼠敏感性较低，但泼尼松龙局部或全身给药偕同单次辐照可诱导棕色挪威大鼠的白内障，伴晶状体纤维变性和Y-缝解离[50, 51]。

一些降血脂药物可诱发实验动物和人类的白内障。出现胆固醇合成受损，晶体膜功能紊乱，或两者都被累及[52]。羟甲基戊二酰（HMG）-CoA还原酶抑制剂如洛伐他汀可导致犬的白内障[53, 54]。三苯乙醇引起大鼠和人类的白内障，由于胆固醇合成的抑制和脂质的聚积，导致晶状体肿胀和断裂[23]。在大鼠，这些白内障的组织学特点是水肿性改变、晶状体纤维变性、上皮细胞增殖和小泡性脂类聚积[55]。环氧角鲨烯环化酶抑制剂引起小鼠、犬和仓鼠的白内障，早期病变表现为晶状体纤维肿胀和变性[22, 52, 56]。氯喹和伊普吲哚等通过溶酶体内药物-脂质复合物的形成造成白内障。

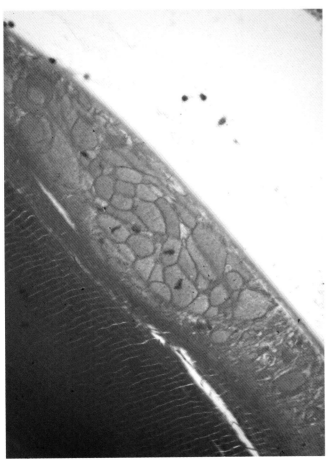

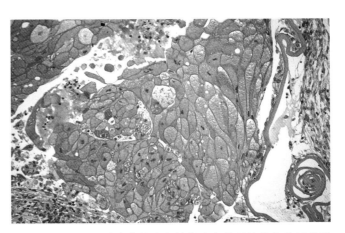

**图12.24** 一种新型除草剂全身给药后大鼠眼的晶状体纤维严重肿胀、破裂和变性。H&E（经 Springer Science + Business Media B.V许可使用[14]）

**图12.23** 用除草剂处理后大鼠的晶状体。局灶性被囊下纤维中度肿胀，失去正常结构。H&E

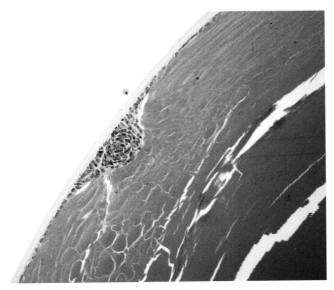

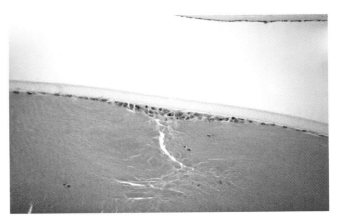

**图12.26** 大鼠晶状体上皮增生。晶状体上皮显示被囊下上皮细胞局灶性增生。一些增生的细胞中含有大的色素颗粒。H&E

**图12.25** 大鼠局灶性晶状体上皮细胞肥大和增生。晶状体上皮细胞肥大和色素沉积，伴轻微增生和上皮结构紊乱。H&E

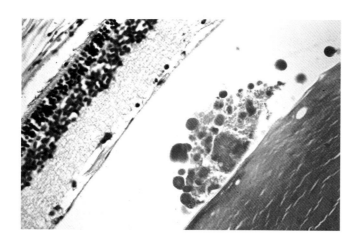

图12.27　啮齿类动物位于视网膜和晶状体之间的玻璃样小体。H&E

## 12.1.5　哈氏腺

哈氏腺是某些物种特有的，包括大鼠、小鼠和仓鼠。性别差异明显，雌性的哈氏腺卟啉含量较高。雌性和雄性均可通过激素摄入，雄性可通过去势调节这种哈氏腺卟啉的含量。高泌乳素血症，与多巴胺拮抗剂相关，可增加小鼠哈氏腺的卟啉含量。β-肾上腺素和硫酸阿托品，通过抑制分泌增加大鼠哈氏腺卟啉的含量[57]。局部刺激和胆碱能药物可促进哈氏腺分泌，导致特征性的血泪症。

老年动物的哈氏腺可发生炎症、变性和腺泡萎缩等背景病变（图12.28）。这些病变与眶内出血有关，在过去一直也认为与涎泪腺炎病毒相关。有记载磷酸二酯酶抑制剂可导致泪腺炎[58]。抗胆碱酯酶药物可引起哈氏腺萎缩，组织学上表现为胞浆空泡减少、管腔扩张和单个细胞坏死增加[14]。重组人表皮生长因子可引起大鼠的腺泡肥大和增生，伴细胞核大小不一和区域性棕色色素沉积[59]。

辐射和多种药物可引起啮齿类动物增生性和肿瘤性病变。多种途径给予遗传毒性致癌药物诸如丁二烯、环氧乙烷和N-乙基-N-亚硝基脲（ENU），以及聚氨酯，可造成哈氏腺肿瘤（图12.29）[60, 61]。H-ras基因的激活与自发性和诱发性肿瘤密切关联[62]。由于哈氏腺是啮齿类动物所特有，因此认为上述肿瘤与人类的相关性不大。

## 12.1.6　泪腺和睑板腺

泪腺仅见少数几种药物相关性变化。在啮齿类动物，局灶性腺泡哈氏腺化在长期毒性研究中是常见的背景性变化，大体可见苍白灶性外观。这些苍白灶性病变实为脂质聚积，并使得腺泡酷似哈氏腺腺泡，6月龄以上的雄性发病率升高（图12.30）。这种变化的发生率可因去势术而减少，因为它是雄激素依赖性的。一些外源性物质可引起的泪腺、睑板腺或两者均分泌减少，导致眼的继发性改变。垂体切除可诱导大鼠的泪腺萎缩。这种萎缩可以通过摄入双氢睾酮和催乳素而部分恢复[63]。可乐定可诱导啮齿类动物泪腺基底细胞层的细胞内水肿和结构破坏。泪腺萎缩组织学上表现为腺体减小（图12.31）。

多种受试物包括磺胺类药物、抗胆碱能药物、5-氨基水杨酸和β-肾上腺素能受体阻滞剂，可导致犬的睑板腺变性和萎缩。由此所致的泪液生成减少造成"干眼症"或干燥性角结膜炎。受累的睑板腺显示腺泡变性和萎缩，正常结构缺失，以及单核细胞浸润。另可见腺泡细胞和囊性导管的空泡变（图12.32和12.33）。长期应用可导致角膜溃疡和变性（图12.34）。

与循环中的自身抗体相关的自发性自身免疫性疾病可发生在犬的睑板腺，某些品系更易受到影响。组织学上，这种情况会导致腺体变性和淋巴小结形成。类似的情况在使用β受体阻滞剂后也可出现[14]。

非那吡啶积聚在泪腺、瞬膜腺和睫毛腺，影响分泌颗粒的合成，逐渐导致受累细胞的损坏[64]。

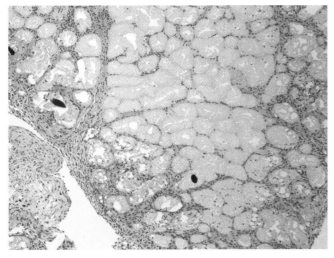

**图12.28** 大鼠哈氏腺腺泡坏死、间质纤维化和炎症。属自发性病变，尤其在老年动物，可能与眶内出血相关

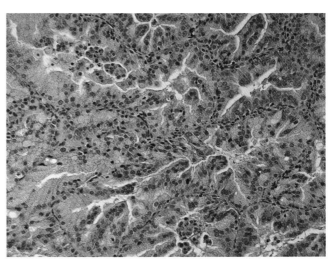

**图12.29** 大鼠哈氏腺腺瘤。肿瘤显示分化良好的乳头状增生和空泡化的柱状细胞。良性和恶性的哈氏腺肿瘤可由辐射和多种具遗传毒性和非遗传毒性的化合物引起。H&E

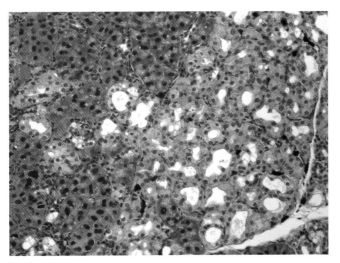

**图12.30** 长期毒性研究中大鼠泪腺的哈氏腺化。这是常见的年龄相关性改变，具有雄激素依赖性，所以可受到去势和激素处理的影响。H&E

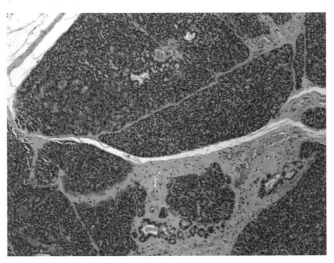

**图12.31** 短期毒性研究中小鼠泪腺的腺泡萎缩。某些腺泡表现正常，但大多数变小，伴胞浆减少和细胞核拥挤。这种药物相关性改变往往是通过自主神经系统介导的。H&E

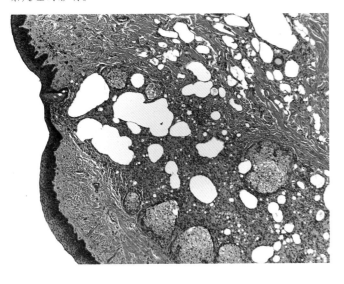

**图12.32** 犬睑板腺的腺泡变性和萎缩。腺泡显示结构丧失伴皮脂腺细胞变性和空泡变。可见大小不等的囊性结构，可能为堵塞的导管或腺泡，继而相关腺泡萎缩。H&E

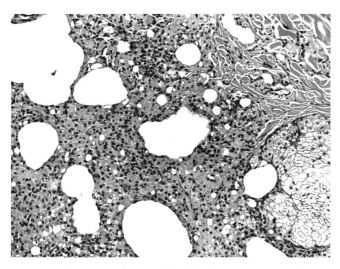

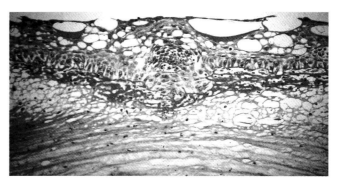

图12.34 犬眼角膜的干燥性角结膜炎，由一种新的解痉化合物诱导。中间的凹陷区域可能为先前的溃疡部位，其中的上皮已修复，伴表面上皮细胞空泡化和上皮下水肿和坏死。H&E（经Springer Science + Business Media B.V许可使用[114]）

图12.33 为图12.32中相同腺体的高倍镜所见，显示广泛性腺泡结构缺失，腺泡细胞空泡化及变性，伴中度淋巴细胞浸润。β-肾上腺素能类受试物可引起这种变化。H&E

## 12.2 耳

在常规的安全评价研究中，很少对耳进行组织学检查，部分原因是由于内耳组织的位置使它的常规获取和组织学检查都比较困难[65]。同时，标准的组织学切片能提供的耳毒性信息有限，评价耳毒性需要进行专门的检查，如制备树脂或塑料切片或进行扫描电子显微镜检查。检查耳蜗毛细胞损伤选用电子显微镜。豚鼠的内耳组织最容易进行解剖和检查，所以我们选择豚鼠进行耳毒性研究。

耳毒性是由许多机制引起的，受试物对不同种属动物的影响也不尽相同。芳香族溶剂（如甲苯和苯乙烯）可致大鼠听觉功能障碍和耳蜗病变，而豚鼠则不受影响。这种差异可能是由于种属间的代谢途径不同[66]。年龄也可影响动物对耳毒性的敏感性，现已发现老年Long-Evans大鼠比年轻大鼠更能耐受苯乙烯的毒性[67]。

耳毒性一般表现于内耳的病变。许多药物，特别是氨基苷类抗生素和奎宁衍生物，已被确认对人类和实验动物有耳毒性。氨基苷类抗生素诱导耳蜗毛细胞变性，不同抗生素的潜在耳毒性存在程度上的差异（图12.35）。卡那霉素可诱导大鼠螺旋器大范围的损伤，其外毛细胞比内毛细胞受影响更加严重。

耳毒性化合物更容易影响耳蜗内的区域。给予

甲苯主要造成螺旋器中部和底部的螺旋区域中外毛细胞的缺失，从而导致听力障碍[68]。许多化合物，包括甲苯和氨基苷类抗生素，在给药终止后损伤还会进一步发展[69]。

某些化合物导致可逆性病变。髓襻利尿剂，如呋塞米和布美他尼，影响血管纹（其作用为维持内淋巴的高钾水平）导致细胞间和细胞内水肿[70]。水杨酸和奎宁引起缺血性损伤，这种损伤在停药后可能会恢复[71]。

有些化合物（如顺铂）可能通过凋亡机制造成永久性损伤[72, 73]。多氯联苯可导致幼年大鼠耳毒性，这可能是通过引起低甲状腺素血症来实现的，因为已知甲状腺功能低下可以影响某些物种新生个体内耳的结构成熟[74]。

**外耳道腺（Zymbal腺）**

Zymbal腺，一个与耳道有关的特殊的皮脂腺，是啮齿类动物所特有的。老年大鼠Zymbal腺可自发肿瘤，形成头部侧面的大包块。多种遗传毒性和非遗传毒性化合物也可引起该腺体的肿瘤，其中许多与皮肤或包皮腺或阴蒂腺的肿瘤相关[75, 76]。Zymbal腺肿瘤包括乳头状瘤、腺瘤和鳞状细胞癌（图

12.36）。口服给药可引起大鼠Zymbal腺肿瘤的化合物包括亚硝基脲类、苯类和杂环胺类化合物[77, 78]。其他途径包括通过吸入途径给予1－3丁二烯和氯乙烯，局部给予2，3–二溴–1–丙醇，也可导致Zymbal腺肿瘤。Zymbal腺的早期变化包括导管鳞状上皮增生和出现嗜碱性的皮脂腺腺泡。

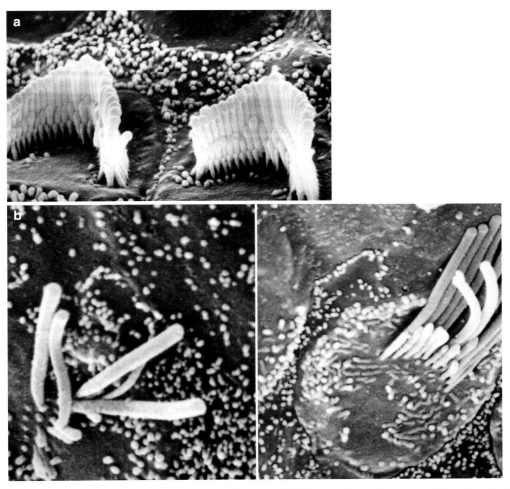

图12.35　a. 豚鼠耳蜗外毛细胞上正常排列着不同长度的静纤毛（扫描电镜显微照片）。b. 一只庆大霉素处理的豚鼠耳蜗外毛细胞，显示正常的静纤毛，但发生倒塌和受损。扫描电镜显微照片（a, b 经 Springer Science + Business Media B.V许可使用[14]）

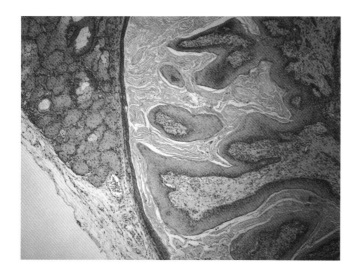

图12.36 大鼠Zymbal腺鳞状细胞癌。左侧为正常腺体。腺体的大部分被一个包含鳞状上皮的大的、囊状肿瘤所替代。肿瘤中含有丰富的角蛋白；许多乳头状突起被覆角化的、增生的鳞状上皮，并浸润性生长至其下的间质内。H&E

（王晓雅　译，刘克剑　校）

# 参考文献

1. Short BG. Safety evaluation of ocular drug delivery formulations: techniques and practical considerations. Toxicol Pathol. 2008;36:49–62.
2. Teixeira L, Dubielzig RR. Eye. In: Haschek WM, Rousseaux CG, Wallig MA, editors. Haschek and Rousseaux's handbook of toxicologic pathology. 3rd ed. Boston: Academic; 2013. p. 2095–185.
3. Galin MA, Nano HD, Hall T. Ocular zinc concentration. Invest Ophthalmol. 1962;1:142–8.
4. Vézina M. Comparative ocular anatomy in commonly used laboratory animals. In: Weir AB, Collins M, editors. Assessing ocular toxicology in laboratory animals. New York: Humana Press; 2013. p. 1–21.
5. Schafer KA, Render JA. Toxicologic pathology of the eye: histologic preparation and alterations of the anterior segment. In: Weir AB, Collins M, editors. Assessing ocular toxicology in laboratory animals. New York: Humana Press; 2013. p. 159–217.
6. Munger RJ, Collins M. Assessment of ocular toxicity potential: basic theory and techniques. In: Weir AB, Collins M, editors. Assessing ocular toxicology in laboratory animals. New York: Humana Press; 2013. p. 23–52.
7. Ver Hoeve JN, Munger RJ, Murphy CJ, Nork TM. Emerging electrophysiological technologies for assessing ocular toxicity in laboratory animals. In: Weir AB, Collins M, editors. Assessing ocular toxicology in laboratory animals. New York: Humana Press; 2013. p. 123–57.
8. Nork TM, Rasmussen CA, Christian BJ, Croft MA, Murphy CJ. Emerging imaging technologies for assessing ocular toxicity in laboratory animals. In: Weir AB, Collins M, editors. Assessing ocular toxicology in laboratory animals. New York: Humana Press; 2013. p. 53–121.
9. Latendresse JR, Warbrittion AR, Jonassen H, Creasy DM. Fixation of testes and eyes using a modified Davidson's fluid: comparison with Bouin's fluid and conventional Davidson's fluid. Toxicol Pathol. 2002;30:524–33.
10. Schafer KA, Render JA. Toxicologic pathology of the eye: alterations of the lens and posterior segment. In: Weir AB, Collins M, editors. Assessing ocular toxicology in laboratory animals. New York: Humana Press; 2013. p. 219–57.
11. Bartlett C. Ocular toxicity regulatory considerations for nondrug Food and Drug Administration (FDA) products and the Environmental Protection Agency (EPA). In: Weir AB, Collins M, editors. Assessing ocular toxicology in laboratory animals. New York: Humana Press; 2013. p. 295–305.
12. Greaves P. Histopathology of preclinical toxicity studies. Eye, in 4th ed. London: Elsevier; 2012, p 822–845.
13. Weir AB, Wilson SD. Nonclinical regulatory aspects for ophthalmic drugs. In: Weir AB, Collins M, editors. Assessing ocular toxicology in laboratory animals. New York: Humana Press; 2013. p. 259–94.
14. Gopinath C, Prentice DE, Lewis DJ. The eye and ear. In: Gopinath C, Prentice D, Lewis DJ, editors. Atlas of experimental toxicologic pathology. Lancaster: MTP Press; 1987. p. 145–55.
15. Garibaldi BA, Goad ME. Lipid keratopathy in the Watanabe (WHHL) rabbit. Vet Pathol. 1988;25:173–4.
16. National Toxicology Program. Toxicology and carcinogenesis studies of malonaldehyde, sodium salt (3-hydroxy-2-propenal, sodium salt) (CAS No. 24382-04-5) in F344/N rats and B6C3F1 mice (gavage studies). Natl Toxicol Program Tech Rep Ser. 1988;331:1–182.
17. Aguirre SA, Huang W, Prasanna G, Jessen B. Corneal neovascularization and ocular irritancy responses in dogs following topical ocular administration of an EP4-prostaglandin E2 agonist. Toxicol Pathol. 2009;37:911–20.
18. Newkirk KM, Chandler HL, Parent AE, Young DC, Colitz CM, Wilkie DA, Kusewitt DF. Ultraviolet radiation-induced corneal degeneration in 129 mice. Toxicol Pathol. 2007;35:819–26.
19. Leure-Dupree AE. Vascularization of the rat cornea after prolonged zinc deficiency. Anat Rec. 1986;216:27–32.
20. Yoshizuka M, McCarthy KJ, Kaye GI, Fujimoto S. Cadmium toxicity to the cornea of pregnant rats: electron microscopy and x-ray microanalysis. Anat Rec. 1990;227:138–43.
21. Reindel JF, Gough AW, Pilcher GD, Bobrowski WF, Sobocinski GP, de la Iglesia FA. Systemic proliferative changes and clinical signs in cynomolgus monkeys administered a recombinant derivative of human epidermal growth factor. Toxicol Pathol. 2001;29:159–73.
22. Pyrah IT, Kalinowski A, Jackson D, Davies W, Davis S, Aldridge A, Greaves P. Toxicologic lesions associated with two related inhibitors of oxidosqualene cyclase in the dog and mouse. Toxicol Pathol. 2001;29:174–9.

23. Kirby TJ. Cataracts produced by triparanol. (MER-29). Trans Am Ophthalmol Soc. 1967;65:494–543.

24. United States Environmental Protection Agency. Pesticide fact sheet: topramezone. 2005. Offi ce of prevention, pesticides and toxic substances (7501C). http://www.epa.gov/opp00001/ chem_search/reg_actions/ registration/fs_PC-123009_10-Aug-05.pdf .

25. Taradach C, Greaves P. Spontaneous eye lesions in laboratory animals: incidence in relation to age. Crit Rev Toxicol. 1984;12:121–47.

26. Heywood R, Gopinath C. Morphological assessment of visual dysfunction. Toxicol Pathol. 1990;18:204–17.

27. Heng JE, Vorwerk CK, Lessell E, Zurakowski D, Levin LA, Dreyer EB. Ethambutol is toxic to retinal ganglion cells via an excitotoxic pathway. Invest Ophthalmol Vis Sci. 1999;40:190–6.

28. Chung H, Yoon YH, Hwang JJ, Cho KS, Koh JY, Kim JG. Ethambutol-induced toxicity is mediated by zinc and lysosomal membrane permeabilization in cultured retinal cells. Toxicol Appl Pharmacol. 2009;235:163–70.

29. Lucas DR, Newhouse JP. The toxic effect of sodium L-glutamate on the inner layers of the retina. Arch Ophthalmol. 1957;58:193–201.

30. Butler WH, Ford GP, Newberne JW. A study of the effects of vigabatrin on the central nervous system and retina of Sprague Dawley and Lister-Hooded rats. Toxicol Pathol. 1987;15:143–8.

31. Duboc A, Hanoteau N, Simonutti M, Rudolf G, Nehlig A, Sahel JA, Picaud S. Vigabatrin, the GABA-transaminase inhibitor, damages cone photoreceptors in rats. Ann Neurol. 2004;55:695–705.

32. Ford MM, Dubielzig RR, Giuliano EA, Moore CP, Narfstrom KL. Ocular and systemic manifestations after oral administration of a high dose of enrofl oxacin in cats. Am J Vet Res. 2007;68:190–202.

33. Wiebe V, Hamilton P. Fluoroquinolone-induced retinal degeneration in cats. J Am Vet Med Assoc. 2002;221:1568–71.

34. Yoshizawa K, Kuro-Kuwata M, Sasaki T, Lai YC, Kanematsu S, Miki H, et al. Retinal degeneration induced in adult mice by a single intraperitoneal injection of N-ethyl-N-nitrosourea. Toxicol Pathol. 2011;39:606–13.

35. Mecklenburg L, Schraermeyer U. An overview on the toxic morphological changes in the retinal pigment epithelium after systemic compound administration. Toxicol Pathol. 2007;35:252–67.

36. Render JA, Carlton WW. Ocular lesions of 6-aminonicotinamide toxicosis in rabbits. Vet Pathol. 1985;22:72–7.

37. Illanes O, Anderson S, Niesman M, Zwick L, Jessen BA. Retinal and peripheral nerve toxicity induced by the administration of a pan-cyclin dependent kinase (cdk) inhibitor in mice. Toxicol Pathol. 2006;34:243–8.

38. Saturno G, Pesenti M, Cavazzoli C, Rossi A, Giusti AM, Gierke B, et al. Expression of serine/threonine protein-kinases and related factors in normal monkey and human retinas: the mechanistic understanding of a CDK2 inhibitor induced retinal toxicity. Toxicol Pathol. 2007;35:972–83.

39. Brown WR, Rubin L, Hite M, Zwickey RE. Experimental papilledema in the dog induced by a salicylanilide. Toxicol Appl Pharmacol. 1972;21:532–41.

40. Parhad IM, Griffi n JW, Price DL, Clark AW, Cork LC, Miller NR, Hoffman PN. Intoxication with beta, beta' -iminodipropionitrile: a model of optic disc swelling. Lab Invest. 1982;46:186–95.

41. Smith-Thomas L, Moustafa M, Spada CS, Shi L, Dawson RA, Wagner M, et al. Latanoprost-induced pigmentation in human iridial melanocytes is fi broblast dependent. Exp Eye Res. 2004;78:973–85.

42. Stjernschantz J, Ocklind A, Wentzel P, Lake S, Hu DN. Latanoprost-induced increase of tyrosinase transcription in iridial melanocytes. Acta Ophthalmol Scand. 2000;78:618–22.

43. Yildirim N, Sahin A, Kara S, Baycu C. Latanoprost-induced changes in the iris and trabeculum: an electron-microscopic morphological study. Int Ophthalmol. 2010;30:93–7.

44. Matuk Y, Ghosh M, McCulloch C. Distribution of silver in the eyes and plasma proteins of the albino rat. Can J Ophthalmol. 1981;16:145–50.

45. Bencz Z, Ivan E, Cholnoky E. Analysis of cataract and keratotic damage induced by 4-diethylaminoethoxy-alpha-ethyl-benzhydrol (RGH-6201) in rats. Arch Toxicol Suppl. 1985;8:476–9.

46. Xu GT, Zigler Jr JS, Lou MF. The possible mechanism of naphthalene cataract in rat and its prevention by an aldose reductase inhibitor (ALO1576). Exp Eye Res. 1992;54:63–72.

47. Lou MF, Xu GT, Zigler Jr S, York Jr B. Inhibition of naphthalene cataract in rats by aldose reductase inhibitors. Curr Eye Res. 1996;15:423–32.

48. Yoshizawa K, Oishi Y, Nambu H, Yamamoto D, Yang J, Senzaki H, et al. Cataractogenesis in neonatal Sprague–Dawley rats by N-methyl-N-nitrosourea. Toxicol Pathol. 2000;28:555–64.

49. Miyazono Y, Harada K, Sugiyama K, Ueno M, Torii M, Kato I, et al. Toxicological characterization of N-methyl-N-nitrosoureainduced cataract in rats by LC/MS-based metabonomic analysis. J Appl Toxicol. 2011;31:655–62.

50. Shui YB, Kojima M, Sasaki K. A new steroid-induced cataract model in the rat: long-term prednisolone applications with a minimum of X-irradiation. Ophthalmic Res. 1996;28 Suppl 2:92–101.

51. Shui YB, Vrensen GF, Kojima M. Experimentally induced steroid cataract in the rat: a scanning electron microscopic study. Surv Ophthalmol. 1997;42 Suppl 1:S127–32.

52. Cenedella RJ, Jacob R, Borchman D, Tang D, Neely AR, Samadi A, et al. Direct perturbation of lens membrane structure may contribute to cataracts caused by U18666A, an oxidosqualene cyclase inhibitor. J Lipid Res. 2004;45:1232–41.

53. Gerson RJ, MacDonald JS, Alberts AW, Chen J, Yudkovitz JB, Greenspan MD, et al. On the etiology of subcapsular lenticular opacities produced in dogs receiving HMG-CoA reductase inhibitors. Exp Eye Res. 1990;50:65–78.

54. MacDonald JS, Gerson RJ, Kornbrust DJ, Kloss MW, Prahalada S, Berry PH, et al. Preclinical evaluation of lovastatin. Am J Cardiol. 1988;62:16J–27.

55. von Sallmann L, Grimes P, Collins E. Triparanol-induced cataract in rats. Trans Am Ophthalmol Soc. 1963;61:49–60.

56. Funk J, Landes C. Histopathologic fi ndings after treatment with different oxidosqualene cyclase (OSC) inhibitors in hamsters and dogs. Exp Toxicol Pathol. 2005;57:29–38.

57. Iwai H, Tagawa Y, Hayasaka I, Yanai T, Masegi T. Effects of atropine sulfate on rat harderian glands: correlation between morphological changes and porphyrin levels. J Toxicol Sci. 2000;25:151–9.

58. Westwood FR, Iswaran TJ, Greaves P. Long-term effects of an inotropic phosphodiesterase inhibitor (ICI 153,110) on the rat salivary gland, harderian gland, and intestinal mucosa. Toxicol Pathol. 1991;19:214–23.

59. Breider MA, Bleavins MR, Reindel JF, Gough AW, de la Iglesia FA. Cellular hyperplasia in rats following continuous intravenous infusion of recombinant human epidermal growth factor. Vet Pathol. 1996;33:184–94.

60. Hong HH, Houle CD, Ton TV, Sills RC. K-ras mutations in lung tumors and tumors from other organs are consistent with a common mechanism of ethylene oxide tumorigenesis in the B6C3F1 mouse. Toxicol Pathol. 2007;35:81–5.

61. Kajimura T, Kashimoto Y, Satoh H, Furuhama K. Rapid induction of tumors in the harderian gland of mice receiving urethane after initiation with N-ethyl-N-nitrosourea. J Toxicol Pathol. 2003;16:85–91.

62. Goodrow TL, Nichols WW, Storer RD, Anderson MW, Maronpot RR. Activation of H- ras is prevalent in 1,3-butadiene-induced and spontaneously occurring murine Harderian gland tumors. Carcinogenesis. 1994;15:2665–7.

63. Azzarolo AM, Bjerrum K, Maves CA, Becker L, Wood RL, Mircheff AK, Warren DW. Hypophysectomy-induced regression of female rat lacrimal glands: partial restoration and maintenance by dihydrotestosterone and prolactin. Invest Ophthalmol Vis Sci. 1995;36:216–26.

64. Slatter DH, Davis WC. Toxicity of phenazopyridine: electron microscopical studies of canine lacrimal and nictitans glands. Arch Ophthalmol. 1974;91:484–6.

65. Mattsson JL. Ototoxicity: an argument for evaluation of the cochlea in safety testing in animals. Toxicol Pathol. 2000; 28:137–41.

66. Lataye R, Campo P, Pouyatos B, Cossec B, Blachere V, Morel G. Solvent ototoxicity in the rat and guinea pig. Neurotoxicol Teratol. 2003;25:39–50.

67. Campo P, Pouyatos B, Lataye R, Morel G. Is the aged rat ear more susceptible to noise or styrene damage than the young ear? Noise Health. 2003;5:1–18.

68. Johnson AC, Canlon B. Toluene exposure affects the functional activity of the outer hair cells. Hear Res. 1994;72:189–96.

69. Johnson AC, Canlon B. Progressive hair cell loss induced by toluene exposure. Hear Res. 1994;75:201–8.

70. Prepageran N, Scott AR, Rutka JA. Ototoxicity of loop diuretics. In: Roland PS, Rutka JA, editors. Ototoxicity. Hamilton: BC Decker; 2004. p. 42–8.

71. Prepageran N, Rutka JA. Salicylates, nonsteroidal antiinfl ammatory drugs, quinine, and heavy metals. In: Roland PS, Rutka JA, editors. Ototoxicity. Hamilton: BC Decker; 2004. p. 28–42.

72. De Freitas MR, Figueiredo AA, Brito GA, Leitao RF, Carvalho Jr JV, Gomes Jr RM, Ribeiro RA. The role of apoptosis in cisplatininduced ototoxicity in rats. Braz J Otorhinolaryngol. 2009; 75:745–52.

73. Garcia-Berrocal JR, Nevado J, Ramirez-Camacho R, Sanz R, Gonzalez-Garcia JA, Sanchez-Rodriguez C, et al. The anticancer drug cisplatin induces an intrinsic apoptotic pathway inside the inner ear. Br J Pharmacol. 2007;152: 1012–20.

74. Crofton KM, Kodavanti PR, Derr-Yellin EC, Casey AC, Kehn LS. PCBs, thyroid hormones, and ototoxicity in rats: cross-fostering experiments demonstrate the impact of postnatal lactation exposure. Toxicol Sci. 2000;57:131–40.

75. Gold LS, Manley NB, Slone TH, Ward JM. Compendium of chemical carcinogens by target organ: results of chronic bioassays in rats, mice, hamsters, dogs, and monkeys. Toxicol Pathol. 2001;29:639–52.

76. Gold LS, Manley NB, Slone TH, Rohrbach L, Garfi nkel GB. Supplement to the Carcinogenic Potency Database (CPDB): results of animal bioassays published in the general literature through 1997 and by the National Toxicology Program in 1997–1998. Toxicol Sci. 2005;85:747–808.

77. Kato T, Migita H, Ohgaki H, Sato S, Takayama S, Sugimura T. Induction of tumors in the Zymbal gland, oral cavity, colon, skin and mammary gland of F344 rats by a mutagenic compound, 2-amino-3, 4-dimethylimidazo[4, 5-f]quinoline. Carcinogenesis. 1989;10:601–3.

78. Kudo M, Ogura T, Esumi H, Sugimura T. Mutational activation of c-Ha-ras gene in squamous cell carcinomas of rat Zymbal gland induced by carcinogenic heterocyclic amines. Mol Carcinog. 1991;4:36–42.

# 索引